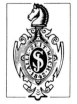

Ch. Herfarth J. Stern

Unter Mitarbeit von A. von Herbay

Colitis ulcerosa –
Adenomatosis coli

Funktionserhaltende Therapie

Mit 144 Abbildungen, zum Teil mehrfarbig
und 31 Tabellen

Springer-Verlag
Berlin Heidelberg New York
London Paris Tokyo Hong Kong

Prof. Dr. med. Ch. Herfarth
Ärztlicher Direktor der Chirurgischen Universitätsklinik
Kirschnerstraße 1
6900 Heidelberg

Dr. med. J. Stern
Chirurgische Universitätsklinik
Kirschnerstraße 1
6900 Heidelberg

ISBN 3-540-52402-9 Springer-Verlag Berlin Heidelberg New York
ISBN 0-387-52402-9 Springer-Verlag New York Berlin Heidelberg

Preface

Restorative proctocolectomy with ileo-anal reservoir has dramatically changed the treatment of ulcerative colitis and to a lesser extent of familial adenomatous polyposis. Since its introduction in the mid 1970's a considerable experience from numerous centres worldwide has grown to a point where it is now possible to define the place of the operation in overall management.

First and foremost the indications of the procedure have been clarified. There has been an evolution of technique with various modifications of the original description. Some questions still need to be answered for example the need or not for mucosectomy, the optional type of reservoir, the influence of suture technique on postoperative complications and the management of pouchitis. This monograph by Ch. Herfarth and Dr. Stern comes therefore at a timely moment. They set out to discuss the surgical treatment of ulcerative colitis and familial adenomatous polyposis in its entirety. In so doing two very useful functions are served. First the work is an excellent up-to-date review of the literature which will be invaluable to the reader. Second in presenting their own series they demonstrate the care with which the patients have been documented indicating the importance of accurate assessment. In setting their results among those of others it is possible to obtain a general feel for the potential of the procedure.

The monograph moves from a historical review of surgical treatment through to the physiology of the pelvic floor and the pathology of the diseases. This enables a discussion of the indications of the various surgical options. Restorative proctocolectomy itself is then dealt with in detail with excellent practical descriptions of the technique and postoperative care as well as results both short and long term.

As a detailed overview of sphincter preservation in colitis and polyposis, this monograph is a most valuable contribution to the literature.

St. Mark's Hospital, London   *R.J. Nicholls*

Vorwort

Die funktionserhaltende Therapie bei Colitis ulcerosa und Adenomatosis coli ist eine Dekade alt. Homöoplastischer Organersatz für den Mastdarm war bis dahin nicht eingeführt. Jetzt ist das Verfahren fest in der Klinik etabliert. Bilanz zu ziehen, den Standard der restorativen Proktokolektomie zu definieren und Technik, Probleme und Aussichten zu ermitteln, ist daher angezeigt.

Bei schwerer Colitis ulcerosa und häufig bei der Adenomatosis coli galt bisher die totale Dickdarm- und Mastdarmentfernung unter Aufgabe des Kontinenzorgans mit Anlage eines permanenten Stomas als das Verfahren der Wahl. Noch in jüngster Zeit bezeichnete man dieses Vorgehen als „Goldstandard". Neue Maßstäbe wurden jedoch jetzt durch die kontinenzerhaltende Operation gesetzt. An diesem Verfahren müssen heute Indikation, Therapieerfolg und Lebensqualität gemessen werden. Auf der anderen Seite kann eine neue Methode in kurzer Zeit in Verruf geraten, wenn nicht bestimmte Voraussetzungen eingehalten werden, nämlich Kenntnis und Umsetzung des physiologischen Wissens über das Kontinenzorgan sowie richtige Patientenauswahl und Beachtung der vielfältigen technischen Einzelheiten. Hierher gehört auch, den Patienten postoperativ richtig zu behandeln und zu führen und den einfachsten Weg zur Behebung von Komplikationen zu kennen. Schließlich interessieren die verschiedenen Facetten der Nachbehandlung und der Langzeitprognose.

Das Buch gibt somit neben der Darstellung der vielschichtigen Problematik auch gleichzeitig die Grundlage für das konsiliarische Gespräch zwischen konservativem und operativem Fach, letzthin zwischen Internist und Chirurg, zum Wohle einer, vorwiegend jungen Patientengruppe. Diese Patienten werden durch richtige Entscheidung von einem hohen Risiko befreit, ohne die Kontinenz endgültig zu opfern. Letzthin bedeutet dies auch einen Erhalt an Lebensfreude.

Wenn auch an einzelnen anglo-amerikanischen Zentren für gastrointestinale Chirurgie deutlich größere Fallzahlen vorliegen, so glauben wir doch berechtigt zu sein, unsere Erfahrungen aufzuzeigen. Ziel ist es, durch diese ausführliche Darstellung und Analyse dem Leser die Möglichkeit zur Entscheidung über den eventuellen Einsatz dieser Methode zu geben.

Es ist uns eine ganz besondere Freude, daß R. J. Nicholls als Mitautor der ersten klinischen Publikation zum Problem des ileoanalen Pouches (Parks, A. G., Nicholls, R. J. (1978) Proctocolectomy without ileostomy for ulcerative colitis. Br Med J 2: 85–88) eine erste Wertung unseres Buches vornimmt.

Die Monographie baut auf der Erfahrung der Heidelberger Chirurgischen Klinik und dem allgemeinen wissenschaftlichen Austausch zu diesem modernen Verfahren auf. Besonders danken wir auch Herrn Priv.-Doz. Dr. H.-J. Brambs, Abteilung für Radiodiagnostik, Herrn Dr. P. Friedl (Endoskopie) und Herrn Dr. F. Glaser (Endosonographie) aus der Chirurgischen Klinik für ihre Mitarbeit. Auch brachte Frau C. Decker-Baumann Erfahrungen aus der Ökothrophologie ein. Mit äußerster Geduld und Hingabe haben Frau S. Hilbert und die studentischen Mitarbeiter Frau S. Herrmann, Herren K. Baller und Ch. Schultz mitgewirkt. Die Fotoabteilung mit Herrn H. Kramer und Frau E. Schierz sowie die Graphikeinheit mit Frau J. von Bergmann haben sich besonders eingesetzt. Letzthin jedoch gilt auch entscheidender Dank dem Springer-Verlag und v. a. Herrn Dr. Dr. h.c. H. Götze. Aus dem Springer-Verlag hat uns Frau Dr. C. Osthoff sehr unterstützt, ebenso Herr N. Krämer und der exzellente Zeichner Herr H. Konopatzki.

Heidelberg, im April 1990   *Ch. Herfarth · J. Stern*

Inhaltsverzeichnis

3   Anatomie und Physiologie des Kontinenzorgans

4   Indikationen und Kontraindikationen zur ileoanalen Pouchoperation

1 Kontinenzerhalt nach Proktokolektomie

1.1 Indikation zur Proktokolektomie

Gewöhnlich stellt sich die Indikation zur Entfernung von Dick- und Mastdarm bei Patienten mit chronisch entzündlicher Darmerkrankung oder familiärer adenomatöser Polyposis coli. Andere Indikationen, z. B. multiple Malignome oder untere gastrointestinale Blutung unklarer Ursache, sind selten. Ist die Entfernung des Darmes durch Ischämie erzwungen, handelt es sich meist um alte Patienten in oft hoffnungsloser Situation. In der Mehrzahl der Fälle ist eine – wenigstens zunächst – gutartige Grunderkrankung Anlaß für den ausgedehnten Eingriff. Dabei handelt es sich zum größeren Teil um Jugendliche oder Erwachsene im jungen oder mittleren Alter (s. Tabelle 1.1 und 1.2).

Bei der Indikation zur radikalen Panproktokolektomie blieb der permanente künstliche Darmausgang (Ileostoma) lange Zeit die einzige therapeutische Möglichkeit für diese Patienten.

Tabelle 1.1. Indikationen zur Proktokolektomie (eigene Patienten; Januar 1982 bis Dezember 1989)

Diagnose	Terminales Ileostoma	IAP	Gesamt
Colitis ulcerosa	15	58	73
Familiäre Adenomatose	7	20	27
M. Crohn	11	1[a]	12
Gesamt	33	79	112

[a] Die Indikation zur IAP wurde unter der präoperativen Diagnose Colitis ulcerosa gestellt. Postoperativ wurde dann ein M. Crohn diagnostiziert.

Tabelle 1.2. Altersverteilung zum Zeitpunkt der Proktokolektomie

	n	< 30 Jahre	30–60 Jahre	> 60 Jahre
Colitis ulcerosa	73	27	42	4
Familiäre Adenomatose	27	7	20	0
M. Crohn	12	4	8	–
Gesamt	112	38	70	4

1.2 Situation des Stomaträgers

Psyche

Viele Patienten fühlen sich durch einen künstlichen Darmausgang erheblich in der Integrität ihres Körpers beeinträchtigt. Wenn schon erkennbare Narbenbildung störend sein kann, um wieviel mehr ist dies eine Körperöffnung, aus der sich meist unwillentlich und nur begrenzt steuerbar Exkremente entleeren. Viele fühlen sich dadurch in ihrem sozialen und beruflichen Leben gehemmt. Sexuelle Empfindungen können tiefgreifend gestört sein. Im Extrem sind erhebliche Verhaltensstörungen bis zum Suizidversuch beobachtet worden.

Stomamalfunktion

Außer psychischen Problemen kann ein Ileostoma auch physische Komplikationen mit sich bringen. Bei einigen Patienten treten enorm hohe Stomaverluste auf, die auch über längere Zeit nicht sistieren und erheblichen Aufwand in der Substitution erfordern.

Vielfache Hospitalisationen und parenterale Langzeitsubstitutionen können notwendig werden. Eine weitere Konsequenz des Flüssigkeits- und Elektrolytverlustes ist eine erhöhte Harnkonzentration mit einer Veränderung der Urinzusammensetzung, so daß ein deutlich vermehrtes Risiko für Nierensteinbildung besteht.

Die erhöhte Stomaproduktion kann außerdem einen übermäßigen Verlust von Gallensäuren bedingen, die dann dem enterohepatischen Kreislauf fehlen. Die Folge davon ist ein erhöhtes Risiko von Gallensteinbildung. Werden zu wenig Vitamin B_{12} und Folsäure im terminalen Ileum resorbiert, ist gelegentlich eine perniziöse Anämie die Folge.

Stomakomplikation

Neben Allergien gegenüber der Haftsubstanz von Stomabeuteln können gerade beim Dünndarmstoma – bedingt durch den aggressiven Stuhl – erhebliche Hautmazerationen auftreten. Phlegmonöse Entzündungen und Abszedierungen können folgen, wobei v. a. zu flach angelegte Stomata hierfür anfällig sind. Wird bei Anlage des Stomas die Blutversorgung nicht ausreichend gewährleistet, z. B. durch zu weitgehende Skelettierung, oder wird der künstliche Ausgang nicht spannungsfrei angelegt, können Nekrose, Stenose und Retraktion auftreten. Ist die Durchtrittsöffnung der Bauchwand zu weit, sind Prolaps oder parastomale Hernie möglich [388].

1.3 Überwindung des Stomas

Der ausgedehnte Organverlust mit Entfernung des Dick- und Enddarmes bei der Proktokolektomie kann nicht durch einfache direkte Ileoanastomie überbrückt werden. Zwar sind so bei Kindern mit noch hoher Adaptationsfähigkeit Erfolge in der Kontinuitätswiederherstellung möglich, beim Erwachsenen und folglich bei

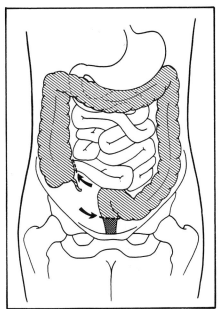
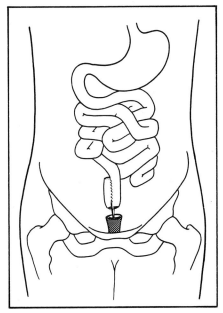
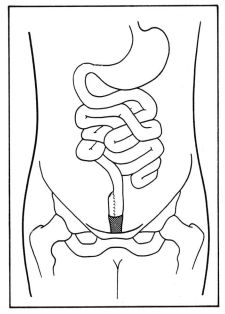

Abb. 1.1. Prinzip der ileoanalen Pouchoperation: Das befallene Kolorektum wird bis auf den unteren Mastdarm entfernt. Aus dem kaudalsten Enddarm wird nur die Schleimhaut herausgelöst. Der muskuläre Analsphinkter bleibt erhalten. Danach wird aus dem Ileum ein Beutel geformt, der als Ersatzstuhlreservoir dient und schließlich pouchanal anastomosiert wird

den weitaus meisten in Frage kommenden Patienten scheitert dies. Erst der autologe Ersatz wenigstens des Rektums durch ein neugebildetes Dünndarmreservoir hat für diese Patienten die Hoffnung auf ein Leben ohne bleibenden künstlichen Ausgang möglich gemacht (Abb. 1.1).

Nach Entfernung des erkrankten Organs und durch Umformung des terminalen Ileums in einen „Pouch" wird die Kontinuität durch pouchanale Anastomose

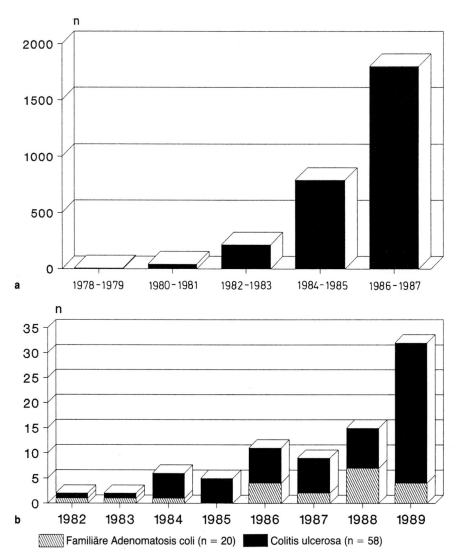

Abb. 1.2a, b. a Graphische Darstellung der rasch zunehmenden Zahl der in der Literatur mitgeteilten Fälle mit IAP. Im einzelnen s. hierzu Tabelle 2.3 (Zusammenstellung Herfarth u. Stern [132]). **b** Graphische Darstellung der Zunahme der Operationsfrequenz der IAP seit Einführung der Methode 1982 an der Chirurgischen Universitätsklinik Heidelberg. Beide Abbildungen spiegeln die zunehmende Attraktivität dieser Operationsmethode wider

wiederhergestellt [130]. Diese von Parks u. Nicholls [273] erfolgreich an Menschen angewandte und 1978 erstmals publizierte Methode erlaubt ein annähernd normales Leben. Die Attraktivität des Verfahrens für die betroffenen Patienten spiegelt sich in der Operationshäufigkeit wider (Abb. 1.2).

Die ileoanale Pouchoperation (IAP, Synomyma s. Kap. 8) bzw. kontinenzerhaltende Proktokolektomie erlaubt die Defäkation auf natürlichem Wege trotz radikaler Behandlung der Grundkrankheit. Es bleiben gewisse Einschränkungen, z. B. eine lebenslang erhöhte Stuhlfrequenz und eine verminderte Reaktionsbreite auf „Dünndarmstreß". Die operierten Patienten können aber mit begrenztem organisatorischem Aufwand ein normales soziales und berufliches Leben führen.

2 Historischer Rückblick

2.1 Einführung

Es ist erstaunlich, daß die IAP erst Ende der 70er bzw. in den 80er Jahren zu einem anerkannten Verfahren in der chirurgischen Behandlung verschiedener Erkrankungen geworden ist. Im Prinzip sind wesentliche Schritte der Technik bereits Ende der 40er und in den 50er Jahren erarbeitet worden [10a]. Folgt man der Darstellung von Wong et al. [392], ist die IAP die fast logische Folge zweier Prinzipien (s. Abb. 2.1), deren Entwicklung mehr getrennt vonstatten ging, und genial von Parks et al. [273] zusammengeführt wurde. Diese Darstellung ist zwar

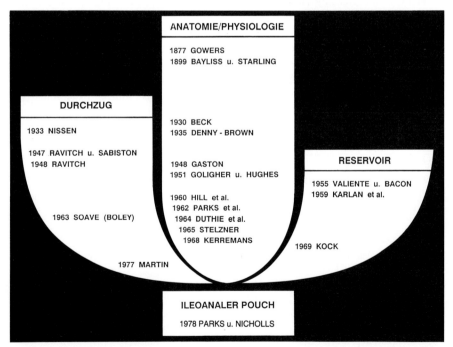

Abb. 2.1. Modifizierte Darstellung nach Wong et al. [392] der wesentlichen Prinzipien, die zur IAP führten. Die Durchzugsoperationen mit ileoanaler Anastomosierung einerseits, die Schaffung eines Ersatzstuhlreservoirs und das zunehmende Verständnis der Anatomie und Physiologie des Kontinenzorgans andererseits führten zur klinischen Realisierung der IAP durch Parks 1978

plausibel, reflektiert die Wirklichkeit aber sehr ungenügend. Im folgenden soll versucht werden, die komplexe Situation, aus der sich das Verfahren ergab, etwas differenzierter darzustellen.

2.2 Themenkomplexe im Umfeld der ileoanalen Pouchoperation

2.2.1 Anatomie und Physiologie des Kontinenzorgans

Die Funktion der Stuhlkontinenz und willentlichen Defäkation wird durch ein komplexes Organsystem gewährleistet, dessen vollständige anatomische Strukturen und deren Stellung sowie die dazugehörigen Regelmechanismen bis heute nicht in allen Punkten geklärt sind. Das Erkennen bestimmter Strukturen und die Zuordnung der physiologischen Funktion bzw. umgekehrt ist hier klassisch verwirklicht und wird gerade seit dem Erfolg der IAP mit großem Aufwand fortgesetzt. Von besonderer Bedeutung ist das Zusammenwirken zwischen Klinik und naturwissenschaftlicher Forschung und deren enge Verzahnung, die in der Personalunion physiologischer Experten mit chirurgisch-klinisch tätigen Ärzten zum Ausdruck kommt (s. Tabelle 2.1).

Stellt man Anatomie und Physiologie getrennt dar, distanziert man sich unweigerlich von der entscheidenden Rolle der klinischen Beobachtung und dem klinischen Wissen des Kontinenzorgans.

Erste physiologische Erkenntnisse reichen ins letzte Jahrhundert zurück, als 1877 Gowers [103] die reflektorische Sphinktererschlaffung auf Dehnung des Rektums entdeckte. Vor der Jahrhundertwende beschrieben dann Bayliss u. Starling [9] die Grundzüge der motorischen Darmaktivität. 1930 maß Beck [12] das elektrische Potential des M. sphincter ani externus, während die selektive Ableitung des M. sphincter ani internus erst Kerremans 1968 gelang.

Tabelle 2.1. Physiologie der Kontinenz

1877	Gowers [103]	Reflektorische Sphinktererschlaffung auf Dehnung
1899	Bayliss u. Starling [9]	Grundzüge motorischer Aktivität
1930	Beck [12]	elektrisches Potential des M. sphincter ani externus
1935	Denny-Brown u. Robertson [50]	Mechanismus der Defäkation
1950	Gaston [91]	„Kolonkontinenz", Reflexbogen
1951	Goligher u. Hughes [101]	Bedeutung rektaler und periproktischer Sensibilität
1960	Hill et al. [139]	Druckmessung mit wassergefülltem System
1962	Parks et al. (Zit. in [143a])	elektrisches Potential: M. puborectalis
1964	Duthie et al. (Zit. in [143a])	M. sphincter ani internus: Hauptfaktor der Ruhebarriere
1965	Stelzner [339]	„Kontinenzorgan"
1968	Kerremans [173]	elektrisches Potential: M. sphincter ani internus
1975	Shafik [327]	Dreiteilung des willkürlichen Sphinktersystems

Mitte der 30er Jahre beschäftigten sich Denny-Brown u. Robertson [50] mit dem Mechanismus der Defäkation. Ende der 40er Jahre, als es chirurgisch gerade möglich wurde, eine Panproktokolektomie als einzeitiges Verfahren durchzuführen, beschrieb Gaston [91] die Rolle der „Kolonkontinenz". 1951 wiesen Goligher u. Hughes [101] auf die Bedeutung rektaler und periproktischer Sensibilität hin. Heute ist bekannt, daß Informationen über die Füllung des Rektums wesentlich durch Rezeptoren außerhalb des Organs im Beckenboden registriert werden, auch wenn ihre genaue Lokalisation noch nicht definiert werden konnte.

In den 60er Jahren begann sich das Wissen zunehmend schneller zu verbreiten. Die Entwicklung neuer Druckmeßsysteme mit Hilfe wassergefüllter Katheter (Hill et al. [139]), Mehrkanalregistrierung und zunehmende automatisierte Datenverarbeitung trugen dazu bei.

Eine komplexe Zusammenfassung der bekannten Faktoren gibt Stelzner 1965 [339] mit seiner Beschreibung des „Kontinenzorganes". Dem tubulären Ineinanderliegen von innerem und äußerem Sphinkter steht heute die differenzierende Darstellung von Shafik [327] mit einer kraniokaudalen Dreiteilung des externen Verschlußmuskels mit jeweils wechselnder sagittaler Zugrichtung gegenüber. Auch die Rolle der Puborektalisschlinge, deren elektrisches Potential u. a. von Parks et al. 1962 gemessen wurde [270], verantwortlich für die Ausbildung des anorektalen Winkels, bleibt in ihrer Wichtigkeit unklar. Die Ergebnisse der Klinik sind hier widersprüchlich. Funktionsmessungen nach koloanaler Anastomose durch Lane u. Parks [187] bestätigten, daß das Rektum prinzipiell ersetzbar ist.

2.2.2 Chirurgische Therapie der Colitis ulcerosa und der familiären Adenomatosis

Allgemeine chirurgische Bedingungen

Eine Proktokolektomie gilt als ausgedehnter Eingriff. Außer der eigentlichen chirurgischen Technik sind für eine routinemäßige Anwendung zahlreiche zusätzliche Bedingungen notwendig. Erst nach dem 2. Weltkrieg wurde für diese ausgedehnten Eingriffe zunehmend eine entsprechende Basis geschaffen. Die Entwicklung der parenteralen Ernährung, die Einführung der Antibiotika, bessere diagnostische und konservative therapeutische Möglichkeiten waren unabdingbare Voraussetzungen für das Gelingen so großer Operationen. Besonders wegen der Gutartigkeit dieser Erkrankung und nicht zuletzt wegen des oft jugendlichen Alters der Patienten war die prinzipielle Sicherheit bei der chirurgischen Behandlung von großer Bedeutung.

Chirurgische Therapie der Colitis ulcerosa (Tabelle 2.2)

Seit Wilks u. Moxon (1875) gelang mit Hilfe der pathologischen Anatomie zunehmend die Abgrenzung dieses Krankheitsbildes gegenüber anderen Entitäten [384]. Die lokale Therapie mit Hilfe von Klystieren konnte nur geringe Hilfe beim

Tabelle 2.2. Chirurgische Therapie der Colitis ulcerosa und familiären Adenomatosis coli

Colitis ulcerosa (nach einer Zusammenstellung von [300]):

1875	Wilks u. Moxon	Abgrenzung des Krankheitsbildes (Pathologische Anatomie)
1893	Robson	Sigmoidostoma
1895	Keith	Aszendostoma
1901	Bolton	Zäkostoma
1902	Weir	Appendikostoma
1911	Brown	Terminales Ileostoma
1911	Lane	Laterale Ileosigmoidostomie
1913	Lane	Kolektomie (2. Schritt)
1940	Mac Guire	"One stage colectomy"
1951	Ravitch u. Handelsman	"One stage" + Panproktokolektomie + Ileostomie

Familiäre Adenomatis coli (nach einer Zusammenstellung von [144]):

1721	Menzel	Fall von Polyposis
1882	Cripps	Familiäre und kongenitale Polyposis
1890	Handford	Polyposis und Rektumkarzinom
1918	Lockhart-Mummery	Kolektomie bei Polyposis
1931	Rankin	dreizeitig: Ileostomie, Kolektomie, Proktektomie
1936	Mayo u. Wakefield	Ileosigmoidostomie und Fulguration (fünfzeitig)
1944	Hickman	Fulguration, dann Kolektomie + Ileosigmoidostomie
1948	Hoxworth u. Slaughter	einzeitig: Panproktokolektomie + Ileostomie

manifesten Krankheitsbild bringen. Gegen Ende des Jahrhunderts wurde versucht, durch Stuhldeviation eine Besserung zu erreichen: 1893 Sigmastoma durch Robson [309], 1895 Aszendostoma nach Keith [170]. Es zeigte sich, daß die Wirkung auf die klinische Symptomatik um so vorteilhafter war, je weiter oralwärts das Stoma angelegt wurde. 1901 Zäkostoma durch Bolton [20], 1902 Appendikostoma nach Weir [380], 1911 dann terminales Ileostoma nach Brown [62]. Hier hat allerdings erst das prominente Stoma mit Eversion der Mukosa nach Brooke 1952 eine chirurgisch routinemäßig anwendbare und für den Patienten dann auch vorteilhafte Situation geschaffen [24].

Als erster führte Lane 1913 die Kolektomie als resezierendes Behandlungsverfahren im 2. Schritt bei der Behandlung der Colitis ulcerosa ein, nachdem er 1911 die laterale Ileosigmoidostomie propagiert hatte [188]. Man erkannte, daß die Resektion des erkrankten Darmes, die zunehmend technisch durchführbar wurde, für den Patienten vorteilhafter war. 1940 wurde die einzeitige Kolektomie möglich (Mac Guire [206]).

Nach dem 2. Weltkrieg gelang dann Ravitch u. Handelsman 1951 die einseitige Panproktokolektomie mit terminaler Ileostomie [298]. Sie wurde in Kombination mit dem Brooke-Ileostoma der „Goldstandard" in der chirurgischen Behandlung der schweren Colitis ulcerosa. Nach dem Bekanntwerden der Publikationen von Ravitch u. Sabiston [297, 299] sowie einzelner weiterer Arbeitsgruppen rückte dann die kontinuitätserhaltende direkte Ileoanostomie – v. a. seit Martin 1977 [212] – in den Mittelpunkt des Interesses.

Chirurgische Therapie der familiären Adenomatosis (Tabelle 2.2)

Bereits 1721 hat Menzel (zit. nach [144]) einen Fall von Polyposis coli beschrieben. Genauer definiert wurde die Entität durch Cripps 1882, der die familiäre und kongenitale Natur der Polyposis erkannte [44]. 1890 wies Handford [116] auf den Zusammenhang von Rektumkarzinom und Polyposis hin. Als Behandlungskonzept der Adenomatosis coli empfahl 1918 Lockhart-Mummery [202] die Kolektomie. Als radikale Behandlung führte 1931 Rankin [295] zunächst noch das dreizeitige Verfahren der Ileostomie mit nachfolgender Kolektomie und schließlich Proktektomie ein. Mayo u. Wakefield empfahlen 1936 aufgrund der funktionell günstigeren Situation die Ileosigmoidostomie mit Kontrolle der übrigen Polypen durch regelmäßige Endoskopie mit Fulguration der Schleimhautveränderungen [217]. Ähnlich propagierte Hickman 1944 [138] zunächst Fulguration, dann Kolektomie und Ileosigmoidostomie. Die einzeitige Panproktokolektomie mit gleichzeitiger Anlage des terminalen Ileostomas wurde seit Hoxworth u. Slaughter 1976 üblich [144].

Nachdem so die Panproktokolektomie mit terminalem Ileostoma als radikale und endgültige Behandlung von Colitis ulcerosa und Adenomatosis coli definiert worden war, versuchte man nun, die Situation der Patienten zu verbessern.

Über eine direkte ileoanale Anastomose bei einem Patienten mit blutender Polyposis wurde erstmals 1932 von Nissen [254] berichtet.

2.2.3 Anorektale Chirurgie

Eine besonders fruchtbare Zeit für die anorektale Chirurgie waren die 30er Jahre. Seit dem Ende des 2. Weltkrieges geht die Entwicklung immer schneller voran. Ein Schwerpunkt dabei ist bis heute England geblieben; das St. Marks Hospital widmet sich dezidiert der anorektalen Chirurgie. Die zunehmende Spezialisierung in einzelne Fachdisziplinen brachte nach dem 2. Weltkrieg auch enorme Fortschritte im Teilgebiet Kinderchirurgie, in dem anorektale Mißbildungen einen Schwerpunkt darstellen.

Erwachsenenchirurgie

Die Rolle der Analschleimhaut

Die Bedeutung der Integrität der Schleimhaut des von unverhorntem Plattenepithel bedeckten Analkanals für eine gute Kontinenz zeigt sich u. a. bei den Problemen, die nach der Whitehead-Hämorrhoidenoperation entstehen [383].

Neben relativ häufigen Strikturen führt die Annaht der Rektumschleimhaut an der Anokutanlinie zur Ausbildung eines Ektropions mit ständigem Nässen und perianaler Hautreizung. Diese sog. "Whitehead deformity" bedarf einer eigenen Korrektur. Milligan u. Morgan (1937) empfahlen deshalb die offene Hämorrhoidektomie, wobei sie auf ausreichende Anodermbrücken zwischen den Exzisionsstellen ausdrücklich hinwiesen [239]. Parks (1956) optimierte das Vorgehen durch submuköse Hämorrhoidektomie und partiellen Wiederverschluß der gespaltenen Schleimhaut [271]. Sein Verfahren hat ein minimales Risiko bezüglich einer Strikturbildung und erhält die wichtige Sensibilität der Analhaut praktisch vollständig. Ferguson (1959) verschloß die Schleimhaut komplett mit ebenfalls gutem Resultat bezüglich Kontinenz und Sensibilität, jedoch mit dem Risiko des Sekretstaus [76].

Analsphinktererhalt

Die Auswirkungen der direkten Läsion durch Traumata im Rahmen von Unfällen, Sphinktereinrissen bei Geburten oder anderen Verletzungen sowie iatrogene Schäden bei notwendiger Analfistelbehandlung sind bekannt. Während selbst die komplette Spaltung des inneren Sphinkters weitgehend kompensiert wird, ist die Durchtrennung des M. sphincter ani externus ohne gravierende Kontinenzprobleme allenfalls partiell möglich. Die operative Rekonstruktion des Sphinktermuskels ist problematisch.

Die Beeinträchtigung der Sphinkterfunktion im Rahmen resezierender Verfahren am Rektum wird bei der tiefen Anastomose deutlich. Bei der Behandlung des Rektumprolapses empfahl erstmals v. Mikulicz 1888 die direkte Resektion des „überschüssigen" Darmes [232]; dabei wird die sigmoidoanale Anastomose nach extraanaler Fertigstellung am evertierten distalen Darmanteil reponiert (s. Abb. 2.2). Dieses Verfahren griff Miles 1908 erneut auf [233, 238]. Von besonderer Bedeutung wird die tiefe Anastomose bei der Behandlung des Rektumkarzinoms [378]. Der neuseeländische Chirurg Maunsell [209] publizierte 1892 eine Methode der Rektumexzision, die – modifiziert von Weir (1901) und Lloyd-Davis (1950) –

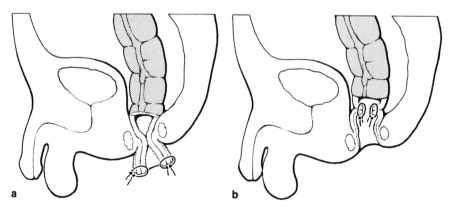

a   **b**

Abb. 2.2a, b. Prinzip der operativen Behandlung des Rektumprolaps nach v. Mikulicz 1888 [232] und Miles [233]. Nach Resektion des „überschüssigen" Darmes wird die sigmoidoanale Anastomose extraanal fertiggestellt und danach der evertierte Darm reponiert

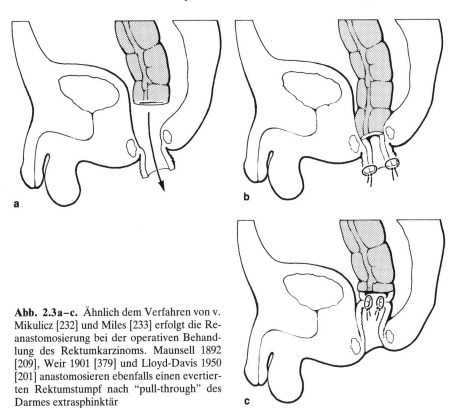

Abb. 2.3a–c. Ähnlich dem Verfahren von v. Mikulicz [232] und Miles [233] erfolgt die Reanastomosierung bei der operativen Behandlung des Rektumkarzinoms. Maunsell 1892 [209], Weir 1901 [379] und Lloyd-Davis 1950 [201] anastomosieren ebenfalls einen evertierten Rektumstumpf nach "pull-through" des Darmes extrasphinktär

zur Behandlung des Rektumkarzinoms Anwendung fand [201, 379]. Im hier besprochenen Zusammenhang wesentlich ist die Naht der Anastomose nach Resektion extrasphinktär mit Eversion des unteren Rektums bzw. Analrandes und gleichzeitigem "pull-through" des Rektums (Abb. 2.3) – ohne Eversion des Sphinkters und ohne Mukosektomie des unteren Rektums, aber mit Sphinkterspaltung und Dickdarmdurchzug nach supraanaler Durchtrennung. Da primär keine Anastomose angelegt wird, erfolgte die Kontinuitätswiederherstellung bei Bacon (1945) durch Verwachsung [4]. Babcock 1932 spaltet den Sphinkter nicht und mukosektomiert, so daß der Schließmuskel im ganzen erhalten bleibt und eine größere Fläche von Verwachsungen nach dem Kolondurchzug entsteht [3] (Abb. 2.4). Außerdem werden kleinere Anastomosendehiszenzen gewissermaßen abgedichtet. Cutait [146] und Turnbull [366] evertieren den Rektumstumpf und anastomosieren zwischen Stumpf und Seromuskularis des durchgezogenen Kolons, wobei auf ein Kolostoma verzichtet werden kann. Das überstehende Kolon wird dann nach einigen Tagen abgetragen. Das Verfahren dieser Autoren wurde bei gutartigen Veränderungen (Chagas-Krankheit, M. Hirschsprung), aber auch beim Rektumkarzinom angewendet. Ein Problem blieben Schleimhaut und narbige Stenosen, die zu Ektropien neigende nässende Schleimhaut und narbige Stenosen.

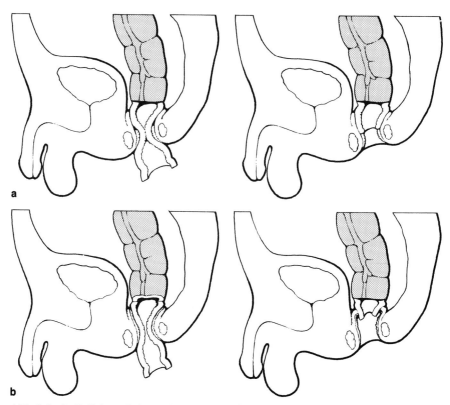

Abb. 2.4a, b. Pull-through-Operation nach Bacon [4] (**a**) und Babcock [3] (**b**). Die Anastomosierung erfolgt durch Verwachsen des durchgezogenen Darmes. Im Gegensatz zu Babcock führt Bacon im unteren Rektumanteil eine Mukosektomie durch, wodurch die Verwachsungszone deutlich vergrößert wird. Der Verzicht auf die Eversion des Analsphinkters schont die funktionellen Strukturen

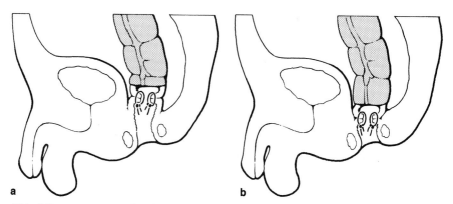

Abb. 2.5a, b. Dixon 1948 [55a] und Wangensteen 1943 [378] beschreiben die primäre kolorektale Anastomose oberhalb und unterhalb der peritonealen Umschlagfalte bei der Behandlung des Rektumkarzinoms

Eine größere Serie mit der peranalen Sleeve-Anastomosentechnik an Rektum-
karzinomen operierter Patienten (1973–1980, $n = 76$) publizierte Parks 1982
[274]. Diese Methode war von ihm erstmals 1966 vorgestellt worden. Die funktionellen Ergebnisse nach der Sleeve-Technik waren sehr zufriedenstellend. In ähnlicher Weise wurde dann später die pouchanale Anastomose von Parks ausgeführt.

Die grundlegenden Arbeiten zur anterioren Rektumresektion mit Lage der
Anastomose oberhalb und unterhalb der peritonealen Umschlagfalte wurden von
Wangensteen [378a] und Dixon [55a] durchgeführt (Abb. 2.5).

Kinderchirurgie

Anorektale Mißbildungen, wie z. B. Anus imperforatus, Anal- und Rektumatresie
oder M. Hirschsprung, sind ein Schwerpunkt der Kinderchirurgie. Bei den hier
angewandten chirurgischen Techniken spielt die lokale Radikalität eine ganz
untergeordnete Rolle. Vielmehr geht es um eine gute funktionelle Verbesserung
durch eine mehr oder weniger anatomische Rekonstruktion. Eine ausführliche
Darstellung der historischen Entwicklung gibt de Vries [52].

Die erste Standardmethode zur operativen Behandlung des M. Hirschsprung
wurde von Swenson 1949 [351] publiziert (s. Abb. 2.6). Nach Mobilisation des
betroffenen rektosigmoidalen Darmabschnittes erfolgte die Eversion des Rektums, der "pull-through" des Kolons und die sukzessive Resektion des engen
Segments mit Reanastomosierung extrasphinktär. Die fertiggestellte Anastomose
wurde dann reponiert. 1956 propagierte Duhamel [61] seinen retrorektalen
Durchzug, der eine geringere Beeinträchtigung der perirektalen Strukturen mit
sich brachte.

Ab Mitte der 50er Jahre arbeitete Soave an der Methode des endorektalen
Kolondurchzugs nach Mukosektomie des Rektums, die er 1963 publizierte [335,
336]. Soave verzichtete auf eine Eversion der kaudalsten Darmabschnitte, wobei
zunächst keine primäre Anastomosierung des durchgezogenen Darmes erfolgte.
Diese Modifikation wurde von Boyle 1964 eingeführt [19].

Das „Soave-Verfahren" zur Behandlung der Colitis ulcerosa und der familiären
Adenomatosis wurde von vielen Chirurgen als Standardverfahren übernommen
(s. S. 16).

In ähnlicher Weise werden Anal- und Rektumatresie, oft begleitet von Fisteln
zum urogenitalen System, chirurgisch therapiert (Rehbein) [303].

Eine weitere, v. a. im deutschen Sprachraum verbreitete Behandlungsmethode
des M. Hirschsprung ist die sehr tiefe anteriore Resektion nach Rehbein (1964)
[304]. Auch sie führt zu befriedigenden funktionellen Ergebnissen und erfährt
beim Erwachsenen gerade durch die Klammernaht (im folgenden Stapler-Tech-
nik) bei der Behandlung der Colitis ulcerosa und der familiären Adenomatosis
neuen Aufschwung (s. S. 16).

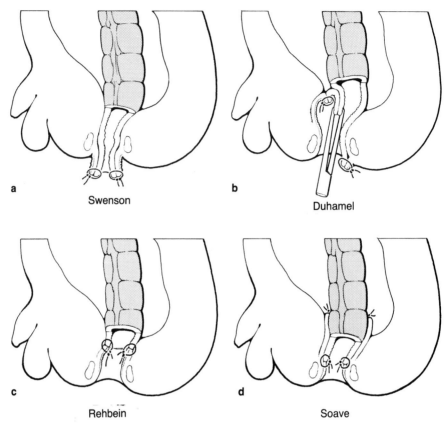

a

Swenson

b

Duhamel

c

Rehbein

d

Soave

Abb. 2.6a–d. Darstellung der 4 bekanntesten Methoden in der operativen Behandlung des M. Hirschsprung. Swenson 1949 (nach Holschneider [143a] (**a**) zeigt eine klassische "Pull-through"-Operation mit extrasphinktär gefertigter Anastomose am evertierten Enddarm. Der retrorektale Durchzug nach Duhamel 1956 (**b**) bringt eine geringere Beeinträchtigung der perirektalen Strukturen mit sich. Die Methode nach Soave (**d**) mit Proktomukosektomie und Pull-through des Kolons wird in der Modifikation nach Boyle 1964 mit direkter koloanaler Anastomose im Rahmen der IAP von vielen Operateuren übernommen. Die tiefe anteriore Resektion nach Rehbein 1964 (**c**) kann parallel zu den heute in vielen Kliniken üblich gewordenen direkten pouchanalen Anastomosenverfahren gesehen werden

2.2.4 Ersatzreservoirbildung

Ersatzreservoir des Magens

Erste Versuche, die funktionelle Situation eines Patienten nach totaler Gastrektomie und Kontinuitätswiederherstellung durch Ösophagojejunostomie mit einem Ersatzspeisereservoir zu verbessern, gehen auf das erste Viertel dieses Jahrhunderts zurück (s. Abb. 2.7), nachdem Schlatter 1887 die erste erfolgreiche Magenentfernung gelungen war [317]. 1922 publizierte Hoffmann [141] eine erste Reser-

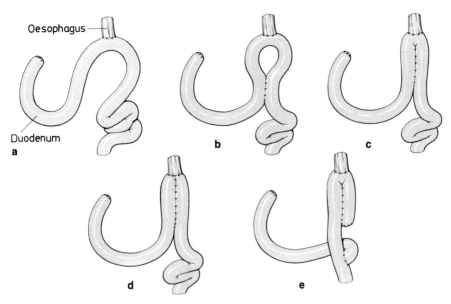

Abb. 2.7a–e. Entwicklung der Reservoirbildung am Magen. **a** Die erste geglückte Kontinuitäts-wiederherstellung durch Ösophagojejunostomie nach totaler Gastrektomie beschreibt Schlatter 1887 [317] mit der einfach hochgezogenen Dünndarmschlinge. **b** Hoffmann [141] schlägt 1922 vor, durch Verlängerung der üblich gewordenen Braun-Fuß-Anastomose einen Reservoireffekt zu erzielen. **c** 1945 hat Engel [65] dieses Verfahren intensiv wieder aufgegriffen. **d** In der leicht modifizierten Weise wendete auch Steinberg 1948 [338] dieses Verfahren an. Auf ihn geht der bildhafte Vergleich mit den "Pantaloon-Garments" zurück. **e** Durch die tiefe Einleitung des duodenalen Schenkels im Sinne einer Y-Roux-Anastomose konnte die Refluxproblematik verbessert angegangen werden (Hunt 1952, Rodino 1952 [310], Lawrence 1964 [189]). Der Hunt-Rodino-Lawrence-Pouch entspricht einem umgekehrten „J"-Pouch wie er später in ileoanaler Position Verwendung findet

voirbildung; er modifizierte Schlatters Operation mit Bildung einer langen Enteroanastomose zwischen den hochgezogenen Dünndarmschenkeln. 1945 griff Engel [65] das Verfahren wieder auf, und Steinberg [338] beschäftigte sich Ende der 40er Jahre weiter mit der "double barrel procedure". Er verglich die Sackbildung mit "pantaloon garments". In der Folgezeit wurden zahlreiche Modifikationen entwickelt, die die besondere Situation am oberen Gastrointestinaltrakt, insbesondere die Refluxverhütung, zum Ziel haben, u. a. waren dies Hunt 1952, Rodino 1952 und Lawrence 1964 [136, 149, 310] (s. Abb. 2.7). Zusätzlich eingeführt wurde die Plikatur um die ösophagojejunale Anastomose nach Graham (1940) bzw. beim Ersatzmagen nach Siewert (1972) oder Herfarth (1976) [104, 136, 330].

Die Morphologie eines Jejunoersatzmagens und eines Ersatzrektums aus Ileum zur Reservoirbildung am oberen und unteren Gastrointestinaltrakt kann sehr ähnlich sein [137]. Während dabei die Funktion eines Ersatzreservoirs in kranialer Position weiterhin diskutiert wird, steht die funktionelle Bedeutung eines Ersatzstuhlreservoirs für die Kontinenz außer Zweifel.

Ersatzstuhlreservoir in orthotoper Position

Nach den konsequenten experimentellen Untersuchungen und der klinischen Anwendung der direkten ileoanalen Anastomose durch Ravitch u. Sabiston [299], Ende der 40er Jahre, wurde zunehmend die Problematik dieser direkten Kontinuitätswiederherstellung klar. Nur ausnahmsweise wurde bei Erwachsenen über positive Ergebnisse berichtet [51, 60]. Erste Anstrengungen, ein neues Stuhlspeicherorgan nach Proktokolektomie herzustellen, unternahmen Valiente u. Bacon [372] in Hundeversuchen (s. Abb. 2.8). Die Pouchkonstruktion erfolgt in enger Anlehnung an die sog. Pantaloon-Operation für Fälle mit totaler Gastrektomie [65, 338] sowie entsprechend dem 3-Schlingen-Pouch nach Hays (entsprechend dem sog. S-Pouch). Die Beutelbildung durch Seit-zu-Seit-Ileostomie erfolgte hierbei weit proximal der in Swenson-Technik ausgeführten ileoanalen End-zu-End-Anastomose. Von 7 Tieren starben 5 postoperativ; die beiden überlebenden zeigten jedoch zufriedenstellende Erfolge bezüglich Kontinenz und Stuhlfrequenz.

Karlan et al. [162] untersuchten ebenfalls experimentell am Hund den Einfluß von ileoanaler und ileorektaler Anastomose auf die Kontinenzfunktion (s. Abb. 2.9). Ein von Mukosa denudierter muskulärer Rektumcuff wurde verwendet, um die Persistenz der anorektalen Reflexe zu beweisen. Das zusätzliche Dazwischenschalten eines Ileumpouches verbesserte deutlich die Funktion, was die Theorie der dualen fäkalen Kontinenz durch Sphinktere und Reservoir bestätigte. Wurde ein "Pantaloon-S-tripple-Pouch" nach Valiente und Bacon verwendet, mußte dieser zur Entleerung häufig intubiert werden! Dieses Problem konnte durch den "isoperistaltic double barrel pouch" erfolgreich überwunden werden. Röntgeno-

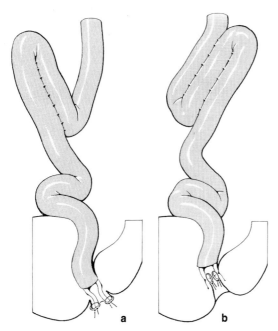

Abb. 2.8a, b. In ihren Hundeversuchen schalteten Valiente und Bacon 1955 [372] der ileoanalen Anastomose ein Reservoir vor, entsprechend dem "Pantaloon-Pouch" (**a**); oder es wurden auch 3 Schlingen verwendet, wie beim sog. „S"-Pouch (**b**).
Allerdings war das Reservoir noch weit vor dem Anus plaziert, weswegen der Erfolg der Versuche nicht insgesamt überzeugend war. Die ileoanale Anastomose wurde in Swenson-Technik genäht

a   b

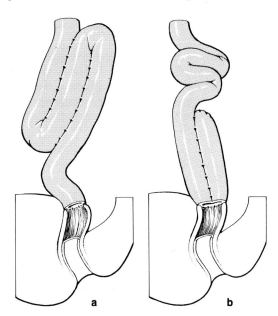

Abb. 2.9 a, b. In den Versuchen von Karlan et al. 1959 [162] wurde entweder ein 3-Schlingen-Pouch (**a**) oder ein Double-barrel-Pouch (**b**) verwendet. Diese wurden schon relativ distal plaziert, allerdings wurde aus theoretischen Überlegungen ein Stück mukosektomierten Rektums erhalten

a   b

graphisch war dieser einer großen Rektumampulle ausgesprochen ähnlich. Die postoperative Letalität hielt sich bei diesen Versuchen in Grenzen. Die Autoren wagten daher erstmals die Anwendung dieses Konzepts bei einer 29jährigen Patientin mit familiärer Adenomatosis. Der Eingriff verlief erfolgreich, aber die technischen Schwierigkeiten waren weit größer als im Hundeexperiment. Den Autoren erschien deshalb die Nützlichkeit des Operationsverfahrens zum damaligen Zeitpunkt problematisch. In der Literatur fehlen dann zunächst weitere Hinweise auf experimentelle oder klinische Studien.

Das kontinente Ileostoma

Bei der Beschäftigung mit der Konstruktion eines Harnblasenersatzes kam Kock [180] auf die Idee, einen solchen Niederdruckbeutel auch als Sammelorgan für den Dünndarminhalt zu verwenden und ihn einem Stoma vorzuschalten (s. Abb. 2.10). Sein Ziel war es, einen äußerlichen Stuhlsammelbeutel zu vermeiden. Es zeigte sich jedoch bald, daß außer einem Stuhlreservoir ein spezielles Auslaßventil konstruiert werden mußte, um bei der überwiegenden Mehrzahl der Patienten „Kontinenz" bezüglich unfreiwilliger Stuhlentleerung zu erreichen. Durch zahlreiche Modifikationen wurde die Technik zunehmend verbessert [181]. Als Nachteile zeigten sich die relativ hohe Komplikationsrate sowie relativ häufig notwendige operative Korrektureingriffe. Trotzdem haben seit seiner Einführung viele Patienten von dieser technischen Verbesserung profitiert [148]. Als Kontraindikation für das kontinente Ileostoma gilt der M. Crohn. Barnett meint, die Problematik beim Ileumbeutel durch einen Jejunumpouch umgehen zu können [8].

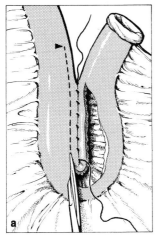
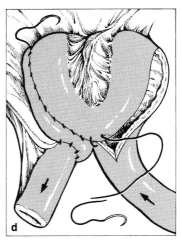
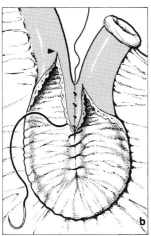
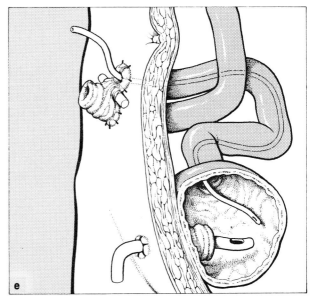
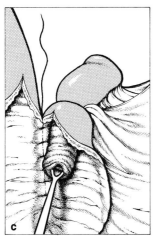

Abb. 2.10a–e. Kontinentes Ileostoma nach Kock. Zur Beutelbildung werden 2 Dünndarmschlingen vor dem Ileumende aneinandergenäht und eröffnet (**a, b**). Dann wird das Ende des Ileums invaginiert, um so einen Ventilauslaß aus dem Beutel zu formen. Die in Invagination wird mittels Staplernähten fixiert (**c**). Durch Umklappen der Zirkumferenz (**d**) wird der Beutel geschlossen, womit die peristaltische Bewegung der einzelnen Dünndarmabschnitte maximal neutralisiert ist. Das Ende des Nippelventils wird als Ileostoma flach in die Bauchhaut eingenäht (**e**). Dem Reservoir wird vorübergehend ein Schlingenileostoma zur Deviation vorgeschaltet. (Aus Hultén [146])

Mit mechanischen Verschlüssen wie aufblasbaren Ballons [172] oder gar implantierten Magnetvorrichtungen [78] wurde versucht, die Problematik des „Nippelvalve" zu umgehen. Sie waren bei einem Teil der Patienten erfolgreich, jedoch ebenfalls nicht ohne spezifische Probleme. Auch eine normale endständige Ileostomie kann artifiziell verschlossen werden. Durch langsames Training kann mit Hilfe dieses künstlich provozierten intermittierenden „Ileus" eine Erweiterung der prästomalen Darmabschnitte im Sinne eines Reservoirs erreicht werden. Ähnliche Versuche wurden Anfang der 80er Jahre zur Reservoirbildung bei der direkten Ileoanostomie versucht [359]. Erste Untersuchungen bezüglich eines Stomaventils fanden jedoch bereits Ende der 40er und Anfang der 50er Jahre statt [142].

Ersatzharnblase

Versuche mit Blasenvergrößerungstechniken, Harnblasenersatzorganen und kontinenten Reservoiren mit artefiziellen Stomata wurden bereits Ende des letzten und Anfang dieses Jahrhunderts unternommen. Nach der so erfolgreichen pouchanalen Anastomose war Mitte der 80er Jahre hier eine erneute Aktivität zu verzeichnen. Zahlreiche Varianten zur Bildung von Ersatzblasen in orthotoper Position oder mit Hilfe kontinenter Stomata werden heute routinemäßig in der Klinik angewendet, wobei reine Ileumreservoire (z.B. der modifizierte Kock-Pouch) oder kombinierte Reservoire (z.B. der aus Ileum und Zäkum bestehende Pouch der Mainzer Klinik) unterschiedliche Vor- und Nachteile [142, 323] aufweisen.

Kolonreservoir

Nachdem zunehmend sphinktererhaltende Eingriffe bei Karzinomen im mittleren Rektumdrittel möglich wurden und auch unter onkologischen Gesichtspunkten erfolgreich Anwendung fanden, war jedoch eine funktionelle Einschränkung durch Verlust der Reservoirfunktion des Rektums bei der koloanalen Anastomose festzustellen [27]. Um die Situation zu verbessern, wird von einigen Arbeitsgruppen [190, 269] neuerdings die zusätzliche Anwendung eines Kolonreservoirs empfohlen. Es wird hierbei aus dem Kolonende ein kurzes J-Reservoir mit Hilfe von Nahtgeräten (Staplern) konstruiert (s. Abb. 2.11). Die kolonpouchanale Anastomose erfolgt dann Seit-zu-End wie beim Ileumreservoir gleicher Konstruktion. Die Vorschaltung eines Reservoirs vor die koloanale Anastomose vermindert die Stuhlhäufigkeit und den Stuhldrang, ist jedoch in nicht wenigen Fällen mit einer gewissen Obstipationsneigung verknüpft. Die Patienten müssen dann zur Entleerung regelmäßig Laxanzien einnehmen bzw. Klistiere benützen. Längere Erfahrungen mit dieser seit 1984 angewendeten Methode liegen noch nicht vor.

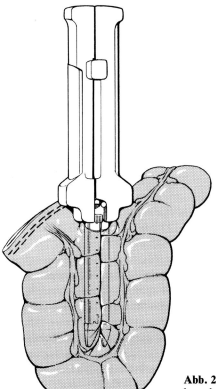

Abb. 2.11. Zur Verbesserung der Kontinenzsituation kann bei notwendiger koloanaler Anastomose ein kurzes Kolonreservoir vorgeschaltet werden

2.3 Entwicklung der ileoanalen Pouchoperationen

2.3.1 S-Pouch

Gestützt auf seine intensiven klinischen und funktionellen Erfahrungen in der anorektalen Chirurgie, insbesondere auch der koloanalen Sleeve-Anastomosentechnik und der bis dahin erfolgreichen Anwendung der kontinenten Ileostomie durch Vorschaltung eines Reservoirs nach Kock bzw. seiner Modifikationen anastomosierte Parks einen solchen S-förmigen Ileumbeutel ileoanal (s. Abb. 2.12). Seine Publikation erschien 1978 [273]. Im gleichen Jahr berichtete auch Fonkalsrud über die Anwendung des S-Pouches [77]. Die eigentliche Anastomose erfolgte End-zu-End mit dem Pouchauslaß. Wegen der erhaltenen Sphinkter konnte auf ein Ventil verzichtet werden. Bei vertretbarer Komplikationsrate bezüglich der kontinenten Ileostomie nach Kock wurde dieses Prinzip bahnbrechend. Die pouchanale Anastomose wurde regelmäßig von einer protektiven Ileostomie geschützt. Nach Rückverlagerung des Stomas war der funktionelle Erfolg überzeugend. Septische Komplikationen und Pouchitiden fanden sich in

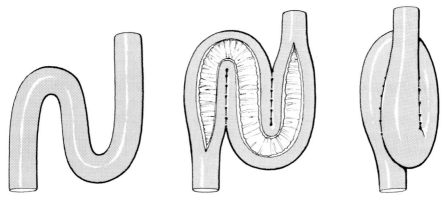

Abb. 2.12. Parks [273] bildete sein Reservoir durch S-förmige Faltung dreier Ileumschlingen. Dieser „S-Pouch" wurde End-zu-End ileoanal anastomosiert. Vorbereitend hierzu waren Parks' Erfahrungen in der Sleeve-Anastomosen-Technik

gleicher Größenordnung wie beim kontinenten Ileostoma, so daß das pouchanale Verfahren durch die Vermeidung des permanenten Ileostomas einen echten Fortschritt darstellte. Die klassische Komplikation bei den frühen S-Pouchvarianten war die Überkontinenz, bedingt durch einen relativ langen Pouchauslaß. Nach erheblicher Kürzung desselben kann dieses Problem heute als überwunden gelten.

2.3.2 J-Pouch

Utsunomiya [370] experimentierte Ende der 70er Jahre ebenfalls mit der ileoanalen Anastomose. Er überwand die Probleme des S-Pouches durch einfache Faltung des terminalen Ileums im Sinne eines sog. J-Pouches mit jetzt Seit-zu-End-Anastomose (s. Abb. 2.13). Diese Methode hat sich weltweit als erfolgreichste Variante durchgesetzt. Ihr großer Vorteil besteht darin, daß eine spontane Entleerung die Regel ist. Außerdem bleibt die A. ileocolica erhalten, so daß selbst bei

Abb. 2.13. Utsunomiya [370] führte den sog. „J-Pouch" für die IAP ein. Durch direkte Seit-zu-End-Anastomose des Beutels in analer Position traten praktisch keine Entleerungsstörungen mehr auf

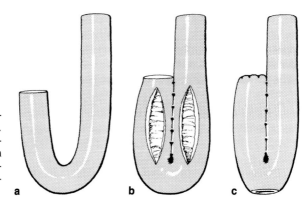

a   b   c

Durchtrennen einzelner zentraler mesenterialer Äste für den Längengewinn eine gute Durchblutung des Dünndarmbeutels gewährleistet bleibt (s. Abschn. 8.2.2, S. 107).

2.3.3 L-Pouch

Fonkalsrud (1982) versuchte durch sein Konzept [87], das Verfahren von Parks nach eigenen Erfahrungen mit dem S-Pouch [77, 84] in zwei entscheidenden Punkten zu verbessern (s. Abb. 2.14). Durch mehrzeitiges operatives Vorgehen bei der Reservoirbildung (im ersten Schritt erfolgte nur die Verpflanzung eines terminalen Ileumsegments) sollte die septische Komplikationsrate der pouchanalen Anastomose gesenkt werden. In einem weiteren operativen Schritt wurde dann das Ileum isoperistaltisch Seit-zu-Seit mit dem bereits implantierten Segment anastomosiert (L- oder H-Pouch). Auch dieses Verfahren hatte – jedoch bei relativ geringer septischer Komplikationsrate – häufig Überkontinenz zur Folge. Bei vielen Patienten entwickelte sich im Verlauf ein Riesenpouch, der eine Resektion des Beutels und eine Korrektur des Pouchauslasses erzwang. Nach mehrfacher Modifikation wird auch hier heute der Beutel isoperistaltisch in der ersten Sitzung konstruiert und im Sinne eines Double-barrel-Pouches ileoanal anastomosiert.

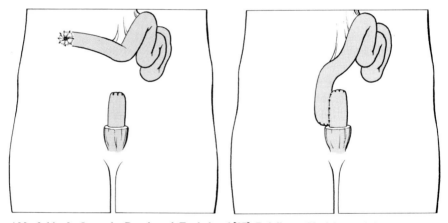

Abb. 2.14a, b. Lateraler Pouch nach Fonkalsrud [87]. Bei diesem Verfahren wird zunächst eine isolierte Ileumschlinge End-zu-End ileoanal anastomosiert. Nach Einheilung derselben folgte in einem zweiten Schritt die Seit-zu-Seit-Ileostomie zur Reservoirbildung. Das mehrzeitige Vorgehen sollte v. a. lokal entzündliche Komplikationen reduzieren. Diese Pouchvariante hatte im Prinzip jedoch die gleichen Auslaßprobleme wie die frühen S-Pouchformen

2.3.4 W-Pouch

Verschiedene Studien konnten zeigen, daß sich die Stuhlfrequenz umgekehrt proportional zum Pouchvolumen verhält [166]. Aufgrund dieser Erfahrungen hat Parks Mitarbeiter Nicholls [252] das Konzept des sog. W-Pouches geschaffen, indem hier zur Bildung eines möglichst großvolumigen Stuhlreservoirs der Dünndarm 3mal gefaltet wird. Die Vergrößerungen des Volumens durch diese Technik und die gleichzeitige Seit-zu-End-Anastomosierung und damit problemlose Entleerung des Beutels belegt Nicholls durch eindrückliche Zahlen. Trotz dieses nachgewiesenen Vorteils im Sinne einer geringen Stuhlfrequenz konnte sich dieses Verfahren nur begrenzt durchsetzen.

2.3.5 Pouchvarianten

Die attraktive ileoanale Pouchtechnik fand rasch Verbreitung (Tabelle 2.3).

Inzwischen sind zahlreiche Varianten der Beutelbildung in der Literatur beschrieben worden.

Auch der originäre Kock-Pouch wird heute ileoanal anastomosiert [231]. Aufgrund seiner Konstruktionseigenheiten könnten sich funktionelle Verbesserungen ergeben. Der J-Pouch als einfachste Reservoirvariante führt jedoch weiterhin weltweit.

2.3.6 Pouchbildung ohne Dünndarmplikatur

Die Ausbildung eines Stuhlreservoirs läßt sich auch bei direkter ileoanaler Anastomose durch Schwächung der Wandmuskulatur provozieren. Imhof u. Bielecki [151] konnten durch Längsmyotomie des Dünndarms sowohl im Tierexperiment als auch in der klinischen Anwendung das Funktionieren dieses Konzepts beweisen. Eine weitere Möglichkeit, die Reservoirausbildung zu unterstützen, ist die Ballondilatation des terminalen Ileums nach direkter Ileoanastomie [359]. Da dieser Effekt jedoch nur langsam eintritt, konnte sich das Verfahren gegenüber der direkten operativen Reservoirbildung nicht durchsetzen. Ballondilatation beim ileoanalen Pouch ergibt keine Vorteile [263].

2.4 Sphinktererhalt bei ileoanaler Anastomose

2.4.1 Mukosektomie

Intestinoanale Anastomosen sind nur sinnvoll bei optimalem Erhalt des Schließmuskels beim vorausgegangenen ablativen Eingriff. Aus diesen Überlegungen heraus wurde zur Schonung der muskulären als auch der versorgenden nervalen Komponenten des Schließmuskelsystems die Mukosektomie entwickelt. Die von Soave [335] publizierte Methode wird von den meisten Arbeitsgruppen als die

Tabelle 2.3. Häufigkeit der Pouchoperationen (Zusammenstellung Herfarth u. Stern [132]; *S* S-Pouch, *H* H-Pouch oder lateraler Pouch, *J* J-Pouch, *W* W-Pouch)

1978–1979	1980–1981			1982–1983	
– Parks	– Fonkalsrud	1980:	5 S	– Athanasiadis	1983: 7 S
u. Nicholls	– Fonkalsrud	1981:	5 H	– Canty et al.	1983: 12 H
1978: 8 S	– Johnston et al.	1981:	2 S + 1 J	– Failes	1983: 2 S + 9 J
	– Parks et al.	1980:	21 S	– Fonkalsrud	1982: 5 S + 21 H
	– Utsunomiya			– Parks	1982: 60 S
	et al.	1980:	9 J	– Rothenberger	
				et al.	1983: 29 S
				– Utsunomiya	1983: 45 J
S: 8	S:	28		S:	103
	J:	10		J:	54
	H:	5		H:	33
Gesamt: 8	Gesamt:	43		Gesamt:	190

1984–1985			1986–1987	
– Becker et al.	1985:	40 J	– Becker	
– Bubrick et al.	1985:	23 S	u. Raymond	1986: 100 J
– Cohen et al.	1985:	12 S + 70 J	– Florentini et al.	1987: 9 J
– Dozois	1985:	13 S + 356 J	– Fonkalsrud et al.	1987: 5 S, 1 J, 97 H
– Fonkalsrud	1985:	77 H	– Grant et al.	1986: 15 S, 67 J
– Hultén	1985:	30 J	– Harms et al.	1987: 10 W
– Lindquist et al.	1984:	15 S + 1 J	– Heald u. Allen	1986: 6 S, 4 J
– Nicholls u. Pezim	1985:	68 S, 13 J, 23 W	– Hill	1987: 25 J
– Rohner	1985:	15 S, 1 J	– Hultén	
– Saeger et al.	1982:	12 S	u. Öresland	1987: 6 S, 94 J
– Smith	1985:	20 J	– Keighley	1987: 32 J
			– Kirkegaard et al.	1986: 32 J
			– Lindquist et al.	1987: 40 S, 22 J
			– Martin et al.	1986: 93 S, 7 J
			– McHugh et al.	1987: 21 S, 51 J
			– Meister u. Gall	1987: 54 J
			– Nasmyth et al.	1986: 17 S, 22 J
			– Nicholls	
			u. Lubowski	1987: 64 W
			– Pemberton	
			u. Kelly	1986: 506 J
			– Raguse u. Braun	1986: 10 S, 19 J, 1 W
			– Schmidt	1987: 6 J
			– Schoetz et al.	1986: 22 S, 69 J
			– Sharp et al.	1987: 26 S, 2 J
			– Smith	1986: 21 J
			– Thorson et al.	1986: 10 S
			– Trede et al.	1987: 22 S
			– Utsunomiya	1986: 55 J
			– Vasilevsky et al.	1987: 116 S
			– Eigene	1987: 3 S, 30 J
S:	158		S:	407
J:	531		J:	1228
H:	77		H:	97
W:	23		W:	75
Gesamt:	789		Gesamt:	1807

Standardmethode auf die ileoanale Pouchoperation übertragen. Trotzdem dokumentiert die Literatur zahlreiche Varianten des operativen Vorgehens beim Herausschälen der Schleimhaut (s. Abschn. 8.2.1, S. 99).

2.4.2 Endorektaler Durchzug

Es wurde versucht, das Rektum in seiner Funktion als ganzes zu erhalten, indem das Organ komplett proktomukosektomiert wurde und die verlorengegangene Schleimhaut durch Implantation eines vorher der Seromuskularis entkleideten Ileummukosaschlauches ersetzt wurde [97, 278, 279].

Als technisch sinnvoller erwies sich jedoch das Einziehen des gesamten Ileums möglichst in Form eines Pouches in den schleimhautlosen Rektummuskelmantel. Die Invagination eines Dünndarmanteils in das Rektum wurde schon 1912 von Vignolo [375] bei der „Ileo-colo-rectoplastie" versucht.

2.4.3 Länge des muskulären Rektumcuffs

Zunächst herrschte die Meinung vor, daß der Länge des Rektumcuffs und damit der erhaltenen Muskulatur, insbesondere des inneren Sphinkters, erhebliche Bedeutung für die postoperative Funktion zukomme. Dies hat sich nicht bestätigt. Lange Rektummanschetten (10 cm und mehr) neigen eher zu Strikturen und Komplikationen. Heute wird ein Muskelschlauch von 1,5–3 cm oberhalb des Analkanals von der überwiegenden Mehrheit der Autoren als ausreichend erachtet.

2.4.4 Tiefe Anastomose ohne Mukosektomie

1985 publizierten Heald u. Allen [119], aber auch Raguse und Braun [294] ihre Erfahrungen mit der direkten pouchanalen Anastomose, wobei sie auf eine Mukosektomie gänzlich verzichteten. Nach entsprechender Mobilisation wurde mit Hilfe von Nahtgeräten eine direkte pouchanale Anastomosierung durchgeführt. Inzwischen haben viele Arbeitsgruppen dieses Verfahren aufgegriffen. Hierbei wird in Kauf genommen, daß ein mehr oder weniger großer Ring befallener Rektumschleimhaut in situ verbleibt. Über den funktionellen Gewinn durch Belassen dieser Zone sowie das lokal verbliebene Risiko durch befallene Schleimhaut sind die Meinungen geteilt. Erst ein längerer Beobachtungszeitraum kann hier Klarheit verschaffen.

2.4.5 Restitution der Darmkontinuität nach langem Intervall

Nachdem die Erfolge der IAP offensichtlich waren, wurden bereits Anfang der 80er Jahre zunehmend Patienten erneut operiert, die zunächst ein terminales

Ileostoma erhalten hatten, wenn ein Rektumstumpf oder zumindest der vollständige Analkanal zurückgeblieben war. Sowohl terminale Ileostomien als auch
kontinente Ileostomien mit vorgeschaltetem Pouch wurden in ileoanale Pouchformen umgebildet [276]. Den Literaturangaben zufolge ist der funktionelle Erfolg
durchaus zufriedenstellend.

Selbst nach radikalen abdominosakralen Operationen wurde versucht, bei
nachweisbarer Muskelaktivität wiederum einen orthotopen Anus zu formen und
eine intestinoanale Anastomose mit Kontinenz auszuführen [328]. Allerdings sind
die Erfahrungen diesbezüglich auf das Kolon begrenzt, und in der Literatur finden
sich keine Langzeitergebnisse.

2.5 Zusammenfassung und dynamische Weiterentwicklung

Der funktionierende Analsphinkter und das davorgeschaltete Stuhlreservoir sind
die Kardinalpunkte der Kontinenzfunktion. Somit stellen der erfolgreiche Sphink-
tererhalt im Rahmen der Durchzugsverfahren mit Kontinuitätswiederherstellung
sowie die klinische Realisierbarkeit eines Stuhlreservoirs die beiden Grundkon-
zepte für die erfolgreiche IAP dar, wie es Wong et al. aufzeigen [392].

Es mußten jedoch zusätzlich zahlreiche Faktoren zusammenwirken, bevor dieses Konzept routinemäßig und befriedigend in der Klinik angewendet werden
konnte. Neben dem Wissen über den klinischen Verlauf und die prinzipielle
Behandlungsmöglichkeit der in Frage kommenden Krankheiten mußten ausreichende Erkenntnisse in Physiologie und Anatomie [343] sowie zahlreiche Erfahrungen aus der anorektalen Chirurgie bei Erwachsenen und Kindern genutzt
werden, bis dieses chirurgische Behandlungskonzept verwirklicht werden konnte
(Parks). Unabdingbar war der klinische Erfolg der Kock-Tasche, die die Bedeutung eines Reservoirs für die Kontrolle der Stuhlentleerung eindrücklich demon-
strierte, wie ihre Verwirklichung bei vielen Patienten bewies. Nur wenige operative Verfahren sind in der Vergangenheit so intensiv auf wissenschaftliches Interesse gestoßen wie gerade der ileoanale Pouch. Unser Wissen über die Physiologie
des Kontinenzorgans sowie auch über die Leistungen des Darmes haben sich
deutlich erweitert und werden weiterhin untersucht. Vereinfachung und Standar-
disierung der Technik nach Erkennen der relativen Wertigkeit der einzelnen
Faktoren ist die Aufgabe der Zukunft. Die Diskussion ist in vollem Gange. Eine
Dekade nach Inauguration des Verfahrens der IAP läßt noch keine endgültige
Stellungnahme zu.

3 Anatomie und Physiologie des Kontinenzorgans

Kontinenz, Verhinderung unfreiwilligen Stuhl- und Windabgangs und ebenso die willentliche Defäkation sind komplexe Vorgänge [132]. Fehlfunktionen stellen für die betroffenen Patienten eine große psychosoziale Belastung dar. Im Extremfall kann dies den völligen Ausschluß aus dem normalen gesellschaftlichen Leben bedeuten. Basis dieser differenzierten Funktionen ist eine komplexe anatomische Struktur. Unwillkürliche und willkürliche Mechanismen spielen ineinander. Kontinenz ist dabei kein statisches Geschehen, sondern ein dynamischer Vorgang. Die Faktoren, die die Funktion konstituieren, sind in gewisser Weise redundant, so daß kleinere Beeinträchtigungen ohne wesentliche Probleme aufgefangen werden können. Wie die IAP beweist, sind andererseits bei Verlust Teile des Systems erfolgreich ersetzbar (s. auch Abschn. 2.2.2).

3.1 Anatomie

3.1.1 Anorektales Hohlorgan (s. Abb. 3.1)

Dem Colon sigmoideum angeschlossen folgt das Kolorektum von etwa 12–15 cm Länge. Es gliedert sich in die Ampulla recti, die als Reservoir des fertigen Stuhles vor der Defäkation dient, sowie – daran angeschlossen – die Verschlußzone des Analkanals mit etwa 4–5 cm Länge. Das Lumen der Ampulla recti ist durch 1–3 semizirkuläre Falten gegliedert, denen früher eine physiologische Bedeutung im Sinne eines Klappenmechanismus zugesprochen wurde. Das Konzept ist heute überholt. Dies gilt auch in gewisser Weise für den Klappenmechanismus, der durch den Zug des M. puborectalis entsteht. Die Anspannung dieses Muskels führt zu einer Verkleinerung des anorektalen Winkels, dessen Funktion unterschiedlich eingeschätzt wird [6]. Die Wand des Rektums besteht außen, im Gegensatz zum Kolon, das nur Reste von Längsmuskulatur in Form der Tänien aufweist, aus einer vollständigen Längsmuskelschicht, der innen die Ringmuskulatur folgt. Im oberen Drittel liegt das Organ intraperitoneal; es ist mit Serosa überzogen. An die Submukosa schließt sich die Mukosa an, deren Epithel dem des übrigen Dickdarmes entspricht.

Unterhalb der Ampulla recti folgt der Analkanal, der normalerweise nur ein virtuelles Lumen aufweist, das sich im Rahmen der Defäkation vergrößert. An der anokutanen Grenze wechselt das verhornende Plattenepithel in das unverhor-

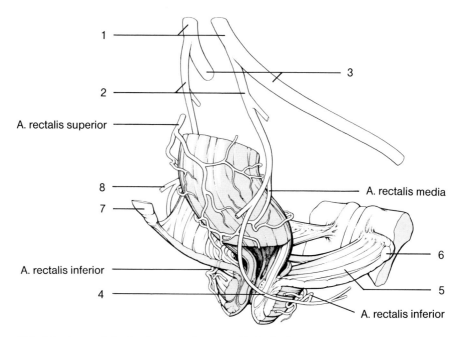

Abb. 3.1. Anatomische Strukturen und topographische Beziehungen des Kontinenzorgans einschließlich seiner arteriellen Blutversorgung. Die Blickrichtung ist schräg von rechts dorsal auf die topographische Situation. Zur Verdeutlichung der ineinandergreifenden Strukturen des Schließmuskels wurde ein Segment im Bereich des Analkanals entfernt

nende Plattenepithel des Anoderms, welches etwa die untere Hälfte des Analkanals bedeckt und an der Linea dentata nach kranial über 6–12 mm über die Transitionalzone in das Drüsenepithel des Rektums überwechselt (s. Abb. 3.2). An der epithelialen Übergangszone der Linea dentata, gegliedert in Krypten und Kolumnen, münden auch die transmuskulär verlaufenden Periproktodealdrüsen. Kennzeichnend für das Anoderm ist seine reichhaltige sensible Versorgung. Die Schleimhaut der Rektumampulle dagegen ist unempfindlich. Submukös liegen außerdem oberhalb der Linea dentata die Hämorrhoidalkissen, die den Feinverschluß des Lumens bedingen. Den muskulären Wandaufbau des Analkanals bilden die Verschlußmuskeln [100].

3.1.2 Anales Sphinktersystem

Die Ringmuskulatur des Rektums wird im Bereich des Analkanals deutlich kräftiger und bildet den sog. inneren Sphinkter, der damit glattmuskulärer Natur ist. Als weiterer Verschlußmechanismus ist dem inneren Sphinkter außen ein quergestreiftes Muskelsystem zugeordnet, das phylogenetisch der Beckenbodenmuskulatur entstammt. Es kann willkürlich beeinflußt werden. Man unterscheidet 3 Komponenten, eingeteilt in einen subkutanen, oberflächlichen und tiefen

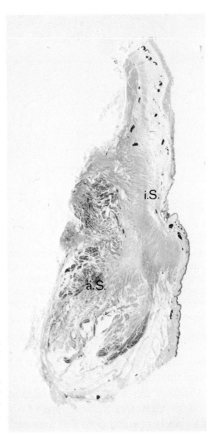

Abb. 3.2. Histologischer Schnitt durch den Analkanal in Goldner-Färbung. Gut erkennbar der Wechsel des Epithels zwischen Plattenepithel, Übergangszone und hochprismatischem Epithel des Rektums. Kryptenregion und Hämorrhoidalplexus sind erkennbar. Nach außen folgen die Anschnitte des inneren (i.S.) und äußeren (ä.S.) Sphinktermuskels. (Maßstab 1:1 im Original)

Abschnitt. In gewisser Weise können die beiden Sphinktere als teleskopartig ineinander gestaffeltes Muskelsystem betrachtet werden (Abb. 3.3a) [324]. Einschließlich des Verlaufs des M. puborectalis, der für die Angulation des Rektums zwischen Analkanal und Ampulla verantwortlich ist und schlingenartig vom Pubis ausgehend dorsal um das Rektum zieht, können nach Shafik [327] einschließlich der entsprechenden Raphen und ligamentären Ursprungs- und Ansatzpunkte auch von kranial nach kaudal gegliedert 3 Portionen unterschieden werden (Abb. 3.3b). Hierbei würde als oberster Anteil die U-Schlinge des M. puborectalis in ihrer Kraft nach ventral gerichtet sein, es folgt dann ein mittlerer Abschnitt, wobei die Zugrichtung zum Os coccygeus nach dorsal gerichtet ist, dem sich dann eine Basisschlinge anschließt, die wiederum mehr anterior ausgerichtet ist.

3.1.3 Gefäß- und Nervenversorgung

Die arterielle Gefäßversorgung des Anorektums speist sich aus 3 Quellen (s. Abb. 3.1): Kranial die unpaare A. haemorrhoidalis superior, der kaudalste Ast der A.

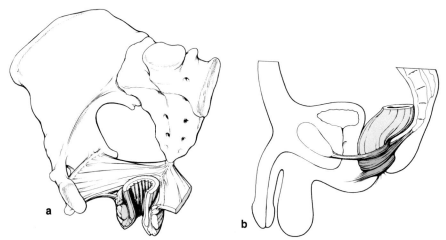

Abb. 3.3a,b. **a** Das Sphinktersystem kann zum einen als teleskopartig ineinander gesteckte Anordnung von innerem und äußerem Schließmuskel verstanden werden. Die Grenze zwischen innerem und äußerem Muskel ist dabei mit Finger durch die Haut palpierbar. **b** Zum anderen kann nach Shafik der äußere Schließmuskel als dreigeteiltes System von Schlingen verstanden werden, die jeweils in ihrer Hauptzugrichtung antagonistisch eingeordnet sind und somit ihre Verschlußwirkung verstärken. Den kranialsten Anteil bildet dabei der M. puborectalis

mesenterica inferior; im mittleren Abschnitt die A. haemorrhoidalis media rechts und links aus der A. iliaca interna oberhalb des Beckenbodens; im untersten Abschnitt die A. haemorrhoidales inferiores aus Pudendaästen.

Das vegetative Nervensystem (Abb. 3.4) aus Sympathikus und Parasympathikus versorgt außer dem Rektum auch das Urogenitalsystem. Synaptische Fasern,

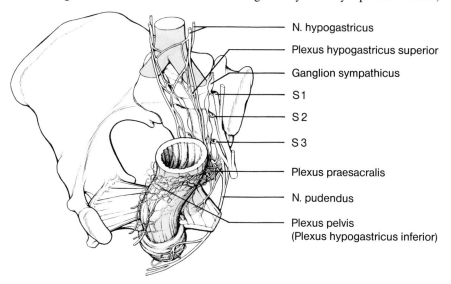

N. hypogastricus

Plexus hypogastricus superior

Ganglion sympathicus

S 1

S 2

S 3

Plexus praesacralis

N. pudendus

Plexus pelvis
(Plexus hypogastricus inferior)

Abb. 3.4. Autonome und willkürliche Innervation der Sphinktere und Nachbarorgane

die das Rektum versorgen, entspringen aus den ersten 3 lumbalen Segmenten des Rückenmarks. Nach Durchlaufen der paravertebralen Ganglien münden sie im präaortalen Plexus. Unterhalb der Aortenbifurkation bilden sie den Plexus hypogastricus mit dem präsakralen Nerven. Sich aufteilend umgreift dieser beidseits im Becken das Rektum. Der Parasympathikus der N. erigentes entspringt vom 2., 3. und 4. sakralen Nerven. Zusammen mit dem sympathischen Geflecht bilden sie den Plexus pelvicus. Beim Mann bildet sich vor dem Rektum der prostatische Plexus, der für die Sexualfunktion wichtig ist. Sowohl Parasympathikus als auch Sympathikus sind für die Erektion notwendig [255].

3.2 Physiologie

3.2.1 Kontinenzfunktion

Zwei Kardinalkriterien sind für die Kontinenzfunktion unabdingbar. Eine Conditio sine qua non ist ein funktionsfähiges *Sphinktersystem*. Diesem muß jedoch eine ausreichende *Reservoir*kapazität vorgeschaltet sein, um eine zufriedenstellende Kontinenz zu gewährleisten. Eine ganze Reihe weiterer Faktoren hat ebenfalls Einfluß auf die Kontinenzfunktion (Abb. 3.5).

Die Wertigkeit der Winkelbildung am Übergang von der Rektumampulle zum Analkanal für die Kontinenz wird nicht von allen Autoren in gleicher Weise anerkannt [6]. Der Feinverschluß des Analkanals geschieht durch die Hämorrhoidalkissen. Ein Reflexsystem koordiniert die einzelnen Anteile. Dehnungsrezeptoren, deren Sitz wesentlich im pararektalen Gewebe bzw. der Beckenbodenmuskulatur vermutet wird, reagieren auf eine Füllung der Rektumampulle und bewirken reflektorisch eine Erschlaffung des tonisch kontrahierten M. sphincter ani internus. Dies führt regulatorisch zu einer Kontraktion des M. sphincter ani externus, die willkürlich verstärkt werden kann. Nach Adaptation des Rektums an das neue Volumen – beschreibbar durch die Compliance (Druckanstieg pro Volumenänderung) – läßt das Gefühl des Stuhldranges wieder nach. Sowohl die Druckschwankungen im Analkanal als auch die Druck- und Volumenverhältnisse im Rektum sind der Messung zugänglich.

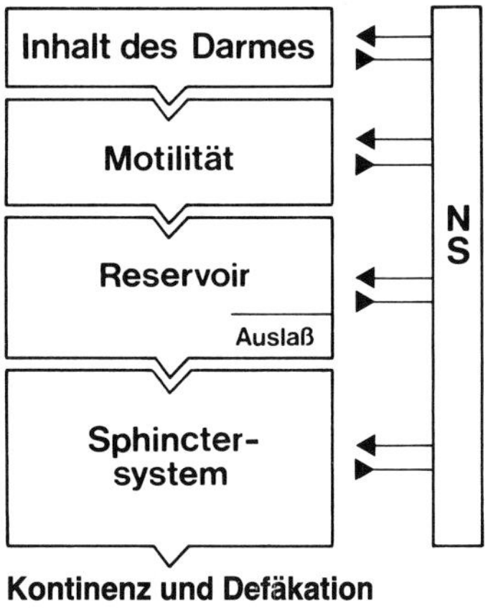

Abb. 3.5. Schematische Darstellung der Faktoren, die auf Kontinenz und Defäkation – besonders nach ileoanalem Pouch – Einfluß nehmen (*NS* Nervensystem). [132]

3.2.2 Diskrimination

Für die Diskriminationsfähigkeit spielt das empfindliche Anoderm bzw. die Epithelübergangszone eine herausragende Rolle. Mit den hier endenden sensiblen Fasern gelingt die Unterscheidung zwischen Winden, flüssigen und festen Stühlen. Entsprechender Eintritt von Exkrementen in den Analkanal kann die reflektorische Erschlaffung im Bereich der Hochdruckzone auslösen.

3.2.3 Defäkation

Nach Erschlaffung der Sphinktere wird üblicherweise durch aktive Darmkontraktion der Stuhl ausgetrieben.

Die Drücke im Rektum übersteigen hierbei das Druckniveau in Höhe der Sphinktere. Es ist leichter, festen Stuhl als Flüssigkeit oder Gas zurückzuhalten, was in der klinischen Einteilung der Inkontinenz berücksichtigt wird.

Die Erschlaffung des inneren Sphinkters nach der Dehnung des Rektums wird als rektoanaler Inhibitionsreflex bezeichnet. Neben der Kontraktion nach Dehnung des Rektums kann die reflektorische Kontraktion des M. sphincter ani externus durch zahlreiche andere Stimuli ausgelöst werden, z. B. durch perianale Reizung. Die Rolle dieser Reflexe ist schwierig einzuordnen, da auch ein gutes Kontinenzergebnis postoperativ bei Patienten vorliegen kann, bei denen die Reflexe nicht auslösbar sind.

3.3 Kontinenzkompromittierende Faktoren

3.3.1 Inkontinenz

Die Ursachen einer Inkontinenz sind zahlreich (s. Übersicht S. 35 oben). Von besonderer Bedeutung im Rahmen der IAP sind Schwächung der Sphinktermuskeln durch Verletzung im Rahmen vorangegangener Operationen im Sphinkterbereich (z. B. auch während der Pouchoperation). Ebenso störend sind Nervenschädigungen des pelvinen Plexus, die ebenfalls intraoperativ vorkommen können und auf die mit spezieller operativer Technik Rücksicht genommen wird.

Der Reservoirverlust nach Resektion des Rektums führt je nach Rekonstruktion zumindest vorübergehend zu einer Kontinenzschwäche. Eine hohe Aktivität des Darmes, z. B. bei einer Diarrhö, kann gemeinsam mit voluminösen flüssigen Stühlen durch Entzündung der Schleimhaut zur Inkontinenz führen.

Andererseits können Strikturen im Bereich des Darmendes, aber auch originäre Krankheiten wie M. Hirschsprung und funktionelle Störungen zu Überkontinenz führen.

Ursachen der Stuhlinkontinenz

Trauma (Verletzung des muskulären Sphinktersystems oder der Analschleimhaut):
- spitze Verletzung,
- Geburtstrauma,
- operatives Trauma (Therapie von Analfissur, Analfistel, Hämorrhoiden, sphinktererhaltende Eingriffe);

Erkrankungen des Anorektums:
- Mißbildung,
- Rektumprolaps,
- Hämorrhoiden III. Grades,
- Schleimhautirritation,
- Entzündungen (Irritation, Reservoirverlust),
- maligne Infiltration;

neurologische Erkrankungen und Verletzungen;

idiopathische Inkontinenz
- (v.a. hohes Alter, Debilität).

3.4 Ausgangssituation bei der ileoanalen Pouchoperation

Erstes Ziel der Operation ist die radikale Behandlung der Grunderkrankung mit Entfernung aller befallenen Dickdarmabschnitte. Daher wird die Kolektomie mit Proktektomie bzw. Proktomukosektomie durchgeführt.

Hierdurch geht automatisch sowohl das für die Stuhleindickung zur Wasserresorption notwendige Kolon als auch das präsphinktere Speicherorgan, der Mastdarm, verloren. Es wird streng darauf geachtet, das Sphinktersystem bei der Präoperation intakt zu erhalten und das sensible Anoderm nicht zu verletzen. Der pelvine Nervenplexus muß ebenso unverletzt bleiben, um Blasenentleerungsprobleme und beim Mann Erektionsstörungen zu vermeiden. In Kap. 8.1 werden die im Rahmen der Operation möglichen Ersatzfunktionen vorgestellt.

4 Indikationen und Kontraindikationen zur ileoanalen Pouchoperation

4.1 Anteil einzelner Krankheitsbilder am Gesamtpatientengut

Überblickt man die Literatur zur IAP seit 1978 (s. Tabelle 2.3), dann stellt man fest, daß in 80–90% der Fälle als Grunderkrankung für die Operationsindikation die Colitis ulcerosa angegeben wird. Etwa 10% der Patienten werden wegen familiärer adenomatöser Polypose des Kolons operiert, andere Grunderkrankungen, wie Colitis indeterminata, Gardner-Syndrom, multiple Kolonkarzinome, M. Hirschsprung, Angiomatose, untere gastrointestinale Blutung oder funktionelle Dickdarmprobleme, gelten nur in Ausnahmefällen als Indikationen für dieses Operationsverfahren (Tabelle 4.1).

Tabelle 4.1. Häufigkeit verschiedener Indikationen bei der ileoanalen Pouchoperation

Indikation	Literatur $n = 807$	Nationale Umfrage $n = 409$	Eigene Erfahrung $n = 78$
Colitis ulcerosa	85%	64%	73%
Familiäre Adenomatosis	10%	35%	25%

Seltene Indikationen: Multiple Kolonkarzinome, M. Hirschsprung, Kolonangiomatose, untere gastrointestinale Blutung, funktionelle Darmstörung. (Bezüglich anderer Polyposen s. auch Kap. 5.3).

Eine eigene nationale Umfrage [158a] ergab bei 409 Fällen folgendes Ergebnis: 64% Colitis ulcerosa, 35% familiäre Adenomatosis und 1% andere Indikationen. Im eigenen Krankengut ($n = 78$) war die Operationsindikation bei 70% der Fälle Colitis ulcerosa und bei 30% familiäre Adenomatosis. Colitis ulcerosa und familiäre Adenomatosis stellen ohne Zweifel die Hauptindikationen zur kontinenzerhaltenden Proktokolektomie dar.

Zu den pathologisch-anatomischen Kriterien s. Kap. 5.

4.2 Colitis ulcerosa

Die Inzidenz der Erkrankung, bezogen auf 100000 Einwohner, liegt in Mittel- und Nordeuropa sowie Nordamerika zwischen 2 und 8 Fällen bei 100000 Einwohner pro Jahr. Frauen haben dabei ein um etwa 30% erhöhtes Risiko, an Colitis ulcerosa zu erkranken. Das Manifestationsalter weist einen Gipfel zwischen dem 20. und 30. Lebensjahr auf, wobei einige Statistiken einen 2. Gipfel zwischen dem 60. und 70. Lebensjahr zeigen [225]. Die Jahresletalität beträgt in der Bundesrepublik Deutschland 6,8/1 Mio. Einwohner [250, 316]. Nach Edwards u. Truelove haben 18% der Patienten nur einen einzigen Entzündungsschub, jedoch verläuft bei ⅔ der Patienten die Erkrankung chronisch rezidivierend. Eine chirurgische Behandlung im Sinne einer Kolonresektion ist innerhalb von 10 Jahren nach dem 1. Schub bei 11% der Patienten notwendig. Hieraus ergibt sich auch die Tatsache der internistisch konservativen Basistherapie [331]. Neben Cortison als Grundtherapeutikum, v. a. beim akuten Schub, finden Abkömmlinge der Salizylsäure, insbesondere bei der Rezidivprophylaxe, Anwendung. Bezüglich der weiteren konservativen Therapie sei auf die internistische Fachliteratur verwiesen [123, 242, 367].

Beim ersten Schub sind bei etwa 30% der Patienten die entzündlichen Veränderungen nur auf das Rektum beschränkt; bei etwa 40% reichen sie oralwärts bis zum Colon transversum, und nur 30% der Patienten haben eine Colitis totalis. Je ausgedehnter der Darm befallen ist, um so eher treten systemische Zeichen auf. Die Ätiologie der Erkrankung bleibt unklar [111].

Typische Symptome, wie Blutbeimengungen im Stuhl, finden sich bei fast 90% der Patienten. Über die Hälfte berichtet über eine Änderung der Stuhlgewohnheiten, typischerweise mit Durchfällen. Unter Stuhldrang und abdominellen Tenesmen leiden etwa 30%. Die klinische Klassifikation geschieht nach Truelove u. Witts [331].

Bei 10% der Patienten treten extraintestinale Manifestationen auf (s. Abb. 4.1). Am häufigsten sind Gelenkbeschwerden bzw. seronegative Arthritiden. Seltener finden sich aphthöse Stomatitis, Entzündungen im Bereich des Auges (Iritis, Uveitis und Konjunktivitis) oder Hautveränderungen wie Erythema nodosum oder Pyoderma gangraenosum. Eine fortgeschrittene primär sklerosierende Cholangitis kann eine Lebertransplantation erzwingen [36, 125, 184, 198, 211, 216, 218, 376, 377].

Die *Indikation zur chirurgischen Therapie der Colitis ulcerosa* ergibt sich (s. Tabelle 4.2):
- bei fulminantem Verlauf [283],
- bei konservativ nicht mehr beherrschbarem chronischem Verlauf,
- bei Komplikationen wie toxisches Megakolon, Perforation oder Blutung sowie bei Ausbildung von Stenosen,
- bei manifester maligner Entartung bzw. aus karzinomprophylaktischen Gründen nach langjährigem Bestehen der entzündlichen Erkrankung [157].

Im Unterschied zu M. Crohn und Colitis indeterminata erhöht sich bei Colitis ulcerosa mit Zunahme der Erkrankungsdauer das Entartungsrisiko [53].

Die Angaben für länger bestehende Erkrankung schwanken deutlich: Grundfest et al. [108] geben das kumulative Krebsrisiko nach 15 Jahren mit 2,1%, nach 20 Jahren mit 5% und nach 25 Jahren mit 12,9% an; bei Prior et al. [292] liegt es nach 25 Jahren bei 8%, bei Johnson et al. [159] nach 34 Jahren bei 19%.

Tabelle 4.2. Indikation zur chirurgischen Therapie bei Colitis ulcerosa [stationäre Patienten 1982–1989: n = 138, Durchschnittsalter 37 Jahre (17–72), Geschlechtsverteilung ♂ : ♀ = 71:67]

Krankheitsmanifestation:	n
Pankolitis	81
Partieller Kolonbefall	57
Kolitiskarzinom	10
Perianale Fisteln	8
Peristomales Pyoderma gangraenosum	1
Elektive chirurgische Therapie	101
(Ausschließlich Diagnostik)	(20)
Notfallsituation	17 (14,4%)
Toxisches Megakolon	12
Erhebliche peranale Blutung	2
Kolonperforation	3

Neuere Zahlen aus Dänemark [124] zeigen dagegen ein kumulatives Risiko für Dickdarmkrebs von nur 1,4% nach 18 Jahren, von 0,8% nach 10 und 1,1% nach 15 Jahren.

Bei Sales u. Kirsner [316] findet sich eine Zusammenstellung über das kumulative Krebsrisiko. Wir beobachteten im Zeitraum 1982–1989 10 Fälle mit kolorektalem Karzinom bei Colitis ulcerosa. Tumorstadium, Therapiewahl und Verlauf sind in Tabelle 4.3 aufgeführt.

Die Prognose der Patienten mit kolorektalem Karzinom bei Colitis ulcerosa entspricht der der übrigen Bevölkerung bei kolorektalem Karzinom [113, 307]. Erkrankungsalter, Ausdehnung der Kolitis und Schweregrad dysplastischer Veränderungen sollen das Entartungsrisiko beeinflussen [54, 174, 226, 308a].

Vor dem Hintergrund dieser Daten ist es auch heute noch schwierig, die Entscheidung zur Proktokolektomie ausschließlich aus Gründen der Karzinomprophylaxe zu fällen [382]. Im eigenen Krankengut hatten 10 Patienten ein kolorektales Karzinom. Dies entspricht 7,2% aller chirurgisch behandelten Patienten mit Colitis ulcerosa im Zeitraum von 1982 bis 1989 (s. Tabelle 4.3).

4.3 Familiäre adenomatöse Polyposis coli

Die Inzidenz soll zwischen 1:7000 und 1:24000 Geburten liegen [93]. Es liegt ein autosomal dominanter Erbgang vor, d. h. 50% der Kinder sind Merkmalträger. Die spontane Entartungsrate liegt bei 100%, die mittlere Lebenserwartung unbehandelt bei 42 Jahren. Eine maligne Entartung vor dem 10. Lebensjahr ist eine ausgesprochene Rarität [31], aber bereits ⅕ der Patienten hat in der 3. Lebensdekade zum Zeitpunkt der Operation dieses Karzinom [121, 381]. Unser Patientengut ist in Tabelle 4.4 aufgeschlüsselt. Mit zunehmendem Alter nimmt sowohl die Anzahl der Karzinompatienten als auch die Zahl der Mehrfachkarzinome zu. Nach Giedl u. Altendorf [93] hatten zum Zeitpunkt der Diagnose in der symptomatischen Gruppe bereits 51% ein Karzinom, in der Gruppe von Adenomatosispatienten, die durch Familienanamnese erkannt wurden (Call-up-

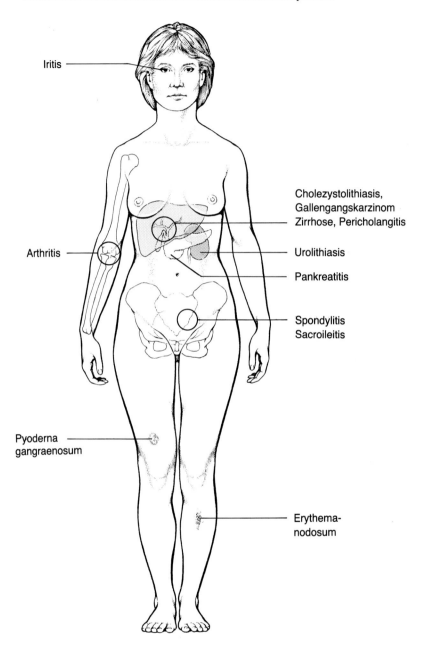

Abb. 4.1. Lokalisationen extraintestinaler Manifestationen bei Colitis ulcerosa

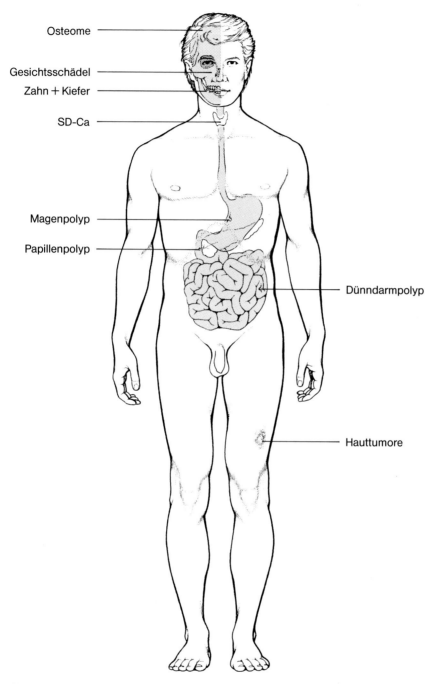

Osteome

Gesichtsschädel

Zahn + Kiefer

SD-Ca

Magenpolyp

Papillenpolyp

Dünndarmpolyp

Hauttumore

Abb. 4.2. Lokalisation assoziierter Veränderungen bei familiärer Adenomatosis coli

Tabelle 4.3. Kolorektale Karzinome bei chirurgisch behandelten Patienten mit Colitis ulcerosa (eigenes Krankengut 1982–1989)

Patient	Alter (Jahre)	Geschlecht	Lokalisation	Tumorstadium	Chirurgische Therapie	Kurativ	Verlauf	
R.K.	49	m.	Rektum	T4 N X M1	AP-sigmoid.	–	verstorben	13 Monate postoperativ
R.M.	33	m.	Colon ascendens	T3 N3 M0	Ileoanaler Pouch	±	rezidivfrei	6 Monate postoperativ
			Colon sigmoideum	T1 N0 M0				
B.W.	63	m.	Colon ascendens	T3 N1 M0	Hemikolektomie rechts	+	verstorben	5 Monate postoperativ
P.E.	60	m.	Rektum	T3 N1 M0	Rektumexstirpation	+	rezidivfrei	50 Monate postoperativ 11/89
H.L.	72	w.	Colon sigmoideum	T3 N0 M0	Hemikolektomie links	+	verstorben	54 Monate postoperativ
K.M.	48	w.	Rektum	T2 N0 M0	Proktokolektomie	±	verstorben	24 Monate postoperativ
A.E.	56	m.	Rektum	T2 N0 M0	Proktokolektomie	+	rezidivfrei	33 Monate postoperativ
K.H.	42	m.	Colon transversum	T2 N0 M0	Ileoanaler Pouch	+	rezidivfrei	3 Monate postoperativ
			Colon descendens	T2 N0 M0				
			Colon descendens	T2 N0 M0				
			Colon descendens	T1 N0M 0				
			Colon sigmoideum	T1 N0M 0				
			Rektum	T1 N0 M0				
B.B.	29	w.	Flexura lienalis	T1 N0 M0	Proktokolektomie	+	rezidivfrei	18 Monate postoperativ
G.W.	53	m.	Colon sigmoideum	T1 N0 M0	Ileorektale Anastomose	+	rezidivfrei	62 Monate postoperativ

Gruppe), hatten dagegen nur 14% ein Karzinom mit später besserer Prognose [93].

Notfallsituationen (Blutungen) sind selten.

Manifestationen außerhalb des Dickdarms (Abb. 4.2) sind häufig. Es kann sich hier um Polypen des oberen Gastrointestinaltraktes handeln. Im Magen (meist Drüsenkörperzysten) werden sie in bis zu 100% der Fälle beschrieben [30, 154]. Maligne Entartungen im Bereich des Duodenums (Duodenaladenome werden in 34–73% der Fälle mit familiärer Adenomatosis gefunden, davon 1% peripapilläre Karzinome), endokrine Drüsen sowie Osteome und Zahnanomalien werden häufig gefunden. Bei 4% finden sich sog. Desmoidtumoren [305a]. Klassische Konstellationen wurden als eigene Syndrome beschrieben (z.B. Gardner-Syndrom, Turcot-Syndrom), doch wird deren Entität immer wieder zur Diskussion gestellt [30, 114, 380a] (s. auch Kap. 5.3).

4.4 Indikation im engeren Sinne

4.4.1 Colitis ulcerosa

Die häufigste Indikation zum operativen Vorgehen im Sinne einer Proktokolektomie ergibt sich bei Therapieresistenz gegenüber konservativer Behandlung. In 14,4% der Fälle gaben im eigenen Krankengut komplizierte Verläufe Anlaß zum chirurgischen Vorgehen. Bei 6 Patienten, die mit einer Proktokolektomie behandelt wurden, bestand ein manifestes Kolonkarzinom, wobei die Diagnose 2mal erst nach der Kolektomie gestellt wurde. In einem Fall von 2 durchgeführten IAP mußte deswegen das Reservoir wieder entfernt werden.

Dysplastische Veränderungen der Schleimhaut wurden präoperativ bei 2 Patienten nachgewiesen.

Ist die Indikation für ein chirurgisches Eingreifen gegeben, sollte bei erforderlicher Resektion der IAP der Vorzug gegeben werden. Der Nachweis eines Befalls des rechten Hemikolons ist dabei von untergeordneter Bedeutung, da ein Erhalt solcher rechtsseitiger wenig befallener Darmabschnitte nicht sinnvoll ist. Diese Erfahrung lehrt, daß im weiteren Verlauf dort erneut Rezidive der Erkrankung auftreten. Es gilt zu bedenken, daß mehrfache Voroperationen die Durchführbarkeit einer späteren IAP erschweren.

4.4.2 Familiäre adenomatöse Polyposis coli

Die Patienten im eigenen Krankengut ($n = 39$, 1982–1989) wurden wegen manifestem Kolonkarzinom oder aus karzinomprophylaktischen Gründen operiert. In den meisten Fällen ($n = 20$) wurde seit 1982 ein ileoanaler Pouch angelegt, 4mal nach 4–7 Jahre zurückliegender Ileorektostomie. Vier dieser Patienten hatten ein oder zwei manifeste Kolonkarzinome (s. Tabelle 4.4). In 12 Fällen erfolgte die Ileorektostomie, bei 7 Patienten die Proktokolektomie mit terminalem Ileostoma.

Tabelle 4.4. Kolorektale Karzinome bei chirurgisch behandelten Patienten mit familiärer Adenomatosis coli (eigenes Krankengut 1982–1989)

Patient	Alter (Jahre)	Geschlecht	Lokalisation	Tumorstadium	Chirurgische Therapie	Kurativ	Verlauf	
N.A.	54	m.	Anorektum	T4 N1 M0 T2 N0 M0 T2 N0 M0 T1 N0 M0	Proktokolektomie	–	verstorben	17 Monate postoperativ
L.B.	52	w.	Colon sigmoideum	T4 N1 M0	Proktokolektomie	±	verstorben	19 Monate postoperativ
B.H.	50	m.	Colon ascendens Colon sigmoideum Rektum	T4 N0 M0 T2 N0 M0 T2 B0 M0	Proktokolektomie	+	rezidivfrei	10 Monate postoperativ
F.W.	47	m.	Colon ascendens	T3 N3 M0	Ileorektale Anastomose	±	rezidivfrei	14 Monate postoperativ
G.B.	25	w.	Colon sigmoideum	T3 N1 M0 T1 N0 M0 T1 N0 M0 T1 N0 M0	Ileoanaler Pouch	+	rezidivfrei o. B.	24 Monate postoperativ
K.M.	29	w.	Colon transversum	T3 N0 M0	Proktokolektomie	+	rezidivfrei	90 Monate postoperativ
B.A.	49	w.	Colon ascendens Colon sigmoideum	T2 N0 M0 T1 N0 M0	Ileoanaler Pouch	+	orezidivfrei	79 Monate postoperativ
B.B.	62	w.	Zäkum Colon ascendens	T2 N0 M0 T1 N0 M0	Ileorektale Anastomose	+	verstorben	46 Monate postoperativ
B.E.	47	w.	Rektum Colon sigmoideum	T2 N0 M0 T1 N0 M0	Ileoanaler Pouch	+	rezidivfrei	24 Monate postoperativ
B.G.	47	m.	Rektum	T2 N0 M0	Proktokolektomie	+	rezidivfrei	8 Monate postoperativ
H.A.	47	w.	Ca am/Anus praet. 5 Jahre nach Rektumexstirpation	TX N0 M0	Restkolektomie	+		74 Monate postoperativ
E.H.	38	m.	Colon sigmoideum	T1 N0 M0 T1 N0 M0 T1 N0 M0 T1 N0 M0	Ileoanaler Pouch	+	verstorben*	7 Monate postoperativ

*nicht an Grunderkrankung verstorben

4.4.3 Andere in Frage kommende Krankheitsbilder

Bei der Colitis indeterminata stellt sich die Operationsindikation entsprechend der Colitis ulcerosa [95, 388a]. Bei Polyposissyndromen wie dem Gardner-Syndrom gilt die gleiche Indikation wie bei familiärer Adenomatosis. Andere Indikationen wie Mehrfachkarzinome des Kolons, schwere funktionelle Dickdarmstörung, M. Hirschsprung, Angiomatose etc. sind sehr selten und müssen im Einzelfall entschieden werden.

4.4.4 Einzeitiges oder mehrzeitiges chirurgisches Vorgehen

In der Regel bevorzugen wir bei der IAP ein zweizeitiges chirurgisches Vorgehen, wobei im ersten Schritt die Protokolektomie mit Proktomukosektomie, ileoanaler Pouchanlage und Anlage eines protektiven Ileostomas erfolgt. Im zweiten Schritt wird das Stoma rückverlagert. Im Notfall oder bei Patienten mit sehr schlechtem Allgemeinzustand (s. Kap. 7.3) bevorzugen wir ein dreizeitiges Vorgehen [214, 215], wobei zunächst die subtotale Kolektomie mit endständigem Ileostoma und Blindverschluß des Rektums bzw. Anlage einer Sigmaschleimfistel erfolgt (1. Schritt; Tabelle 4.5). Nach Stabilisierung des Allgemeinzustandes wird der Pouch mit protektivem Ileostoma angelegt (2. Schritt); abschließend wird das Stoma rückverlagert (3. Schritt). Nur bei den beschriebenen Indikationen ist das mehr als zweizeitige Vorgehen von Vorteil [253].

Tabelle 4.5. Mehrzeitiges Vorgehen bei der ileoanalen Pouchoperation

IAP	n	Zweizeitig Regelfall	Dreizeitig gezielt: Notfall/AZ	Dreizeitig durch lange zurückliegende Operation
Colitis ulcerosa	58	37	13	8
Familiäre Adenomatosis	20	16	–	4

4.5 Kontraindikationen

In schweren Fällen von Colitis ulcerosa und bei familiärer Adenomatosis ist heute die IAP die Behandlungsmethode der Wahl, da sie dem Patienten bei radikaler Behandlung der Grunderkrankung eine weitestgehende Wiederherstellung des Normalzustandes ermöglicht. Für diese Operationsmethode ergeben sich jedoch klare Kontraindikationen.

Tabelle 4.6. Kontraindikationen zur ileoanalen Pouchoperation

Kontraindikationen	Begründung
a) *Absolute*	
Morbus Crohn	Rezidiv im Pouch, Fistelbildung
Rektumkarzinom (mittleres und unteres Drittel)	Radikale onkologische Therapie und Erfordernisse der IAP in der Regel konträr
Sphinkterinsuffizienz	Funktion = Conditio sine qua non, durch IAP zusätzliche Schwächung möglich
Perianale septische Prozesse	Hohes Risiko der Gefährdung des Operationserfolges durch Remanifestationen
b) *Relative*	
Geringfügige Inkontinenz	Eventuell Training möglich
Alter > 55 Jahre	Abnehmende Sphinkterkraft (individuelle Beurteilung)
Psychische Probleme	Management von Problemen nach IAP schwierig

4.5.1 Allgemeine Kontraindikationen

Der M. Crohn als transmurale Entzündung, der zudem den gesamten Magen-Darm-Trakt betreffen kann, stellt eine Kontraindikation zur IAP dar (s. Tabelle 4.6). Nicht selten treten bei M. Crohn komplizierte perianale Fistelsysteme auf; besonders gefürchtet ist jedoch eine erneute Manifestation der Erkrankung im Pouch selbst. Komplizierte Verläufe nach IAP werden von zunächst fehldiagnostizierten M.-Crohn-Patienten berichtet [251, 355, 373].

Ebenfalls eine absolute Kontraindikation besteht für das Rektumkarzinom [354, 355] im unteren und mittleren Drittel, da im Bereich des kleinen Beckens besonders schonend vorgegangen werden muß, um ein gutes postoperatives funktionelles Ergebnis zu erreichen, und da diesem Vorgehen onkologische Erfordernisse diametral gegenüberstehen.

Gelegentlich wurde jedoch die karzinomatöse Entartung erst bei der pathomorphologischen Untersuchung des Resektionspräparates entdeckt. In einem Fall mit Colitis ulcerosa (K.M., 48 J., s. Tabelle 4.3) mußten wir deshalb den ileoanalen Pouch wieder exstirpieren. Zur besonderen Problematik von T1-Tumoren sei auf den Abschn. „Endosonographie", S. 82, verwiesen. Bei Karzinomen im oberen Rektumdrittel können die Erfordernisse onkologischer Radikalität auch im Rahmen der kontinenzerhaltenden Proktokolektomie in der Regel gewahrt werden.

Auch ein weit fortgeschrittenes Karzinom des Kolons mit Metastasierung ist zumindest eine relative Kontraindikation für diese Operationsmethode, die selbst mit einem nicht geringen Komplikationsrisiko behaftet ist. Hier sollte der technisch einfacheren Proktokolektomie mit terminalem Ileostoma der Vorzug gegeben werden. Weniger weit fortgeschrittene Karzinome des Kolons sind jedoch prinzipiell keine Kontraindikation zur IAP.

Eine Conditio sine qua non für einen guten funktionellen postoperativen Erfolg bleibt das intakte Analsphinktersystem. Vorausgegangene Operationen in diesem

Bereich, insbesondere nach Abszessen und Fistelerkrankungen oder auch Verletzungen, können jedoch zu einer solchen Beeinträchtigung der Sphinkterfunktion führen, daß mit einem positiven Ergebnis nicht gerechnet werden kann. Deshalb ist ein suffizienter Sphinkter präoperativ manometrisch objektiv zu dokumentieren.

Adipositas, nicht zuletzt auch als Folge einer Steroidbehandlung, kann eine solche Verfettung des Mesenteriums bedingen, daß technisch eine Pouchoperation undurchführbar wird [81]. Wir selbst mußten in einem Fall bei einer Patientin von 28 Jahren mit Colitis ulcerosa aus diesen Gründen auf einen ileoanalen Pouch verzichten.

Bei weniger ausgeprägten Fällen ist eine präoperative Entfettung des Mesenteriums in einem gewissen Grade hilfreich.

Hultén [146] weist darauf hin, daß bei kurzem Mesenterium gelegentlich durch einen zunächst angelegten Kock-Pouch eine verbesserte Situation für eine spätere IAP geschaffen werden kann. Die funktionell bedingte sukzessive Vergrößerung des Reservoirs erlaubt zum späteren Zeitpunkt die zunächst unmögliche pouchanale Anastomose.

Voroperationen können zu Verwachsungen, aber auch zu Dünndarmverlust führen und damit eine IAP erheblich erschweren oder gar unmöglich machen. Der Verlust der A. ileocolica schließt eine Pouchoperation zwar nicht prinzipiell aus, kann jedoch durchaus zu technischen Einschränkungen führen. Eine vorangegangene Ileorektostomie, die mit einer ausgiebigen Mobilisierung des Rektum durchgeführt worden ist, kann ebenfalls durch entsprechende Vernarbungen eine spätere Pouchoperation erschweren. Sehr kompliziert kann eine Mukosektomie werden, wenn über viele Jahre Polypen des Rektums durch Fulguration entfernt worden sind.

Im höheren Alter nimmt die Sphinkterkraft nachgewiesenermaßen ab [64a, 150]. Da die IAP selbst eine Schwächung der Sphinktere nach sich zieht (s. 11.4.1), ist ein Lebensalter von über 50 Jahren eine relative Kontraindikation [355]. Bei älteren Patienten muß also der Entschluß zur IAP individuell getroffen werden. Die IAP hat außerdem eine Veränderung der Lebensgewohnheiten zur Folge und kann mit Problemen behaftet sein, die bei mentaler Einschränkung von einem Patienten nicht mehr gemeistert werden können. Eine gewisse Motivation seitens des Patienten ist für einen guten funktionellen Erfolg notwendig.

4.5.2 Spezielle Kontraindikationen

Bei Colitis ulcerosa stellen manifeste anorektale Fisteln eine Kontraindikation zur IAP dar. Wenn es gelingt, sie suffizient zu therapieren, ist anschließend eine Operation möglich, doch muß eine ausreichende Sphinkterkraft gegeben sein. Obwohl Fisteln bei Colitis ulcerosa vorkommen können, sollten sie zur Überprüfung der Diagnose mit Ausschluß eines M. Crohn Anlaß geben.

Sind septische Komplikationen im Abdomen – z. B. im Rahmen eines toxischen Megakolons – aufgetreten, sollte zwischen der Notfalloperation und der IAP ein ausreichender Zeitraum verstrichen sein, da evtl. konsekutive Prozesse im

Bereich der ileoanalen Anastomose für den Patienten von fataler Konsequenz bezüglich des Operationserfolgs sein können.

Intraabdominelle Desmoidtumoren, v. a. im Mesenterium, sind bei familiärer Adenomatosis eine Kontraindikation für die IAP, da sie oft kaum therapierbar sind. Es ist möglich, daß der operative Eingriff selbst sich begünstigend auf ihr Wachstumsverhalten auswirkt [305 a].

5 Pathologische Anatomie von Colitis ulcerosa und familiärer adenomatöser Polyposis coli

A. von Herbay

5.1 Colitis ulcerosa

Die Colitis ulcerosa wird nach pathologisch-anatomischen Kriterien als idiopathische, chronische hämorrhagisch-ulzeröse Entzündung des Kolons und Rektums definiert [115, 183, 267, 291]. Ihr Charakteristikum ist dabei die Beschränkung der Entzündung auf die Mukosa („mucosal colitis"), zumeist auch unter Einbeziehung der oberflächlichen Submukosa. Die tieferen Wandschichten bleiben dagegen vom Entzündungsprozeß (weitgehend) ausgespart. Eine Ausnahme bildet das toxische Megakolon (s. unten).

Die Erkrankung beginnt typischerweise im Rektum („Proctitis ulcerosa", 41% der nichtselektierten Patienten; [124]) bzw. im distalen, linken Kolonabschnitt („Proctocolitis ulcerosa"; 41% der Patienten; [124]). Eine „primär-totale Proktokolitis" ist dagegen seltener (16% nichtselektiver Patienten; [124]). Allerdings dehnt sich die Erkrankung bei einem Teil der Patienten im Verlauf kontinuierlich retrograd aus [308]. So liegt der Anteil totaler Kolitiden von (selektierten) Klinikpatienten bei 32–57,5% [210, 240, 313]. Proximal endet die Entzündung in der Regel scharf an der Ileozäkalklappe. Bei etwa 10% der Patienten greift die Entzündung allerdings auch über die Bauhin-Klappe hinaus auf das terminale Ileum über. Diese Situation wird als „Backwash-Ileitis" bezeichnet.

Von diesem „klassischen" Ausbreitungsmuster gibt es jedoch mehrfache Ausnahmen. So wurde bei „distaler" Colitis ulcerosa ein zusätzlich proximaler segmentaler Befall in 2 prospektiven Serien für 64 ($n = 20$, [291]) bzw. 75% der Patienten ($n = 11$; [120]) berichtet. In einer größeren Studie (von Klinikpatienten) wurde der Anteil (multi)segmentaler Kolitismanifestationen mit 9% berichtet [313]. Eine primär rechtsseitige Colitis ulcerosa wird für bis zu 9% der (Klinik)patienten angegeben [313]. Als „minimal change colitis" [64] wurde ferner eine weitere, seltene Kolitisvariante ($<1\%$) mit röntgenologisch unauffälligem Befund, sigmoidoskopisch unauffälliger Schleimhaut, aber histologisch typischen entzündlichen Veränderungen bezeichnet. Auf die klinisch unterschiedlichen Verlaufsformen wurde bereits in Kap. 4.2 hingewiesen.

Die makroskopischen Schleimhautveränderungen sind von der aktuellen Krankheitsaktivität sowie der Krankheitsdauer abhängig. In der Frühphase der aktiven Entzündung hat die Kolonschleimhaut einen charakteristischen samtig-granulären Aspekt (Abb. 5.1 und 5.2), der auf der ödematösen Auflockerung sowie einer ausgeprägten Hyperämie der Mukosa beruht. Hieraus resultiert auch

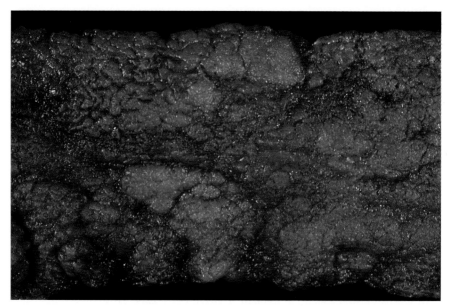

Abb. 5.1. Aktive Colitis ulcerosa: hämorrhagische Schleimhaut mit samtig-granulärem Relief

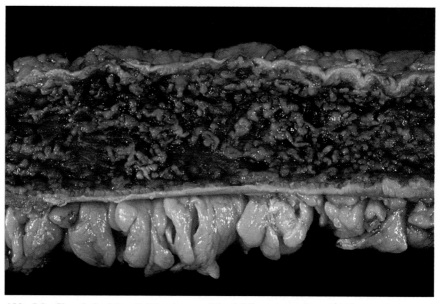

Abb. 5.3. Chronisch-aktive Colitis ulcerosa (Grad III): unterminierende Ulzera mit entzündlichen Pseudopolypen (Hämalaun-Eosin; Vergr. 12,5:1 im Original)

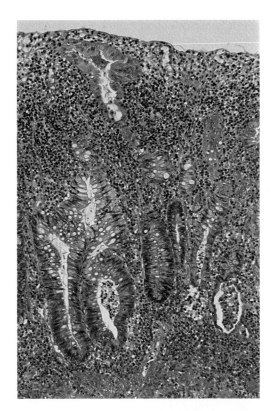

Abb. 5.2. Aktive Colitis ulcerosa: dichtes plasmazellreiches Zellinfiltrat im Stoma zwischen unregelmäßig angeordneten Krypten, unter Einschluß mehrerer Kryptenabszesse (Entzündungsgrad III) (Hämalaun-Eosin; Vergr. 40:1 im Original)

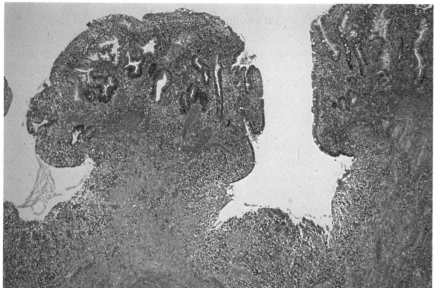

Abb. 5.4. Chronisch-aktive Colitis ulcerosa: konfluierte Ulzerationen und entzündliche Pseudopolypose

eine erhebliche Vulnerabilität. Kontaktblutungen, z. B. bei der Stuhlpassage oder bei der Endoskopie, sind daher häufig.

Erst im zweiten Schritt entwickeln sich oberflächliche Schleimhautulzerationen (exakter: Erosionen), später dann auch tiefergreifende Schleimhautdefekte. Diese überschreiten jedoch i. allg. nicht die Submukosa. Typischerweise verlaufen die Ulzerationen in Längsrichtung. Sie können aber in sehr unterschiedlichem Ausmaß quer und längs konfluieren. In schweren Fällen entstehen bei Fortschreiten der Schleimhautdestruktion großflächige Ulzerationen.

Einen Sonderfall der floriden Colitis ulcerosa bildet das toxische Megakolon (Synonym: toxische Kolondilatation; Übersicht bei [265]). Hierbei handelt es sich um eine transmural ausgedehnte Colitis ulcerosa mit tiefgreifenden und ausgedehnten Ulzerationen. Durch die Entzündung und Destruktion der tieferen Wandschichten (Muscularis propria, oft einschließlich der Nervengeflechte) kommt es zur Dilatation (Tonusverlust der Muskulatur) eines Segmentes oder des gesamten Kolons (im Röntgen: Durchmesser des luftgefüllten Kolons >5,5 cm; [155]). Im Extremfall ist der Darm „ein mit Faeces, Blut und Eiter gefüllter Serosasack"[265].

Charakteristisch, aber nicht spezifisch für die ulzerösen Läsionen bei Colitis ulcerosa ist die „buchtenartige" Unterminierung der entzündeten Schleimhaut an den Ulkusrändern (Abb. 5.3). Hieraus resultieren dann polypoide Inseln „restlicher" Schleimhaut inmitten ulzeröser Flächen. Recht häufig bilden sich hieraus, insbesonders im chronischen bzw. fortgeschrittenen Krankheitsstadium, entzündlich-regeneratorische Pseudopolypen. Diese sind meistens filiform (Abb. 5.4), können aber als kleinknotige Variante auch das vermeintlich Crohn-typische Kopfsteinpflasterrelief imitieren (Übersicht bei [357]).

Bei Remission der Entzündung kommt es, in Abhängigkeit von Schwere und Verlaufsdauer, in der Regel nur zu einer Defektheilung (s. unten). Da die floride Entzündung, wie zuvor ausgeführt, in den oberen Wandschichten stattgefunden hat, sind die postentzündlichen Veränderungen gleichfalls auf die Mukosa und die obere Submukosa begrenzt. So wird die Schleimhautoberfläche blaß und relativ glatt. Eine transmurale Fibrose, mit oder ohne Ausbildung einer Stenose, bleibt bei der Colitis ulcerosa zumeist aus. Sie ist aber grundsätzlich möglich und daher kein zuverlässiges Argument in der differentialdiagnostischen Argumentation.

Eine Verkürzung der Kolonlänge ist nach längerem Krankheitsverlauf häufiger zu beobachten. Sie beruht nicht auf einer bindegewebigen Vernarbung („Schrumpfung"), sondern auf einer Hypertrophie und abnormen, wellenartigen Kontraktion der Darmmuskulatur [102, 243]. Diese ist auch das Korrelat des Haustrierungsverlustes.

Diese histologischen Veränderungen bei Colitis ulcerosa sind nur wenig spezifisch. Sie reflektieren sowohl die aktuelle Aktivität, aber in gewissem Maße auch die Dauer und Intensität der Erkrankung seit ihrem Beginn. Ihre diagnostische Aussagekraft erwächst v. a. aus der Verbindung mit dem makroskopischen Aspekt und dem Verlauf.

Den größten Anteil des Entzündungsinfiltrats bei aktiver Colitis ulcerosa bilden Plasmazellen. Daneben umfaßt das mononukleäre Infiltrat Lymphozyten, Makrophagen und Mastzellen (Übersicht bei [126a]). Wie bei anderen Entzündungen, bilden die neutrophilen Granulozyten einen Indikator der Krankheitsaktivität. Neben der Dichte des neutrophilen Infiltrats im Schleimhautstroma ist insbesondere auch eine Infiltration des Oberflächen- oder Kryptenepithels unter Ausbildung von Mikroempyemen im Kryptenlumen (sog. Kryptenabszesse; Abb. 5.2) von aktivitätsdiagnostischer Bedeutung. Gemäß einem älteren Vorschlag von Truelove u. Richards [363] wird die Krankheitsaktivität bei Colitis ulcerosa heute noch histologisch in 3 Schweregrade eingeteilt (Tabelle 5.1).

Tabelle 5.1. Histologische Kriterien der Entzündungsaktivität bei Colitis ulcerosa. (Nach Truelove u. Richards [363])

Kriterien	Entzündungsaktivität		
	Grad 1 inaktiv	Grad 2 mäßig aktiv	Grad 3 schwer aktiv
Epithel	intakt	intakt	Erosion, Ulkus
Zellinfiltrat			
– Dichte	gering	mäßig	dicht
– Zelltypen	Plasmazellen	Plasmazellen	Plasmazellen
	Lymphozyten	Lymphozyten	Lymphozyten
		Neutrophile	Neutrophile
Kryptenabszesse	keine	einzelne	mehrere

Entgegen vielfach anderer Darstellung finden sich nach unserer eigenen Erfahrung bei Colitis ulcerosa mitunter auch Granulome (5–10 % der Resektionspräparate). Diese entsprechen wahrscheinlich einer Fremdkörperreaktion (mit oder ohne Riesenzellen), z. B. nach entzündlicher Destruktion des Kryptenepithels. Granulome in der Mukosa sind daher allein keineswegs ein absolutes, sondern nur ein relatives Kriterium bei der Differentialdiagnose entzündlicher Darmerkrankungen (Übersichten bei 96, 115, 126b, 183]).

Obwohl es nach Abklingen des ersten Kolitisschubs noch zu einer Restitutio ad integrum kommen kann [115], ist insbesondere nach schwerem oder längerem Verlauf ein Schleimhautumbau im Sinne einer Defektheilung die Regel. Diese ist histologisch auch und gerade im entzündungsfreien Intervall erkennbar. Die Krypten sind nicht mehr parallel, sondern unregelmäßig angeordnet. Kryptendichte und Kryptenhöhe nehmen ab. Die Kryptenbasis rückt von der Muscularis mucosae lumenwärts hoch. Der Gehalt an Becherzellen im Epithel ist reduziert. Metaplastische Paneth-Zellen treten hinzu. Das Stroma ist fibrosiert. Die Muscularis mucosae ist aufgesplittert und verdickt.

5.2 Kolitisassoziierte Karzinome und präkanzeröse Dysplasien

Neben den lokalen und systemischen Komplikationen der chronischen Entzündung im Kolon entwickelt ein Teil der Colitis-ulcerosa-Patienten mit zunehmender Erkrankungsdauer ein kolorektales Karzinom (s. Tabelle 4.3). Daher gilt die

Colitis ulcerosa als Krebsrisikoerkrankung („precancerous condition", im Sinne der WHO-Nomenklatur [156]). Allerdings ist der Anteil kolitisassoziierter Karzinome unter allen kolorektalen Karzinomen relativ gering. So hatten in einer jüngeren deutschen Multicenterstudie zum kolorektalen Karzinom nur 13 von 2348 Patienten (0,055 %) ein kolitisassoziiertes Karzinom (P. Hermanek, persönliche Mitteilung). Die Prognose (d. h. tatsächliche Fünfjahresüberlebensrate) der Kolitiskarzinompatienten entspricht der des kolorektalen Karzinoms in der Allgemeinbevölkerung [113].

Makroskopisch finden sich 2 verschiedene Typen des kolitisassoziierten Karzinoms. Häufiger als in der Allgemeinbevölkerung finden sich bei Kolitispatienten flach erhabene, aber infiltrativ wachsende Tumoren in einer verdickten und indurierten Schleimhaut (Übersicht bei [268]). Gerade ihr Nachweis gelingt mit der Mukosabiopsie schwerlich [306]. Die Mehrzahl der von uns in den letzten Jahren beobachteten Tumoren entsprach allerdings exophytisch-polypoiden Tumoren (Abb. 5.5).

Die kolitisassoziierten Karzinome treten in allen Abschnitten des Kolons und Rektums auf (Literaturübersicht bei [268]; eigene Beobachtungen). Dünndarmkarzinome bei Backwash-Ileitis sind kasuistische Raritäten (Übersicht bei [268]).

Die Histologie der kolitisassoziierten kolorektalen Karzinome entspricht zumeist gering differenzierten, häufig schleimbildenden Adenokarzinomen.

Die in der neueren Literatur mitgeteilten statistischen Angaben zum kumulativen kolorektalen Karzinomrisiko bei Kolitispatienten sind in Tabelle 5.2 (linke Hälfte) wiedergegeben. Diese jüngeren Publikationen weisen das Karzinomrisiko als geringer aus, wie früher berichtet (Tabelle 5.2, *rechte Hälfte;* Übersicht bei [268]).

Die Daten der verschiedenen Studien sind allerdings nur begrenzt vergleichbar, da ihnen z. T. recht unterschiedliche Kriterien zugrunde liegen (vgl. [40, 54]):

1. Patientenselektion bei Studienbeginn (epidemiologische Feldstudien vs. an Spezialkliniken überwiesenes Patientenkollektiv);

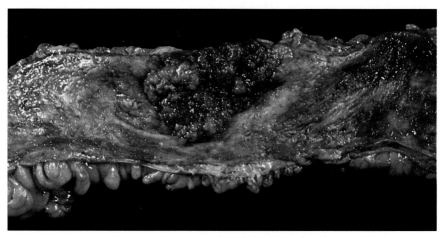

Abb. 5.5. Kolitisassoziiertes polypöses Karzinom im Colon transversum (Histologie: schleimbildendes Adenokarzinom)

Tabelle 5.2. Krankheitsdauer und Karzinomrisiko bei Colitis ulcerosa

Kolitisdauer	Kumulatives Karzinomrisiko[a]							
10 Jahre	0,8%	0,7%	0,2%	0,1%	0%	0,4%	–	–
15 Jahre	1,1%	3,4%	2,8%	0,6%	–	–	9,6%	9%
18/20 Jahre	1,4%	7,2%	5,5%	3,3%	5%	7,4%	24,2%	22%
25 Jahre	–	11,6%	–	7,7%	–	–	–	33%
30 Jahre	–	16,5%	13,5%	9,5%	15%	15,9%	–	40%
35 Jahre	–	33,4%	–	16,1%	20%	–	–	43%
40 Jahre	–	–	–	19,1%	–	52,6%	–	–
Quellen	783 [124]	823 [112]	1035 [94]	1248 [240]	959 [210]	267 [107]	234 [175]	396 [55]

[a] Zusammen für totale, ausgedehnte und linksseitige Kolitis.

2. Festlegung der Krankheitsdauer gemäß symptomatischem Krankheitsbeginn vs. klinische Erstdiagnose;
3. unterschiedliche Operationsfrequenz; Einbeziehen proktokolektomierter Patienten in die „Risikogruppe" vs. deren Ausschluß;
4. unterschiedliche Dauer der Nachbeobachtung;
5. unterschiedliche Vollständigkeit der Nachbeobachtung;
6. geographisch unterschiedliches allgemeines kolorektales Karzinomrisiko in der jeweils untersuchten Population.

Die aus publizierten Statistiken abgeleitete Faustregel einer „Zehnjahresschwelle" zum Karzinomrisiko täuscht darüber hinweg, daß ein Teil der Patienten schon vorher ein Karzinom entwickelt. So hatten 7 von 13 (= 54%) unserer Patienten (Hamburg/Heidelberg) mit kolitisassoziiertem Karzinom dieses bereits vor bzw. mit dem 10. Krankheitsjahr [135]. Auch bei 4 von 16 (25%) Kolitiskarzinompatienten aus Schweden wurde dieses bereits vor dem 10. Krankheitsjahr beobachtet [112].

Neben der Krankheitsdauer gelten insbesondere auch die maximale Ausdehnung der Kolitis sowie das Lebensalter bei Krankheitsbeginn als Determinanten des Karzinomrisikos. So wird das Karzinomrisiko bei ausgedehnter bzw. totaler Kolitis einheitlich als größer als bei linksseitig-begrenzter Kolitis angegeben [107, 268]. Angaben hinsichtlich einer Altersdisposition dagegen sind widersprüchlich. Ein erhöhtes Karzinomrisiko für pädiatrische Kolitispatienten wurde aus der Mayo-Klinik berichtet [55]; für bei Erstdiagnose jüngere Patienten aus Birmingham/England [292]. Keinen Alterseinfluß beobachteten Thomas et al. in London [360]. Ein höheres Karzinomrisiko gerade für die bei Erstdiagnose älteren Patienten wurde dagegen aus dem Mount Sinai Medical Center, New York, berichtet [107].

Für das offensichtlich individuell recht unterschiedliche Risiko bietet das Konzept einer Kolitis-Dysplasie-Karzinom-Sequenz die mögliche Basis für eine individuelle präventive Diagnostik und Therapie. Diese Konzeption wird unterstützt durch das nicht selten multifokale Auftreten der kolitisassoziierten Karzinome (4 von 35 Kolitiskarzinompatienten, 11,4%; [113]; 10 von 74 Kolitiskarzinompatienten, 13,5 %; [240]). Wir selbst beobachteten kürzlich einen Patienten mit 6 synchronen Karzinomen bei gleichzeitig flächenhaft ausgedehnten präkanzerösen Dysplasien (nach 20 Jahren Kolitisdauer).

Präkanzeröse Epitheldysplasien (als „precancerous lesions" im Sinne der WHO-Nomenklatur; [156]) bei chronischer Kolitis sind definiert als nichtreaktive zelluläre Atypien und strukturelle Veränderungen in der Darmschleimhaut [306]. Sie weisen im Idealfall als warnende Läsion auf ein bevorstehendes, aber noch nicht entstandenes Karzinom hin („Vorläufer"). In der Praxis dienen sie allerdings häufiger als Indikatoren eines andernorts im Darm bereits entstandenen Karzinoms („Mitläufer"). Fast regelmäßig finden sich schwere Dysplasien am Rande (als „Ausläufer") bereits invasiver Karzinome.

Die Häufigkeit eines Dysplasiebefundes bei Kolitispatienten ist naturgemäß stark abhängig von der Zusammensetzung des Patientenkollektivs. In einer Studie von „Hochrisikopatienten" (d. h. Kolitisdauer >7 Jahre; ausgedehnte Kolitis) wurden durch regelmäßige Kontrollen bei einem Drittel (34,8 %) der Patienten (n = 112) im Verlauf von 4 Jahren Dysplasien nachgewiesen [16]. In einer anderen Studie von „Hochrisikopatienten" (d. h. Rektumstumpf mit ileorektaler Anastomose bei Zustand nach Kolektomie wegen totaler Kolitis und langem, 11–56 Jahre, Krankheitsverlauf) wurden hingegen nur bei 10,6 % der Patienten (n = 104) Dysplasien bzw. ein Karzinom gefunden [360].

Makroskopisch sind die präkanzerösen Dysplasien oft nur schwer erkennbar. Häufiger (bei ca. $\frac{2}{3}$ der Patienten) [16] liegen sie im Schleimhautniveau ("flat dysplasia") und können daher dem makroskopisch-endoskopischen Nachweis im chronisch-entzündlich veränderten Darm leicht entgehen. Etwas seltener (bei ca. $\frac{1}{3}$ der Fälle) bilden die dysplastischen Schleimhautbezirke einen makroskopischen Herdbefund („DALM"; Akronym für "dysplasia-associated lesion or mass"; [16]). Dieser ist entweder flach erhaben (plaqueförmig) oder polypoid (solitär oder multipel; nach [16]). Dysplastische Polypen sind rein makroskopisch mitunter schwer vom Spektrum der viel häufigeren entzündlichen Pseudopolypen (s. Kap. 5.1) abgrenzbar.

Die früher uneinheitliche histologische Befundung und graduelle Beurteilung struktureller und zellulärer Atypien im chronisch entzündeten Darm erfolgt heute nach einer international standardisierten Nomenklatur und Klassifikation [306] (s. Übersicht). Ihre Praktikabilität und Nützlichkeit wurde inzwischen prospektiv gesichert [360]. Sie wurde, in leicht verkürzter Form ("negative, indefinite, or positive"), auch in die jüngst (1989) erschienene Neufassung der WHO-Klassifikation intestinaler Tumoren übernommen [156].

Die histologische Abgrenzung reaktiver, d. h. reparativer bzw. regenerativer „Atypien" bei aktiver oder ausklingender Entzündung, von den neoplastischen Epithelatypien (d. h. Dysplasien) ist für den Einzelfall ein schwer lösbares Problem. Auch der Einsatz verschiedener adjuvanter Methoden ist hier nicht ergiebiger als die konventionelle Lichtmikroskopie (Übersicht bei [266]). Die von der WHO empfohlene Zurückhaltung, möglichst nicht zum Zeitpunkt einer aktiven Krankheitsphase eine Dysplasie zu diagnostizieren [156], umgeht dieses Problem zwar diplomatisch, sie wird damit jedoch der Existenz präkanzeröser Epitheldysplasien bei aktiver Entzündung (Abb. 5.6) nicht gerecht. So pragmatisch die in der

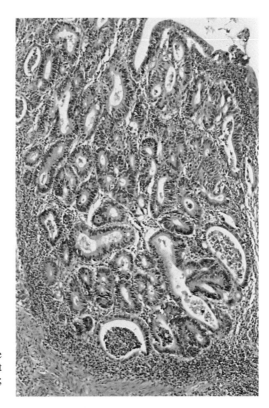

Abb. 5.6. Hochgradige präkanzeröse Epitheldysplasie bei aktiver Kolitis mit Kryptenabszessen (Hämalaun-Eosin; Vergr. 25:1 im Original)

neuen standardisierten Dysplasieklassifikation [306] enthaltene Untergliederung der Gruppe „unbestimmt" (vgl. Tabelle 5.3) gemäß der Wahrscheinlichkeit auch ist, so fragwürdig bleibt es, allein aus der Wahrscheinlichkeit der Befundeinordnung unterschiedliche Konsequenzen für die weitere Diagnostik und Therapie abzuleiten, wie empfohlen wurde [306]. Vielmehr sollte ein „unbestimmter", d. h. unklarer Befund in jedem Fall bis zu seiner Aufklärung kontrolliert werden.

Bioptische Dysplasieklassifikation bei entzündlichen Darmerkrankungen.
(Nach Riddell et al. [306])

Negativ:	– normale Mukosa
	– inaktive Kolitis
	– aktive Kolitis
Unbestimmt:	– wahrscheinlich negativ
	– unklar
	– wahrscheinlich positiv
Positiv:	– geringgradige Dysplasie
	– hochgradige Dysplasie

Angesichts der ausgeführten problemimmanenten diagnostischen Schwierigkeiten und ihrer weitreichenden Konsequenzen sollte nach allgemeiner Ansicht auch ein signifikanter (hochgradiger) Dysplasiebefund vor einer karzinompräventiven Kolektomie durch Kontrollbiopsien unbedingt bestätigt werden [135, 156, 266, 306].

Bei Nachweis hochgradiger präkanzeröser Epitheldysplasien liegt bei 45 % der daraufhin „karzinompräventiv"-operierten Patienten bereits ein Karzinom vor [40]. Ein Karzinom findet sich v. a. dann, wenn ein makroskopisch erkennbarer dysplastischer Herdbefund vorliegt [16]. Seltener ist ein Karzinombefund nach Operation wegen nachgewiesener „flacher" Epitheldysplasie [16].

Die v. a. früher diskutierte Frage nach dem Stellenwert der (isolierten) Rektumbiopsie als Dysplasiescreening für die Karzinomprävention bzw. Frühdiagnose (Übersicht bei [56]) ist heute praktisch überholt, da inzwischen meistenorts eine totale Koloskopie durchführbar und üblich ist.

Der präventive Stellenwert des Dysplasiescreenings wird, angesichts einer Kosten(materiell und immateriell)-Nutzen-Betrachtung (Übersichten bei [40, 296]), noch nicht allgemein akzeptiert. Dies liegt insbesondere an der Unsicherheit in bezug auf das reale Kolitiskarzinomrisiko (s. oben).

5.3 Familiäre adenomatöse Polyposis coli

Das meta- und synchrone Auftreten von sehr zahlreichen, mehr als 100 oder 1000 adenomatösen Polypen im Kolon und Rektum wird herkömmlich als „Polyposis coli" bezeichnet. Die Disposition zur Entwicklung der zahllosen Adenome ist bei diesen Patienten genetisch vorgegeben. Das hierfür verantwortliche Gen konnte kürzlich auf Chromosom 5 lokalisiert werden [17]. Etwa die Hälfte aller neu diagnostizierten Patienten sind die ersten Betroffenen in ihrer Familie [32]. Dies spricht für eine spontane Neumutation des Gens. Da es autosomal-dominant vererbt wird, tritt eine adenomatöse Polypose des Kolons bei knapp der Hälfte der direkten Nachkommen eines Patienten auf („familiäre Polyposis coli").

Zur exakten nomenklatorischen Abgrenzung von den seltenen anderen Formen einer Polypose im Kolon (Tabelle 5.3) wurde vor wenigen Jahren der Terminus der „familiären adenomatösen Polyposis coli" (FAPC) eingeführt. Dieser aktuelle Sammelbegriff umfaßt alle Formen einer adenomatösen Polypose des Kolons, mit oder ohne extrakolonische Stigmata.

Für die verschiedenen Kombinationsformen familiärer adenomatöser Polypen des Kolons mit extraintestinalen Tumoren oder Hamartien gibt es eine Reihe von Bezeichnungen, zumeist nach dem Namen ihrer Erstbeschreiber (Synopsis: Tabelle 5.1) [90, 158, 262, 364, 397]. Allerdings sind syndrom übergreifende Befunde beim gleichen Patienten gar nicht selten. Auch sind „subklinische" extraintestinale Manifestationen, z. B. intramandibuläre osteomartige Röhrenbefunde, bei systematischer Suche bei fast über 90 % der FAPC-Patienten zu erheben [261, 371]. Es ist daher überhaupt fraglich, ob es sich jeweils um definierte Entitäten handelt, oder aber nur um Varianten eines Krankheitsbildes – der FAPC.

Tabelle 5.3. Synopsis der Polyposis coli

Bezeichnung	Histologie Kolonpolypen	Weitere Stigmata
Adenomatöse Polypose	Adenome	± Dünndarm-Adenome ± Magen: Adenome, Drüsenkörperzysten
Gardner-Syndrom	Adenome	+ Osteome, Fibrome, Desmoidtumoren
Oldfield-Syndrom	Adenome	+ Atherome
Zanca-Syndrom	Adenome	+ Kartilaginäre Exostosen
Turcot-Syndrom	Adenome	+ Diverse Hirntumoren ± Adenome im Dünndarm ± Adenome im Magen
Peutz-Jeghers-Syndrom	Peutz-Jeghers-Polypen (Hamartomatöse Polypen)	± Pigmentflecken, diverse extraintestinale Tumore
Cowden-Syndrom	Hamartomatöse Polypen	+ Multiple Hamartome
Juvenile Polypose	Juvenile Polypen	± Herzfehler
Cronkhite-Canada-Syndrom	„Juvenile Polypen"	+ Onychodystrophie, Hautpigmentierung, Alopecie + Hyperplastische P. Magen + Intestinales Eiweißverlustsyndrom
Hyperplastische Polypose	Hyperplastische Polypen	
Neurofibromatose von Recklinghausen	Neurofibrome	+ Kutane Neurofibrome + Café-au-lait-Flecke ± N.-acusticus-Neurinom ± Duodenum-Karzinoid
Multiple endokrine Neoplasie, Typ IIb (Sipple-Syndrom)	Mukosale Gangliome	± Phäochromozytom ± C-Zell-Karzinom ± Nebenschilddrüsenadenom
Lipomatöse Polypose	Lipome	
Benigne lymphomatoide Polypose	Lymphofollikuläre Hyperplasie	± Kolitis
Maligne lymphomatöse Polypose	Non-Hodgkin-Lymphom	
Pneumatosis coli	Zystoide Gasblasen	+ Fremdkörper-Reaktion
Colitis ulcerosa	Entzündliche Pseudopolypen	+ Colitis ulcerosa

Die Kenntnisse und Erfahrungen über diese insgesamt seltene Erbkrankheit beruhen im wesentlichen auf den Daten eines Polyposeregisters des Londoner St. Marks Hospital. Dieses Register wurde bereits 1925 von Lockhart-Mummery begründet, und umfaßt inzwischen weit mehr als 200 Familien [32].

Die genetisch determinierte adenomatöse Polypose manifestiert sich bei einem Drittel der Patienten vor dem 30. Lebensjahr, bei einem Drittel in der vierten Dekade, aber bei einem Drittel auch erst nach dem 40. Lebensjahr. Bei Familienuntersuchungen betroffener Sippen reicht die Altersspanne der Erstmanifestation

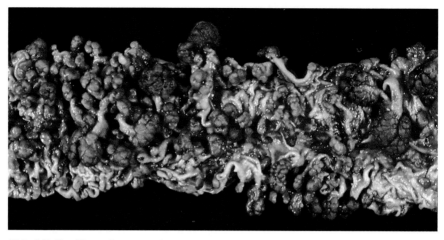

Abb. 5.7. Familiäre adenomatöse Polypose des Kolons: Kolonsegment mit multiplen gestielten Polypen, maximal 1,5 cm Durchmesser (Mann, 34 Jahre)

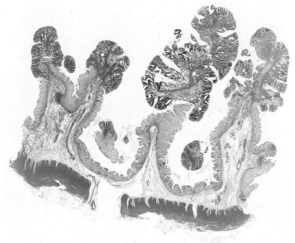

Abb. 5.8. Dicht stehende tubulär gebaute Adenome (gleicher Fall, wie Abb. 5.1)

der Adenome von 9 bis 57 Jahre [32]. Symptome (zumeist: rektaler Blutabgang, Diarrhöen) treten erst einige Jahre nach Auftreten der Adenome ein.

Makroskopisch ist das gesamte Kolon und Rektum, je nach Zeitpunkt der Untersuchung bzw. Operation, von hunderten bis tausenden adenomatösen Polypen übersät (Abb. 5.7). Die überwiegende Zahl der Polypen (<90%) ist kleiner als 0,5 cm. Zusätzlich zu den kleinen polypösen Adenomen sind noch zahlreiche, nur mikroskopisch nachweisbare mono- oder oligokryptale Adenome in der flachen Mukosa vorhanden. Nur ein kleiner Teil der Polypen ist größer als 1,0 cm im Durchmesser, und dann häufig gestielt [32].

Die Histologie der adenomatösen Polypen bei FAPC entspricht den „spontanen" kolorektalen Adenomen. In der Regel handelt es sich um tubuläre Adenome (Abb. 5.8), die bei entsprechender Größe auch villöse Anteile enthalten können. Größere Adenome sind zumeist gestielt. Seltener sind breitbasig-sessile Adenome, die zumeist eine villöse Struktur aufweisen.

Mit zunehmender Beobachtungszeit ab Entstehen der Adenome entwickelt sich bei den FAPC-Patienten ein Adenom (oder mehrere) zum Karzinom („Adenom-Karzinom-Sequenz") [47]. Das Karzinomrisiko steigt bei über 30 Jahren Beobachtungsdauer auf 100 % (Tabelle 5.4).

Tabelle 5.4. Beobachtungsdauer und Karzinomrisiko bei familiärer adenomatöser Polyposis coli. (Aus Day u. Morson [47])

0– 5	Jahre	9,2 %
5–10	Jahre	22,2 %
10–15	Jahre	30,4 %
15–20	Jahre	33,3 %
20–25	Jahre	42,6 %
25–30	Jahre	66,6 %
über 30	Jahre	100,0 %

Ein Großteil der FAPC-Patienten hat, synchron oder metachron, auch extrakolonische Polypen im Magen und/oder Dünndarm. In einer jüngeren prospektiven endoskopischen Untersuchung hatten 56 von 102 Patienten (55 %) Polypen im Magen (davon 6 Adenome, sonst Drüsenkörperzysten). 88 von 102 Patienten

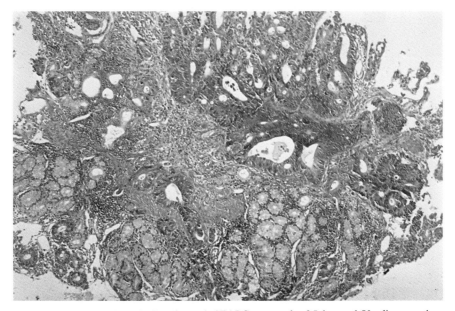

Abb. 5.9. Adenokarzinom im Duodenum bei FAPC, entstanden 2 Jahre nach Vordiagnose eines Adenoms mit schweren Dysplasien. Beachte die Invasion atypischer Drüsenkomplexe durch die Muscularis mucosae in die Submukosa (vgl. Brunner-Drüsen)

(86 %) hatten Polypen im Duodenum, insbesondere periampullär. Unter Einschluß ungezielter Biopsien, auch von den Patienten ohne makroskopisch polypöse Läsionen, lag die Inzidenz histologisch gesicherter Duodenaladenome (mit/ohne Dysplasie) noch höher (94 von 102 Patienten; 92 %) [152].

Dieser hohen Inzidenz von Adenomen im Duodenum (und Magen) entspricht auch eine erhöhte Rate von Karzinomen im oberen Gastrointestinaltrakt. In der größten verfügbaren retrospektiven Sammelstatistik hatten 57 von 1255 FAPC-Patienten (4,5 %) ein Karzinom: davon 7 im Magen, 39 im Duodenum (Abb. 5.9), 6 im Dünndarm, 3 im Pankreas und 2 in den extrahepatischen Gallenwegen [337].

6 Operative Alternativen zur ileoanalen Pouchoperation

Die IAP stellt eine moderne Alternative zu den bewährten Standardverfahren dar. Diese haben, obwohl seltener auf sie zurückgegriffen wird, ihren festen Platz im operativen Repertoire behalten.

6.1 Verfahren ohne Kontinenzerhalt

6.1.1 Proktokolektomie mit terminalem Ileostoma (s. Abb. 6.1)

Die prominente Anlage eines Ileostomas nach der Methode von Brooke [24] hat die zuvor mit hoher Morbidität begleitete Operation beherrschbar gemacht. Die Versorgung des Stomas wurde inzwischen so entwickelt, daß ein in vielen Aspekten normales Leben möglich wurde.

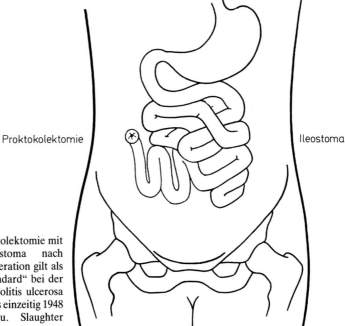

Proktokolektomie   Ileostoma

Abb. 6.1. Proktokolektomie mit terminalem Ileostoma nach Brooke. Diese Operation gilt als der sog. „Goldstandard" bei der Behandlung der Colitis ulcerosa und wurde erstmals einzeitig 1948 von Hoxworth u. Slaughter durchgeführt [144]

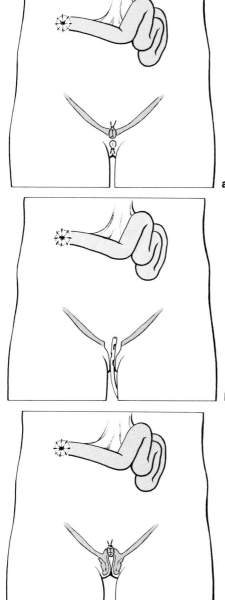

Abb. 6.2a–c. Situation im Bereich des Perineums nach Proktokolektomie. **a** Exstirpation des Schließmuskelapparates mit Primärverschluß des Perineums. **b** Totale Exstirpation der Sphinktere oder intersphinkterische Exzision bei Proktokolektomie mit sekundär-heilender Wunde. **c** Belassen des Analkanals mit dem im wesentlichen intakten Sphinkterapparat. Bei dieser Situation ist auch noch nach vielen Jahren eine kontinuitätswiederherstellende IAP prinzipiell möglich

Dieses Vorgehen hat folgende Vorteile:
– vollständige Beseitigung der wesentlichen Manifestation der Grunderkrankung;
– in der Regel einzeitiger Eingriff;
– relativ geringe postoperative Morbidität.

Dieses operative Vorgehen ist damit heute zu einer Art „Goldstandard" in der chirurgischen Behandlung entsprechender Krankheitsbilder geworden.

Der Nachteil besteht im bleibenden künstlichen Ausgang, der für viele der in Frage kommenden Patienten eine erhebliche Hemmschwelle gegenüber einer chirurgischen Therapie bedeutet. Sie nehmen lieber jahrelanges Siechtum oder Behinderung ihrer persönlichen und beruflichen Entwicklung in Kauf, bevor sie sich zu einer chirurgischen Behandlung entschließen können. Bei Patienten mit Adenomatosis coli ist das Entartungsrisiko von besonderer Bedeutung.

Sehr unterschiedlich ist die Radikalität des Eingriffs bezüglich des Kontinenzorgans (Abb. 6.2). So können, ähnlich dem onkologischen Vorgehen, die Sphinktere ganz oder teilweise entfernt werden, wobei die Wundhöhle entweder primär verschlossen wird [191] oder sekundär heilt. Letzteres empfiehlt sich besonders beim Vorliegen von perianalen Fisteln. Wundheilungsstörungen können bei Persistieren fistelnder Entzündungen auch im weiteren Verlauf erhebliche therapeutische Probleme verursachen.

Aus kosmetischen Gründen können bei fehlendem Fistelsystem After und Analkanal und evtl. ein kurzer Rektumstumpf (oder kombiniert mit Proktomukosektomie) [70, 85] erhalten bleiben. Ein gewisser Nachteil ergibt sich bei einer entzündlichen Komplikation im kleinen Becken, da die intakten Sphinktere eine suffiziente Sekretableitung behindern. Ein Vorteil besteht darin, daß in gewissen Fällen, bei Nichttolerieren des endgültigen Stomas, doch noch ein rekonstruktiver Versuch im Sinne einer IAP möglich ist. Es gibt in der Literatur eine Reihe von Beispielen mit geglückter späterer Pouchoperation [71, 277].

Aus heutiger Sicht ergibt sich die primäre Indikation zur Proktokolektomie mit terminalem Ileostoma bei bestehender Kontraindikation zu einer IAP, besonders bei erheblich eingeschränkter Funktionsfähigkeit des Analsphinkters, bei bleibenden Fistelproblemen und fortgeschrittenem Alter der Patienten.

6.2 Verfahren mit Kontinenzerhalt

6.2.1 Ileorektale Anastomose (IRA)

Bei wenig ausgeprägter Manifestation der Grunderkrankung im Rektum ist die subtotale Kolektomie mit Ileorektostomie möglich (Abb. 6.3). Das funktionelle Ergebnis bezüglich der Stuhlfrequenz ist bei familiärer Adenomatosis mit der IAP vergleichbar; bei Colitis ulcerosa liegt ein gutes Ergebnis um 50 % [86]. Größere Erfahrung besteht v. a. in England, wo Aylett [2] das Verfahren als Standardeingriff bei Colitis ulcerosa empfahl (z. T. wird es heute noch favorisiert) [79, 176]. Verschiedene Autoren sehen die IRA bei familiärer Adenomatose auch heute als Eingriff der ersten Wahl.

Vorteile der IRA gegenüber der IAP:
- geringerer operativer Aufwand,
- geringe Komplikationsrate,
- spätere Umwandlung in IAP immer noch möglich.

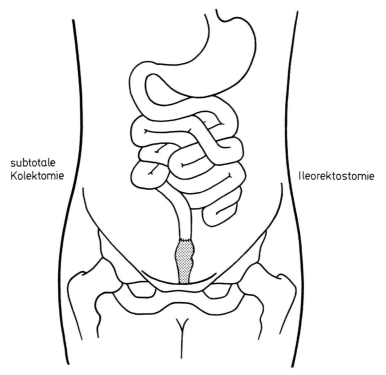

subtotale
Kolektomie

Ileorektostomie

Abb. 6.3. Subtotale Kolektomie und Ileorektostomie. Das Verfahren wurde von Mayo und Wakefield 1936 [217] für die Behandlung der Adenomatosis coli und andererseits v. a. durch Aylett [2] für die Therapie der Colitis ulcerosa propagiert

Nachteile:
– Grunderkrankung im Bereich des Kolons wird nicht vollständig geheilt,
– engmaschiges intensives Follow-up notwendig.

Bei Colitis ulcerosa kann ein erneutes Aufflackern der chronischen Entzündung mit gelegentlich schwerem Verlauf beobachtet werden, so daß der Gewinn sich relativiert. Treten im weiteren perianale Fisteln auf, kann dies u. U. eine definitive kontinenzerhaltende Versorgung durch eine IAP zu einem späteren Zeitpunkt unmöglich machen. Ein Einsatz des Rektumreservoirs durch Zäkoanastomie ist aus technischen Gründen und in bezug auf den Langzeiterfolg problematisch [161].

Das Risiko des Auftretens von Malignomen im Rektum wird mit 5 % nach 15–20 Jahren angegeben [386]. Nach Aylett [2] beträgt das Risiko zwischen 10 und 20 %. Es nimmt dabei im Laufe der Jahre zu.

Auch bei Vorliegen einer Adenomatosis sind regelmäßige konsequente endoskopische Kontrollen lebenslang notwendig, um ein mögliches Malignom nicht zu übersehen. Dies stellt für Patienten und Arzt eine bleibende Belastung dar. Karzinome sollen zwischen 4 und 23 % der Fälle auftreten [386].

Nach unserer Meinung ist bei Colitis ulcerosa die IAP heute die Methode der ersten Wahl. Nur in seltenen Fällen sollte eine IRA durchgeführt werden. Eine relativ geringe entzündliche Aktivität im distalen Rektum ist für die IAP eher vorteilhaft, da die Mukosektomie dann unproblematisch ausfällt und lokale postoperative Komplikationen eher geringer sind [197].

Bei familiärer Adenomatosis bleibt die IRA bei fehlenden oder wenigen Polypen im Rektum vertretbar, insbesondere wenn proximal bereits ein fortgeschrittenes Kolonkarzinom manifest war und damit eine eingeschränkte Prognose besteht. Bei Polypenrasen im Rektum sollte jedoch primär die Schleimhaut entfernt und ggf. eine IAP durchgeführt werden.

6.2.2 Kontinente Ileostomie

Wie oben berichtet, hat Kock sein Konzept der kontinenten Ileostomie erstmals 1969 publiziert [180]. „Kontinenz" bezieht sich hier ausschließlich auf den unfreiwilligen Abgang von Stuhl. Dies gilt auch für die Variationen des Verfahrens (s. Abschn. 2.2.4, S. 19–21).

Vorteile der kontinenten Ileostomie:
– Verzicht auf ein externes Stomaversorgungssystem,
– Dünndarmstoma in Hautniveau,
– anwendbar bei beschädigtem Sphinkterorgan,
– nachträglich konstruierbar, auch bei lange davor durchgeführter Panproktokolektomie.

Nachteile:
– bleibender künstlicher Ausgang,
– kein Vorteil bezüglich der Komplikationsrate gegenüber IAP,
– häufige Zweiteingriffe, insbesondere zur Reparatur von Ventilkomplikationen,
– bei vielen Patienten keine sichere Kontinenz,
– Gefahr einer Pouchitis wie bei IAP,
– Entleerung der Tasche nur mit Hilfsmitteln.

Die kontinente Ileostomie ist im Normalfall heute nicht mehr die Methode der ersten Wahl. Zum Teil decken sich die prinzipiellen Ausschlußkriterien mit denen der IAP (z. B. M. Crohn, fortgeschrittenes Alter, mentale Einschränkung, Notfallsituation, Adipositas etc.). Die kontinente Ileostomie ist jedoch weiterhin ein interessantes Verfahren, wenn eine an sich indizierte IAP aufgrund lokaler Probleme im Sphinkterbereich nicht durchführbar ist bzw. nach IAP der Beutel wieder entfernt und ein bleibender künstlicher Ausgang angelegt werden muß [83, 145, 179, 374].

Grundsätzlich ist es auch möglich, bei erhaltenem Analkanal einen Kock-Pouch später erfolgreich in ileoanale Position zu verlagern. Bei primär kurzem Mesenterium kann die intermittierende Kock-Pouchanlage überhaupt erst eine letztlich kontinuitätswiederherstellende IAP möglich machen; damit kann ein terminales

Stoma bei erhaltener Kontinenz wieder aufgehoben werden. Die anatomische Vergrößerung des Beutels im Rahmen der Volumenadaptation wirkt sich für eine spätere Transposition günstig aus [146].

Nachdem die Operationsfrequenz für kontinente Ileostomien seit Einführung der IAP rückläufig ist [148], haben auch immer weniger operative Zentren ausreichend Routine und Erfahrung in ihrer Anwendung. Die Anlage sollte deswegen besonders spezialisierten Kliniken überlassen bleiben [179].

7 Vorbereitungen zur ileoanalen Pouchoperation

7.1 Diagnostik

Die präoperative Diagnostik hat eine Reihe von Aufgaben zu erfüllen: Die Diagnose muß gesichert werden. Dies kann gerade bei chronisch entzündlichen Darmerkrankungen schwierig sein. In nicht wenigen Fällen erfolgt die diagnostische Einordnung erst am Operationsresektat, in seltenen Fällen ist eine sichere Zuordnung auch dann noch problematisch. Kontraindikationen der IAP müssen ausgeschlossen werden, da sonst ein postoperatives Desaster möglich ist, wie z. B. bei Remanifestation eines zuvor nicht diagnostizierten M. Crohn im Pouch oder bei einem lokoregionären Rezidiv eines Rektumkarzinoms.

Besonders schwierig sind Notfallsituationen, in denen die Situation zur operativen Therapie drängt, diagnostische Maßnahmen limitiert sind und ein unüberlegtes Vorgehen eine kontinenzerhaltende IAP in Zukunft verhindert.

Bei nachgewiesener Grunderkrankung muß die Indikation zur Operation bei jedem Patienten überdacht werden. Die Ausprägung und der Verlauf des Leidens sind von maßgeblicher Bedeutung. Ausschlußkriterien wie erhebliche Sphinkterinsuffizienz müssen berücksichtigt sein. Nicht zuletzt wird nach extraintestinaler Syndrommanifestation und Stigmata gefahndet. Sie müssen auch im weiteren Verlauf gesondert beobachtet und behandelt werden. Ein Beispiel ist die Desmoidbildung bei familiärer Adenomatosis.

Tabelle 7.1 zeigt die Schwerpunkte der Diagnostik auf. Im Einzelfall kann jegliches diagnostische Verfahren notwendig werden. Im folgenden sollen jedoch die wesentlichen diagnostischen Methoden im Rahmen der IAP behandelt werden. Ihr Einsatz wird v. a. anhand der eigenen Erfahrung dargestellt.

7.1.1 Klinische Beurteilung

Anamnese

Festgehalten werden das Auftreten erster Symptome sowie der Zeitpunkt der ersten Diagnosestellung. Die Krankheitsdauer ist für das Entartungsrisiko bei Präkanzerosen von Bedeutung. Häufigkeit und Schwere von Entzündungsschüben werden dokumentiert. Die Erfassung des Körpergewichts dient als guter Verlaufsparameter für den Allgemeinzustand.

Tabelle 7.1. Präoperative Diagnostik für die ileoanale Pouchoperation

	Klinik		Endoskopie			Bildgebende Diagnostik														Funktionelle Tests						Labor
						Röntgen								Sono		MR								
	Anamnese	Befund	Koloskopie	Rektoskopie	Gastroskopie	KE	Sellink	Abdomenübersicht	Skelett	CT	Angio	Fisteldarstellung	ERCP	konventionell	Endosono	mit KM	ohne KM	Manometrie	Vol/Compliance	EMG	Nervale Versorgung	Sensibilität	Defäkogramm	Labor
Diagnosesicherung	●	●	●			○																		○
Sicherung der Op.-Indikation	●	●	●															●						●
Ausschluß von Kontraindikationen	●	●	●	●				●			○			●	○			●						●
Sondersituationen und Komplikationen	●	●			○			○		○		○		○	○	○	○	○	○	○	○	○	○	○
Manifestation außerhalb des Anorektums bzw. extraintestinal	●	●			●			○	○			○	○	○	○									○

Stattgehabter Blutverlust und durchgeführte Transfusionen werden ebenfalls registriert. Art und Menge der notwendigen Medikation, insbesondere die verabreichte Kortikoiddosis, ist für die weitere Therapie von Bedeutung. Hinweise für extraintestinale Manifestationen werden erfragt.

In der Familienanamnese wird nach anderen Probanden mit entsprechender Grunderkrankung gefahndet, evtl. wird ein Familienscreening eingeleitet. Dem Auftreten von Dickdarmkarzinomen wird besondere Beachtung geschenkt.

Eine spezielle Anamnese betrifft das Kontinenzorgan. Stuhlfrequenz, Kontinenz und Inkontinenz, Art der Stühle, Blutbeimengungen etc. werden erfragt. Komplikationen wie perianale Abszesse und Analfisteln sowie Traumata und lokale Therapien im Analbereich sind wesentlich.

Abbildung 7.1 gibt einen standardisierten Anamnesebogen wieder. Abbildung 7.2 dokumentiert 2 typische Verlaufsbeispiele für Colitis ulcerosa und familiäre Adenomatosis.

Körperliche Untersuchung

Bei der körperlichen Untersuchung wird besonders auf den Allgemeinzustand und Ernährungszustand geachtet. Cushingoide Veränderungen werden festgehalten.

Ileoanale Pouchoperation

| A, Anamnese |

Datum: ____|__|____   ❏
P-Nr.   ____|__|____   ❏
- von anderer Klinik vorgestellt a   ❏
- von anderem Arzt vorgestellt   ❏
- kommt von selbst   ❏

Diagnose: ❏ CU   ❏ AC   ❏ andere ....
gesichert: ❏ nein   ❏ ja   ❏ soll hier erfolgen

Erstsymptome: ....   welche? ❏...........................
Erstdiagnose: ....   fam. Belastung ❏...........................
Sicherung: ❏ Rö.   ❏ Endo.   ❏ Histo   ❏ Malignität

Konservative Therapie: ❏❏❏❏ ....

Voroperationen: ❏❏❏❏ ....

Bereits anorektale OP.   ❏ nein ❏ ja   Bestehende Fistel ❏ nein   ❏ ja ❏ ....

Körperliches Wohlbefinden   ❏ gut   ❏ schlecht ....

Arbeitsfähig   ❏ nein ❏ ja   Beruf . ❏...........................
Berentet   ❏ nein ❏ ja   ❏ vorübergehend
Sport   ❏ nein ❏ ja   ....

Gewicht	aktuell	minimal	normal		Stuhlfrequenz	aktuell	max.	normal
kg					tags			
Datum					nachts			

Körpergröße: .... cm   Stuhlkonsistenz: ❏ fest ❏ breiig ❏ flüssig
Temperaturerhöhung: .... °C   Blut im Stuhl   ❏ nein ❏ ja
Schmerzen   ❏ nein ❏ ja   Meteorismus   ❏ nein ❏ ja

wo: ❏ ....   Stuhlverhalt   ❏ nein ❏ ja
Miktionstörung   ❏ nein ❏ ja   Inkontinez   ❏ Drang ❏ Stress
Störung des GV   ❏ nein ❏ ja   Grad ❏ I ❏ II ❏ III
    Nächtliches Schmieren ❏ nein ❏ ja
    Tragen von Vorlagen ❏ nie ❏ gelegentlich
    ❏ oft ❏ immer

Extraintestinale Manifestation   ❏ nein ❏ ja ❏ ....
Spezielle Diät   ❏ nein ❏ ja ❏ ....
Unverträglichkeit von Speisen: ❏ nein ❏ ja ❏ ....
Laktoseintoleranz: ❏ nein ❏ ja ❏ nicht bekannt
Allergie: ❏ nein ❏ ja ....
Andere Erkrankungen: ❏❏❏❏ ....

....

❏❏❏❏ ....

Behandlungsalternativen bekannt?   ❏ nein   ❏ ja
Selbsthilfegruppe   ❏ nein   ❏ ja ❏...........................
Sonstiges: ....
....

Abb. 7.1. Erfassungsbogen für die Anamnese bei IAP. Er soll die rationelle Erfassung der relevanten Daten für die IAP ermöglichen. Der Erfassungsbogen ist v. a. für die klinische Anwendung gedacht, kann jedoch auch als Basis für eine spätere Auswertung dienen

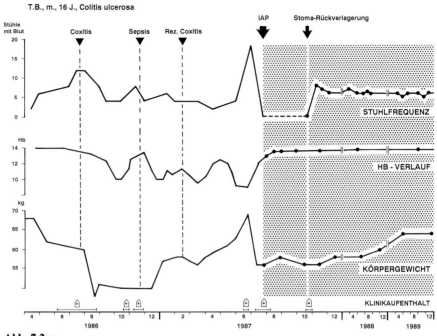

Abb. 7.2.a

C.N., f., 25 J., Familiäre Adenomatosis coli

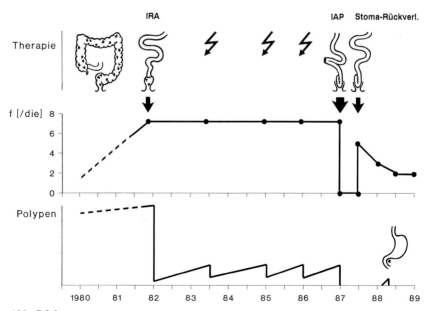

Abb. 7.2.b

Dokumentiert werden: aktuelles Körpergewicht und Körperlänge, evtl. Abweichung (in Prozent) vom Normalgewicht, Narben im Abdomenbereich als Zeichen für Voroperationen. Peristaltik, Meteorismus und klinische Hinweise einer Passagestörung werden speziell abgeklärt. Abbildung 7.3 gibt ein standardisiertes Befunderhebungsblatt wieder.

7.1.2 Endoskopie

Totale Koloskopie

Sowohl für die Untersuchung bei chronischer entzündlicher Dickdarmerkrankung als auch bei Adenomatosis coli ist die Koloskopie die diagnostische Methode der ersten Wahl.

Die typischen endoskopisch-makroskopischen Veränderungen, ihre Lokalisation und Ausdehnung im Kolorektum sowie die Intensität der Ausprägung können genau beurteilt werden (s. Abb. 7.4). Neben der exakten morphologischen Beschreibung der Schleimhautveränderungen wird v. a. möglichst exakt die Begrenzung der Befunde, ihr Beginn und ihr Ende festgehalten, wobei gerade für Colitis ulcerosa die kontinuierliche Ausdehnung typisch ist. Die exakte topgraphische Lokalisation wird ggf. unter Röntgendurchleuchtung kontrolliert. Die Verletzlichkeit der Schleimhaut auch in vermeintlich unauffälligen Bezirken wird beachtet. Weiterhin richtet sich das Augenmerk auf die feststellbare Peristaltik. Die inspizierte Darmlänge, die einer Untersuchung zugänglich war, wird dokumentiert.

Die Möglichkeit der Biopsiegewinnung macht diese Untersuchung für die Grunddiagnostik und Verlaufsbeobachtung unverzichtbar. Nur so können frühzeitig schwere Dysplasien bzw. ein bereits manifestes Karzinom nachgewiesen und verifiziert werden (bezüglich der feingeweblichen Befunde s. Kap. 5).

Abb. 7.2. a Beispiel eines Krankheitsverlaufs bei einem Patienten mit Colitis ulcerosa (m., 16 Jahre). Zahlreiche Klinikaufenthalte mit mehreren septischen Komplikationen kennzeichnen den präoperativen Krankheitsverlauf. Schwankende Stuhlfrequenz, schwankende und oft niedrige Hb-Werte sowie eine z. T. erhebliche Reduktion des Körpergewichts kennzeichnen den Krankheitsverlauf und sind Ausdruck der jeweiligen Aktivität der Erkrankung. Nach IAP kommt es gut erkennbar zu einer Stabilisierung des Allgemeinzustands mit Normalisierung des Körpergewichts bei stabilem Hb. Die Stuhlfrequenz ist mit 5–6 Stühlen in 24 h gut tolerabel. Der Patient ist körperlich und seelisch konsolidiert und leistungsfähig. **b** Beispiel einer Patientin mit familiärer Adenomatosis coli. Als erster wesentlicher Schritt wurde in der Behandlung die subtotale Kolektomie mit ileorektaler Anastomose durchgeführt. Symbolisch im unteren Abschnitt des Diagramms angedeutet, kam es danach zu einer deutlichen Reduktion der Polypen, jedoch mußten die verbliebenen Polypen des Rektums regelmäßig endoskopisch kontrolliert und z. T. ektomiert bzw. mit Fulguration behandelt werden. Nach IAP beobachteten wir noch einmal einen kleinen Anastomosenpolypen. Des weiteren zeigte sich ein adenomatöser Duodenalpolyp im Bereich der Papille. Es sei darauf hingewiesen, daß die Stuhlfrequenz nach IAP geringer sein kann als zum Zeitpunkt der ileorektalen Anastomose, so daß durch dieses Verfahren keineswegs eine Verschlechterung der funktionellen Situation zu erwarten ist. (ϟ symbolisch Fulguration, *IRA* ileorektale Anastomose, *IAP* ileoanale Pouchoperation, *f* Stuhlfrequenz)

Ileoanale Pouchoperation

| B, Klinischer Befund |

Datum
P-Nr.
Körpergewicht (kg):   ....
Körpergröße (cm):   ....
Temperatur   axillar: ....
°C   rektal: ....

Klinische Untersuchung:

AZ   ❑ o.B.   ❑ moribund   **EZ**   ❑ o.B.   ❑ mager
        ❑ krank   ❑ Cushing Syndrom   ❑ kachektisch ❑ adipös

Abdomen: Narben   ❑ nein ❑ ja   ❑..

           DS   ❑ nein ❑ ja   ❑..

           Abwehr   ❑ nein ❑ ja   ❑..

           Resitenz   ❑ nein ❑ ja   ❑..
           Meteorismus ❑ nein ❑ ja   Peristaltik ❑ normal ❑ vermehrt ❑ reduziert

           Stoma   ❑ nein ❑ ja   ❑..

           Fisteln   ❑ nein ❑ ja   ❑..

           Sonstiges   ❑..

Rektal: Perineum entzündet ❑ nein ❑ wenig ❑ stark

           Abszeß   ❑ nein ❑ ja ❑....................................

           Fistelöffnung   ❑ nein ❑ ja ❑   ....

           Narben   ❑ nein ❑ ja ❑   ....

           Fissur   ❑ nein ❑ ja ❑   ....
           Anus   ❑ normal ❑ klaffend ❑ eng   ❑ deformiert
           Sphinkter   ❑ normal ❑ schwach   ❑ kräftig
           Tumor   ❑ nein ❑ ja   ....

           Sonstiges   ❑..

Extraintestinale Manifestation:

Kopf   ❑.........................   Thorax   ❑.........................
Abdomen   ❑.........................   Extremität ❑.........................

Andere pathologische Organbefunde :   ❑   ❑   ❑   ❑

....
....
....
....

Abb. 7.3. Erhebungsbogen für die Dokumentation des körperlichen Untersuchungsbefundes in der Vorbereitung der IAP

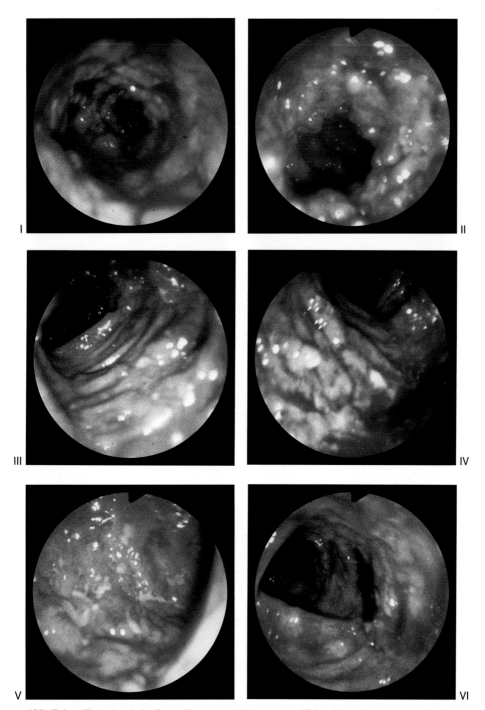

Abb. 7.4. a Endoskopische Darstellung erheblicher entzündlicher Veränderungen bei Colitis ulcerosa. **I–III** mit Pseudopolypenbildung, **IV–VI** zusätzlich Kryptenabszesse

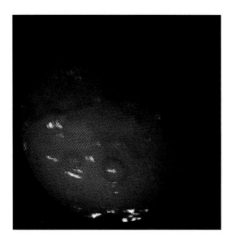

Abb. 7.4. b Endoskopische Dokumentation einer Adenomatosis coli

Proktorektoskopie

Die Untersuchung beginnt mit der Inspektion der Perianalregion. Bereits beim Spreizen der Nates können versteckte Fistelöffnungen und chronische Analfissuren oder narbige Veränderungen nach Verletzung bzw. operativer Behandlung erkannt werden. Bei der Palpation muß neben der Beurteilung des Schließmuskels auf Induration und Schmerzen geachtet werden, die Hinweise auf einen Proktodäaldrüsenabszeß oder einen Fistelgang geben.

Die Untersuchung mit starrem Instrumentarium ist in aller Regel für den Analkanal und die Beurteilung der Rektumampulle bis zur Kohlrausch-Falte zu empfehlen. Höhere Abschnitte zu inspizieren, ist bei Patienten mit Colitis ulcerosa meist nicht ratsam, da häufig eine erhebliche Vulnerabilität der Rektumwand mit der Möglichkeit der Perforation besteht. Die kranialen Abschnitte werden bei der flexiblen Koloskopie ausreichend beurteilt.

Bei der Beurteilung des Analkanals und der Rektumampulle gilt es v. a. die Intensität der entzündlichen Veränderungen bei Colitis ulcerosa oberhalb der Linea dentata zu beurteilen, da diese Region für eine eventuelle Mukosektomie von wesentlicher Bedeutung ist. Bei minimaler Ausprägung einer Adenomatosis im Rektum oder gar dem völligen Fehlen polypöser Veränderungen ist diese Untersuchung für die Therapiewahl (IAP oder IRA) entscheidend.

Ösophago-Gastro-Duodenoskopie

Die Endoskopie des oberen Gastrointestinaltrakts gehört zu den Routinemaßnahmen in der Umfelddiagnostik bei chronisch-entzündlichen Darmerkrankungen und Polyposissyndromen. Bei den ersteren gilt es, in allen 3 Abschnitten (Ösophagus, Magen, Duodenum) entzündliche Schleimhautalterationen zu erkennen und bioptisch zu klären. Bei der gelegentlich schwierigen Unterscheidung zwischen

Colitis ulcerosa und M. Crohn muß eine Crohn-Manifestation ausgeschlossen werden. Bei der FAPC richtet sich die Aufmerksamkeit auf die Untersuchung des Magens und der Region der Duodenalpapille. In beiden Abschnitten können vermehrt adenomatöse Neubildungen auftreten. Bioptisch können bei polypösen Schleimhautveränderungen des Magens Drüsenkörperzysten abgegrenzt werden. Eine Gewebeprobe aus der Papillenregion sollte regelmäßig gewonnen werden, da hier gerade villöse Adenome bei der Adenomatosis gehäuft vorkommen.

7.1.3 Bildgebende Diagnostik

Röntgendiagnostik [22, 275]

Kolonkontrasteinlauf

Die Einfachkontrastuntersuchung mit jodhaltigen Kontrastmitteln ist bei Colitis ulcerosa im Vergleich zu anderen akuten Erkrankungen des Dickdarms nicht indiziert.

Seit Einführung der Endoskopie hat sich die Bedeutung der Doppelkontrastuntersuchung mit bariumhaltigen Kontrastmitteln (Abb. 7.5a) auf die Diagnostik von Spätveränderungen und Spätkomplikationen wie Strikturen und Karzinomentwicklung verlagert. Bei Stenose ist der endoskopische Weg erschwert oder vereitelt, so daß die Röntgenuntersuchung gefordert ist. Karzinome gehen in der Regel nicht von den entzündlichen Pseudopolypen der Colitis ulcerosa aus und sind radiologisch erst im fortgeschrittenen Stadium an einer zunehmenden Stenosierung zu erkennen. Insgesamt sind im Spätstadium einer Colitis ulcerosa die haustrienlose Röhrenform, die Stenosierung und Schrumpfung des Dickdarms röntgenologisch plastischer darzustellen und zu dokumentieren, als dies die endoskopische Hohlraumbetrachtung erlaubt.

Bei der Adenomatosis des Kolons (Abb. 7.5b) ist die Endoskopie der Röntgenuntersuchung überlegen, da sie mit einer ausgiebigen histologischen Untersuchung der Polypen kombiniert werden kann.

Für die Indikation zur Pouchoperation ist die Kontrastuntersuchung des Kolons verzichtbar. Bei Komplikationen erlaubt die Einfachkontrasttechnik den Nachweis von Strikturen, entzündlichen Schleimhautveränderungen und Fisteln.

Magen-Darm-Passage (Sellink)

Die Untersuchung des Dünndarms wird in der Regel mit der Methode nach Sellink durchgeführt. Über eine orale Sonde, deren Spitze jenseits der Flexura duodenojejunalis plaziert wird, wird verdünntes Barium injiziert. Durch anschließende Gabe von Wasser wird eine Doppelkontrastuntersuchung imitiert. Diese Untersuchungstechnik wird angewandt, wenn sich die Fragestellung auf den Dünndarm konzentriert und im Kolonkontrasteinlauf ein Übertritt des Kontrastmittels ins terminale Ileum nicht erreicht wird. In erster Linie geht es hierbei um die Diagnostik oder den Ausschluß eines M. Crohn.

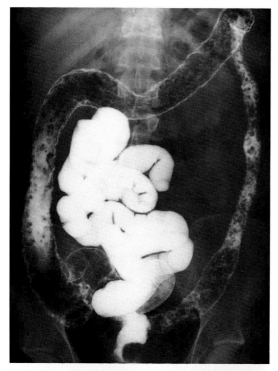

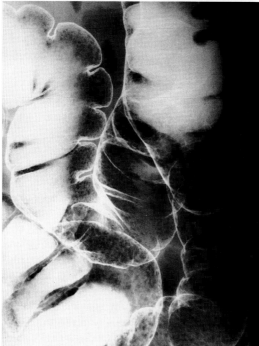

Abb. 7.5a,b. a Röntgenkontrastdarstellung einer Colitis-ulcerosa-Pseudopolypose mit Aufhebung der Haustrierung, Schrumpfung und pfeifenrohrartige Konfiguration. **b** Röntgenkontrastuntersuchung bei familiärer Adenomatosis coli. Zahlreiche noduläre KM-Aussparungen entsprechen Polypen unterschiedlicher Größe

Defäkographie

Diese Untersuchung hat eine Sonderstellung inne und kann in Ausnahmefällen bei präoperativer Inkontinenz notwendig werden.

Die Morphologie ist hier Hilfe bei der Beurteilung eines dynamischen physiologischen Vorgangs; daher wird auf die Methode in Abschn. 7.1.5 näher eingegangen.

Abdomenübersichtsaufnahme

Die Abdomenübersichtsaufnahme ist bei allen akuten abdominellen Krankheitszuständen indiziert, wenn Verdacht auf ein toxisches Megakolon (Abb. 7.6), einen Ileus (s. Abb. 10.12) oder eine Perforation besteht.

Röntgenaufnahmen des Skeletts

Die Skelettaufnahmen sind sinnvoll bei Colitis ulcerosa zum Nachweis von kortikoidinduzierten osteoporotischen Veränderungen bzw. bei bereits stattgehabter Komplikation, z. B. Wirbelsäulenfrakturen. Bei Adenomatosispatienten können hier syndromassozierte Stigmata nachgewiesen werden. So sind z. B. Osteombildungen im Bereich der Kalotte für das Gardner-Syndrom typisch.

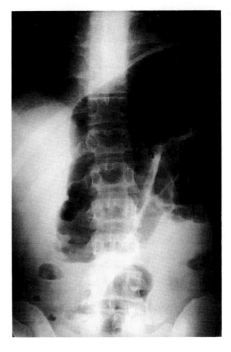

Abb. 7.6. Toxisches Megakolon bei Colitis ulcerosa. Leicht erkennbar der monströs dilatierte Dickdarm

Computertomographie (CT)

Colitis ulcerosa und Adenomatosis coli stellen keine Indikation für eine computertomographische Untersuchung dar. Bei kolorektalem Karzinom ist diese Untersuchung im Rahmen eines lokoregionären Staging eher enttäuschend, eignet sich aber neben der Sonographie zum Nachweis oder Ausschluß von Lebermetastasen.

Im postoperativen Verlauf eignet sich diese Methode zum Nachweis intraabdomineller Abszesse oder interenterisch gelegener Eiteransammlungen. Die CT kann an eine Fistelkontrastdarstellung angeschlossen werden und ermöglicht damit eine präzise Angabe zu Verlauf und Ausdehnung von Fistelsystemen.

Desmoide als tumoröse extraintestinale Manifestation bei familiärer Adenomatosis coli lassen sich im CT gut nachweisen (Abb. 7.7).

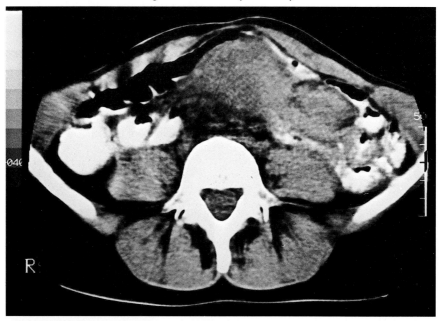

Abb. 7.7. Computertomographische Darstellung eines mesenterialen Desmoides. Eine operative Entfernung war in diesem Fall nicht möglich. Zur Manifestation des Desmoides kam es 1½ Jahre nach IAP

Angiographie

Nach vorausgegangener Notfalloperation halten wir eine Mesenterikographie für sinnvoll, wenn über den Verbleib der A. ileocolica keine genauen Informationen vorliegen.

Ist die A. ileocolica nachweisbar, kann in der Regel wie beim elektiven Eingriff vorgegangen werden. Fehlt dieses Gefäß, muß der Durchblutung des Pouches besondere Aufmerksamkeit gewidmet werden. Kommen weitere komplizierende Faktoren hinzu, kann dies die Operation als zu risikoreich erscheinen lassen (Abb. 7.8).

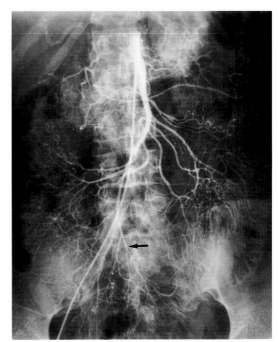

Abb. 7.8. Präoperative angiographische Darstellung der Mesenterialgefäße vor IAP. Vorausgegangen war eine subtotale Kolektomie mit Zäkoanostomie. Wegen septischer Komplikationen im kleinen Becken danach Anlage eines terminalen Ileostomas mit Blindverschluß des Ileums vor der Bauhin-Klappe. Angiographisch erkennt man gut die nach links unten ziehende A. ileocolica. Sie ist bei einer späteren IAP für die Versorgung des Ileumbeutels verloren. Aufgrund zusätzlicher Risikofaktoren wurde in diesem Fall auf den Versuch einer IAP verzichtet

Fisteldarstellung

Eine Fistel kann entweder durch direkte Kanülierung und Kontrastmittelinjektion oder im Rahmen eines Kontrasteinlaufs dargestellt werden. Gelegentlich sind zusätzliche Untersuchungen wie CT oder MR hilfreich (s. Abb. 7.12, 10.1 und 10.2).

Endoskopisch retrograde Cholangio-Pankreatikographie (ERCP)

Die primär sklerosierende Cholangitis ist eine Komplikation der chronischen Colitis ulcerosa, die in 1–4% der Fälle vorkommt. Bei klinischer Symptomatik oder laborchemischen Cholestasezeichen ist eine ERCP indiziert (Abb. 7.9).

Sonographie

Konventionelle Sonographie

Da die IAP eine rechts- und linksseitige Hemikolektomie stets mit einschließt, ist eine Ultraschalluntersuchung zur Abklärung eines Nierenstaus immer indiziert. Finden sich hierfür Hinweise, erfolgt wie üblich die weiterführende Diagnostik mittels Ausscheidungsurogramm.

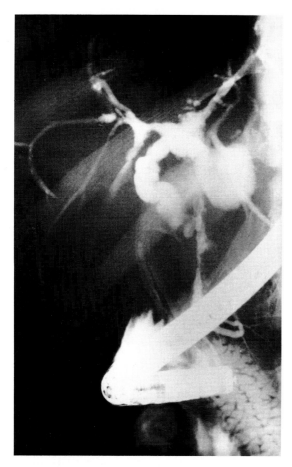

Abb. 7.9. ERCP bei primär-
sklerosierender Cholangitis eines
Colitis-ulcerosa-Patienten. Gut
erkennbar die irreguläre Kontur
der extra- und intrahepatischen
Gallengänge mit wechselnd wei-
ten und eingeengten Gallen-
gangsabschnitten

Bei Adenomatosispatienten lassen sich gelegentlich größere Polypen im Darm-
lumen nachweisen, doch ist dies ohne besondere Konsequenz.

Konglomerattumoren und erheblich verdickte Darmwandabschnitte, v. a. im
terminalen Ileum, weisen in der Differentialdiagnose entzündlicher Darmerkrankungen in Richtung eines M. Crohn. Darüber hinaus können sonographisch
Abszesse, enterokutane und enterovesikale Fisteln dargestellt werden. Eventuelle
Spezialindikationen bestehen während einer Schwangerschaft (s. Abb. 11.6).

Die Beurteilung der Leber ist im Rahmen des Stagings bei manifestem Kolonkarzinom obligat. Liegt eine Colitis ulcerosa vor, wird auch nach Stigmata einer
sklerosierenden Cholangitis gefahndet.

Endosonographie

Die Endosonographie entwickelte sich in den letzten Jahren zu einer zunehmend
wichtigen Untersuchung. Neben den regelmäßig darstellbaren pararektalen Abszessen (Abb. 7.10a) sind Fistelgänge von mehr als 0,3 cm ebenfalls erkennbar

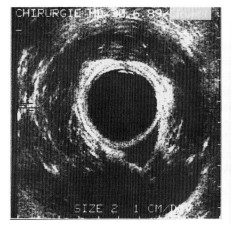
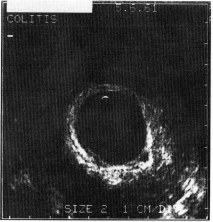
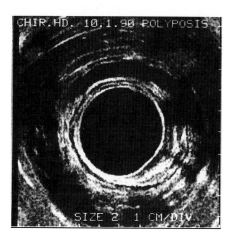

Abb. 7.10. a Endosonographische Darstellung eines pararektalen Abszesses. **b** Endosonographische Darstellung eines entzündlichen Fistelganges (bei einem Durchmesser von ca. 0,3 cm möglich). **c** Endosonographische Darstellung eines T 1-Tumors (1.00–6.00 Uhr) bei adenomatöser Polyposis coli im Rektum. Man sieht deutlich die Durchbrechung der Muscularis mucosae, die der Muskularis entsprechende zweite dunkle Signalzone ist dagegen intakt

(Abb. 7.10b). Allerdings ist die Untersuchung bei florider Entzündung schmerzhaft und deshalb nicht immer problemlos anwendbar.

Für wichtig halten wir die Untersuchung bei familiärer Adenomatosis. Da ein manifestes Rektumkarzinom eine Kontraindikation für eine IAP darstellt, ist die präoperative lokale Abklärung (Abb. 7.10c) von besonderer Bedeutung. Es muß auch in Erwägung gezogen werden, ob bei endosonographischen T 1-Karzinomen des oberen und mittleren Rektumdrittels ohne positiven Lymphknotennachweis nicht doch eine Pouchoperation durchgeführt werden sollte. Selbstverständlich muß die Karzinomdiagnose histologisch gesichert werden. Die Diskussion ist hier noch nicht abgeschlossen [29, 381]. Für T 1-Tumoren des unteren Mastdarmdrittels bestehen durch die normalerweise bei der IAP durchgeführte Mukosektomie besondere Bedingungen. Hier gewinnt zur Planung die Endosonographie entscheidende Bedeutung [29, 381].

Kernspintomographie

Die Kernspintomographie eignet sich noch mehr als die CT zum Nachweis von Weichteiltumoren (Abb. 7.11) im Rahmen eines Gardner-Syndroms. Diese diagnostische Methode ist frei von Nebenwirkungen und eignet sich dementsprechend für die Untersuchung der zumeist jungen Patienten. Die Möglichkeit, Schnitte in beliebigen Richtungen anzufertigen, ermöglicht eine detaillierte Untersuchung des Pouches und seiner Umgebung. Fisteln und entzündliche Umgebungsreaktionen sind in T 1 und T 2 gewichteten Sequenzen gut differenzierbar. Auch diese Untersuchung kann mit einer Kontrastdarstellung kombiniert werden, wobei als Kontrastmittel Luft, Wasser oder stark verdünntes Gadolinium in Frage kommen (Abb. 7.12).

7.1.4 Laboruntersuchungen

Laboruntersuchungen dienen der Aktivitätsbeurteilung der entzündlichen Darmerkrankung sowie dem Ausschluß einer Malnutrition und Malabsorption. Mangelnde Spurenelemente wie Zink werden bereits präoperativ ersetzt, um keine zusätzliche Belastung der Wundheilung zu riskieren. Ebenso werden Elektrolytverluste bei Diarrhöen ausgeglichen. Tumormarker dienen der üblichen Verlaufsbeobachtung und sind bei manifestem Karzinom obligat. Besonderes Augenmerk gilt dem Ausschluß einer sklerosierenden Cholangitis. Selbstverständlich wird die übliche Routinediagnostik wie bei anderen Patienten vor großen abdominellen Eingriffen durchgeführt. Im folgenden seien jedoch nur die spezifischeren Parameter angegeben.

Aktivitätsbeurteilung: BKS, Leukozytose, Hb/Hk, Gesamteiweiß, Albumin, CRP.

Spurenelemente, Elektrolyte und Nierenwerte: Zn, Mg, Fe, Na, K, Cl, HST, evtl. Blutgase.

Leber- und Gerinnungsdiagnostik: Bilirubin, GOT, GPT, γ-GT, alkalische Phosphatase, Quick-Wert, PTT, Thrombozyten.

Tumormarker: CEA, Ca 19/9.

7.1.5 Funktionelle Untersuchungsmethoden

Zahlreiche Krankheitsbilder führen zu Störungen der anorektalen Funktion (s. Tabelle 3.1). So kann Stuhlinkontinenz z. B. Folge einer traumatischen Läsion der Sphinktere sein. Neben Geburtstraumata oder Pfählungsverletzungen als Ursache kann die Sphinkterschwäche auch als Folge notwendiger operativer Eingriffe, z. B. der Behandlung eines Fistelleidens, auftreten. Auch Erkrankungen des

Anorektums selbst, z.B. Hämorrhoiden, Prolaps, Karzinome oder Entzündungen, können das sichere Stuhlhalten unmöglich machen. Gleichermaßen kann Stuhlinkontinenz durch Verletzungen oder Erkrankungen der das Kontinenzorgan versorgenden Nerven bedingt sein. Zahlenmäßig nicht unbeträchtlich ist die Zahl der Patienten, die an einer idiopathischen Stuhlinkontinenz [80] leiden, die v.a. im hohen Alter aber z.B. auch bei Debilität auftritt.

Das Symptom der Obstipation kann ebenfalls seine Ursache in der Störung anorektaler Funktionen haben. Man denke hier an den M. Hirschsprung oder den Rektumprolaps, der andererseits gleichzeitig zu Inkontinenz führt. Ein über das Maß erhöhter Sphinkterdruck wird für das Auftreten von Analfissuren mit angeschuldigt. Die Störungen im Bereich des Kontinenzorgans sind z.T. durchaus komplex und nicht einfach auf eine Erhöhung oder Erniedrigung des Sphinkterdruckes zurückzuführen.

Zwar ist für Kontinenz und Defäkation ein regelrecht funktionierendes Analsphinktersystem eine Conditio sine qua non, doch ist das davor geschaltete Stuhlreservoir (sei es das Rektum oder ein chirurgisches Substitut nach resezierenden Eingriffen) ebenso von wesentlicher Bedeutung. Der Auslaß dieses Reservoirs, seine Motilität sowie die des davorgeschalteten Darmes sind wichtige Einflußfaktoren. Das Nervensystem mit wohl funktionierenden Afferenzen und Efferenzen ist für die Funktion von prinzipieller Bedeutung. Nicht zuletzt beeinflußt auch der Darminhalt die Kontinenz. So lassen sich selbst bei kompromittiertem Sphinkterorgan dicke Stühle bekanntermaßen leichter halten als dünnflüssige.

Die Anatomie des Kontinenzorgans im engeren Sinne ist ausgesprochen vielschichtig. Das ineinandergeschaltete System der rektalen Sphinktere mit aus glatter Muskulatur bestehendem inneren Sphinkter und quergestreifter Muskulatur des äußeren Sphinkters schafft als Hauptverschlußmechanismus eine erhöhte Druckzone. Das Hämorrhoidalkissen verhilft zur Feinregulation der Kontinenz. Die anatomische Lage des Anorektums und die Aktivität der Puborektalisschlinge sowie des gesamten Beckenbodens verändern je nach Funktion den anorektalen Winkel, dem ebenfalls eine Rolle bei der Kontinenz zugeschrieben wird. Das sensible Anoderm und die postulierten Dehnungsrezeptoren der Beckenbodenmuskulatur sind Teile der steuernden Regelkreise.

Die Hauptfunktionen des Kontinenzorgans sind die Gewährleistung einer unwillkürlichen und willkürlichen Kontinenz, die willkürliche Defäkation und die Gewährleistung einer sicheren nächtlichen Kontrolle. Zusätzlich ist die Diskrimination von Stuhl (fest/flüssig) und Winden wichtig.

Das Ausmaß einer Funktionsstörung ergibt sich aus einer differenzierten Anamnese. Die genaue klinische Untersuchung gibt meist bereits wesentlichen Aufschluß über die zugrundeliegende Problematik. Zur Objektivierung und Quantifizierung der klinischen Untersuchung, aber auch zur Klärung komplexer Situationen und Grenzfälle wurde eine große Palette von Untersuchungsmethoden (neben Anamnese und Befund) entwickelt, die auf die Beurteilung einzelner Faktoren der anorektalen Funktion, aber auch komplexer Vorgänge abzielen:

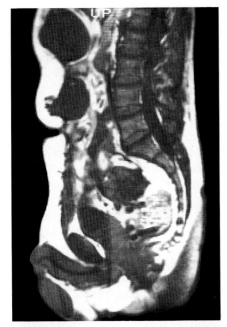

Abb. 7.11. In der Bauchwand sowie im kleinen Becken gelegene Desmoidtumoren bei einem Patienten mit IAP wegen familiärer Adenomatosis. Eine sanierende operative Therapie war nicht möglich

Abb. 7.12a–d. a, b Konventionelle Fistulographie mit wasserlöslichen Kontrastmittel bei einer Patientin mit Colitis ulcerosa. Die Fistel verläuft zunächst submukös, später ausgedehnt retrorektal, präsakral. **c, d** Mögliche Darstellung mit dem Kernspintomogramm. Mit diesem Verfahren kann der topographische Bezug der Fistel gut herausgearbeitet werden. Eine Strahlenbelastung besteht nicht. In diesem Fall wurde nach einer evtl. begleitenden dysontogenetischen Geschwulst gefahndet

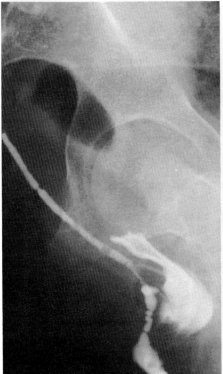

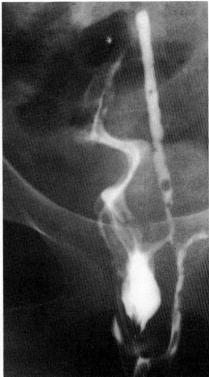

Abb. 7.12a, b

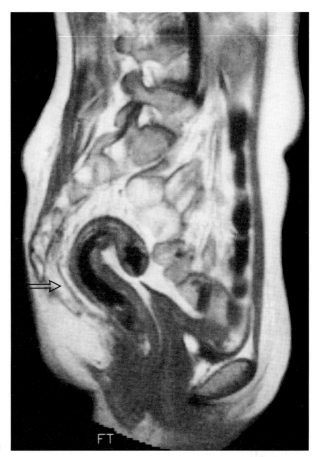

Abb. 7.12 c

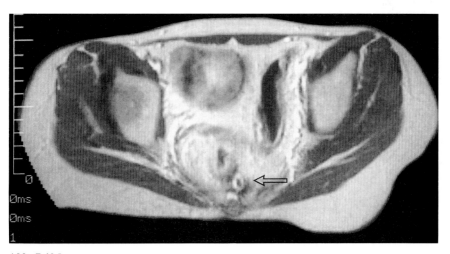

Abb. 7.12 d

- Manometrie,
- EMG,
- Nervenstimulationstest,
- Sensibilitätsprüfung,
- bildgebende Verfahren:
  Defäkografie,
  Entleerungsstudien,
  Kolontransitzeit,
- komplexe Untersuchungen.

Im folgenden wird auf diese Untersuchungsmöglichkeiten differenzierter eingegangen.

Anorektale Manometrie

Obwohl die zentrale Bedeutung manometrischer Untersuchungen für die Funk-
tionsbeschreibung des Kontinenzorgans bekannt ist, gibt es bis heute kein standardisiertes, allgemein akzeptiertes Meßverfahren. Die wichtigsten zur Anwendung
kommenden Druckmeßsysteme sind die luft- und wassergefüllten Ballonkatheter,
flüssigkeitsperfundierte Meßsonden oder elektronische Mikrotransducer [222,
235, 236, 237, 280]. Größe und physikalische Besonderheiten des Meßsystems
beeinflussen die zu ermittelnden Meßwerte. Neben der problematischen Vergleichbarkeit der Meßergebnisse zwischen verschiedenen Arbeitsgruppen muß für
jede Gerätekonstellation eine eigene Normalwertskala aufgestellt werden, um die
Reproduzierbarkeit und Vergleichbarkeit der eigenen Ergebnisse zu gewährlei-

Tabelle 7.2. Sphinkterdruck/Normalwerte

Autor	Felt-Bersma [74]	Pedersen et al. [280]	Womack et al. [390]	Miller et al. [236]		Miller et al. [235]		Chaussa-de et al. [35]
Methode	open-tip water-filled	open end per-fused	water-filled micro-balloon	microbal-loon	trans-ducer	water-filled balloon	air-filled balloon	water-filled balloon
Einheit	mm Hg	mm Hg	cm H$_2$O	cm H$_2$O		cm H$_2$O		cm H$_2$O
Ruhedruck	♂ 71 (± 30) ♀ 56 (± 24)	60 (51–98) 46 (40–58)	75 (50–125)	115 (60–160)	60 (20–110)	85 (25–220)	70 (15–170)	102,5 (± 4,0)
Kontrak-tionsdruck	♂ 130 (± 67) ♀ 70 (± 48)	136 (76–234) 103 (78–190)	94 (55–205)	202 (60–375)	175 (60–210)	180 (55–560)	170 (65–460)	135,6 (± 11)

sten. Dies ist mühsam und aufwendig. Eine Auswahl möglicher Meßsysteme und die damit ermittelten Daten sind in Tabelle 7.2 aufgeführt [35, 74, 235, 236,280, 390].

Die wichtigsten Durchführungsmodalitäten (s. Übersicht) sind die Durchzugs-manometrie und die Mehrpunktmanometrie. Sie erlauben eine differenzierte Beurteilung der Druckverhältnisse in verschiedenen Abschnitten der analen Hochdruckzone. Eine Sonderstellung hat die Langzeitmanometrie, insbesondere kombiniert mit computergestützter Auswertung [237].

Ebenfalls Sonderstellung nimmt die Registrierung des Analsphinkteröffnungs-druckes ein [342].

Methoden der anorektalen Manometrie

Meßsysteme:
- Ballonkatheter (O_2/H_2O),
- Perfusionskatheter,
- Mikrotransducer.

Durchführung:
- Durchzugsmanometrie,
- Mehrpunktmanometrie,
- Langzeitmessung,
- Analsphinkteröffnungsdruck.

Provokationstest
und Volumenbestimmung:
- rektaler Ballon (O_2/H_2O),
- NaCl-Infusion.

Hier wird nicht die direkte Kraft der Sphinkteren registriert, sondern der Druck, bei dem die Sphinkterbarriere überwunden wird. Je niedriger der Analsphinkteröffnungsdruck ist, um so leichter kann die Sphinkterbarriere über-wunden werden, um so größer ist die Wahrscheinlichkeit einer Inkontinenz.

Im weiteren Rahmen der anorektalen Manometrie erfolgt die Volumenbestim-mung des Rektums durch Auffüllen eines rektalen Ballons mit Luft und Wasser und die Registrierung der entsprechenden Druckänderungen. Eine weitere Methode der Reservoirkapazitätsmessung ist die Infusionsvolumetrie (Flüssig-keitsretentionstest). Hierbei wird die rektal infundierbare Infusionsmenge festge-stellt.

Zielgrößen der anorektalen Manometrie

Die wichtigsten Angaben betreffen den Sphinkterdruck, der üblicherweise in Millimeter Quecksilbersäule (mm Hg) oder Zentimeter Wassersäule (cm H_2O) angegeben wird (s. Tabelle 7.2). Man unterscheidet dabei den Ruhedruck und den maximalen Willkürdruck oder Kneifdruck. Der Ruhedruck wird im wesentlichen

---

Folgendes sind die Zielgrößen anorektaler manometrischer Untersuchungen:

- Sphinkterdruck:
  Ruhedruck,
  maximaler Willkürdruck (Kneifdruck),
- rektoanaler Inhibitionsreflex (Dehnungsreizreflex),
- rektoanaler Kontraktionsreflex,
- Reservoirkapazität,
- Reservoircompliance,
- Reservoirmotilität.

---

dem inneren glattmuskulären Sphinkter, der Willkürdruck dem äußeren Sphinkter aus quergestreifter Muskulatur zugeordnet. Differenziertere Untersuchungen bezüglich des Ruhedrucks zeigen jedoch seine komplexe Zusammensetzung. So ordnen Lester et al. [194] 30 % des gemessenen Wertes der tonischen Aktivität quergestreifter Muskulatur zu. 45 % des Druckes betreffen die nerval induzierte Aktivität des inneren Sphinkters, 10 % die rein myogene Aktivität dieses Muskels; 15 % repräsentieren die Expansion des Hämorrhoidalplexus. Der maximale Kneifdruck beträgt etwa das Doppelte des Ruhedrucks. Je nach Lage der Sonde im Analkanal lassen sich unterschiedliche Maximaldrücke registrieren.

Für eine gute Kontinenz ist die reflektorische Steuerung des Kontinenzorgans von entscheidender Bedeutung. Im Test lassen sich der rektoanale Inhibitionsreflex (oder Dehnungsreizreflex) und der rektoanale Kontraktionsreflex auslösen. Diese registrierbaren Reflexaktivitäten sind jedoch nur bedingt für die Kontinenzfunktion von Bedeutung (s. Abb. 10.2).

Ein Maß für die Adaptationsfähigkeit des Stuhlreservoirs auf Volumenänderungen ergibt sich durch die Errechnung der Compliance (p) [282, 356]. Die konstituierende Bedeutung eines Stuhlreservoirs für die Kontinenzfunktion ist lange bekannt [208]. Klinisch besonders eindrucksvoll demonstriert dies die IAP. Hier hat sich die Konstruktion eines Neostuhlreservoirs aus Ileum der direkten ileoanalen Anastomose bei der Kontinuitätswiederherstellung nach Proktokolektomie funktionell als weit überlegen erwiesen. Die tägliche Stuhlfrequenz ist dem Fassungsvermögen des Reservoirs näherungsweise proportional [13] (s. auch Abb. 8.10). Die Reservoircompliance eines Ileumpouches beträgt nach Taylor et al. [356] im Vergleich zum direkt ileoanal anastomosierten Ileum das 5fache.

Die Registrierung des Analsphinkterdruckes ist nicht nur im Rahmen der eigentlichen Diagnostik von Bedeutung. Er kann auch therapeutisch genutzt werden. Im Rahmen des Biofeedbacksphinktertrainings wird der gemessene Druckwert für die Darstellung normalerweise unwillkürlicher Funktionen verwendet. Auf diese Weise wird durch ein gezieltes Üben eine Erhöhung der mangelhaften Sphinkterkraft möglich.

An unserer Klinik verwenden wir hierfür das für den Patienten einfach zu bedienende Gerät der Fa. Erothitan (Höchstadt).

Elektromyographie

Während die Manometrie die mechanischen Effekte der Muskelaktivität im Rahmen der Kontinenz mißt, läßt sich mit der Elektromyographie die Frequenz der Muskelaktionspotentiale einzelner Muskelfasern oder Muskelfasergruppen ableiten und registrieren. Durch Nadelelektroden lassen sich interessierende Bezirke direkt erfassen [349]. Andererseits kann mittels Oberflächenelektroden auf der Haut oder Schleimhaut eine integrierte elektrische Aktivität abgeleitet werden. Mit elektromyographischen Untersuchungen läßt sich z. B. sehr exakt die Ausdehnung eines Defekts nach traumatischer Sphinkterläsion feststellen und lokalisieren. Dies ist für die spätere Rekonstruktion hilfreich [48, 75].

Nervenstimulationstest

Verletzungen, spezifische Erkrankungen des Nervensystems, aber auch Stoffwechselerkrankungen wie Diabetes mellitus können einen mehr oder minder erheblichen Ausfall der nervalen Versorgung des Kontinenzorgans bedingen. Durch Messung der Nervenleitgeschwindigkeit läßt sich nach elektrischer Stimulation des N. pudendus die Latenz einer Kontraktion des M. sphincter ani externus bestimmen. Ähnlich kann die Latenz einer Beckenbodenkontraktion nach spinaler Elektrostimulation gemessen werden [48, 203].

Sensibilitätsprüfung

Die Aktivierung von Dehnungsrezeptoren bei der Füllung des Rektums geschieht höchstwahrscheinlich nicht in der Rektumwand selbst. Diese Rezeptoren scheinen im Beckenboden lokalisiert zu sein, da die Empfindung auch nach Entfernung des originären Rektums und Ersatz durch ein Neorektum erhalten bleibt. Die Schleimhaut des Enddarmes selbst ist unempfindlich. Der Bereich der Übergangszone, aber v. a. das Anoderm selbst, ist für die unterschiedlichsten sensiblen Qualitäten empfänglich. So werden Schmerzen, Berührung, Kälte, Druck und Reibung wahrgenommen.

Beim Labortest wird die Sensibilität exemplarisch durch Elektrostimulation geprüft. Gelegentlich wird auch mit Temperatursonden getestet, da der Temperatur des in den Analkanal eintretenden Stuhles eine wichtige Funktion im Rahmen von Kontinenz und Defäkation zugeschrieben wird [143, 234, 237, 312]. Die erhaltenen Meßergebnisse müssen auch bei auffälligem Befund nicht mit einer pathologischen Klinik einhergehen [166].

Bildgebende Verfahren

Mittels Defäkographie ist nach Einbringen von Kontrastmedium in das Stuhlreservoir der gesamte Defäkationsvorgang dynamisch erfaßbar. Der Ablauf läßt sich am Röntgenschirm auf Video mitschneiden. Dies erlaubt die wiederholte Betrachtung bei Vermeidung einer unnötigen Strahlenbelastung.

Zum anderen können gewisse Phasen der Entleerung durch Einzelbilder dokumentiert werden. So sollte die Situation bei Ruhe, bei willkürlicher Betätigung des Analsphinkters und bei der Defäkation selbst festgehalten werden. Mittels verschiedener Hilfslinien läßt sich dann eine Auswertung vornehmen [169]. Es interessieren v. a. der anorektale Winkel sowie dessen Veränderungen während des Defäkationsvorgangs und die unterschiedliche Lage des Beckenbodens bei verschiedenen Aktivitätszuständen [38, 62, 207, 208]. Leider ist die Schwankungsbreite der ermittelten Werte auch bei unterschiedlichen Autoren sehr groß, so daß der Stellenwert dieser Untersuchung weiter diskutiert wird.

Mit einer entsprechenden neuentwickelten szintigraphischen Methode untersuchten Barkel et al. [7] das Verhalten des anorektalen Winkels nach IAP.

Reservoirentleerungstudien können szintigraphisch erfolgen. Als Marker wird ^{99}Tc-Al-Mg-Silikatgel verwendet [169].

Die Bestimmung einer pathologisch veränderten *Kolontransitzeit* ist v. a. im Rahmen der Obstipation sinnvoll. Zum Test schluckt der Patient darmgängige, röntgendichte Marker. Die Lage der Marker wird dann im Röntgenabdomenübersichtsbild verfolgt. Das Abdomen wird dabei in 3 topographische Zonen eingeteilt, wobei die Zone rechts der Wirbelsäule dem rechten Hemikolon, die Zone links dem linken Hemikolon entspricht. Der zentrale Abschnitt innerhalb des Beckens entspricht dem Rektosigmoid.

Die Kolontransitzeit ist intraindividuell sehr unterschiedlich. Als normal gilt noch eine komplette Entleerung aller Marker in maximal 7 Tagen. Eine pathologische Situation ist anzunehmen, wenn 20% der Marker nach 5 Tagen noch nachweisbar sind [169, 311].

Komplexe Untersuchungen

Die oben beschriebenen Einzeluntersuchungen wie Manometrie, EMG oder auch Defäkogramm sind prinzipiell simultan durchführbar. Allerdings wird dadurch der Untersuchungsvorgang erheblich kompliziert und aufwendig. In der Routinediagnostik haben solche Untersuchungen bisher keinen Platz. Sie können jedoch im Rahmen von klinischen Forschungsprogrammen sinnvoll und aufschlußreich sein [195, 391].

Die Problematik funktioneller Untersuchungen des Kontinenzorgans ergibt sich aus der Komplexität der physiologischen Abläufe von Kontinenz und Defäkation. Jede Untersuchungsmethode erfaßt jeweils nur einen Aspekt des Vorgangs und beschreibt damit nie die Gesamtheit der Situation. Eine uneinheitliche Nomenklatur und unser immer noch begrenztes Wissen über die tatsächlichen Zusammenhänge im Rahmen von Kontinenz- und Stuhlentleerung mit entsprechenden differierenden Theorien erschweren den Dialog. Für die einzelnen Meßparameter besteht eine große interindividuelle Meßbreite. Die gewonnenen Meßwerte sind dabei erheblich von der angewandten Meßmethode abhängig, und allgemein akzeptierte Standards sind bisher nicht ausreichend definiert [169]. Die aufgezeigte Problematik läßt heute noch vielfach in der klinischen Routine einen Nihilismus bezüglich der Anwendung funktioneller Untersuchungen bei Störungen des Kontinenzorgans aufkommen. Der untersuchende Finger gilt vielfach immer noch als das beste Instrumentarium zur Beurteilung des Kontinenzorgans. Ein solcher Nihilismus ist jedoch nicht mehr gerechtfertigt. Neben der Objektivierung der klinischen Untersuchung ergibt nur die differenzierte funktionelle Untersuchung die Basis für eine rationale und differenzierte Therapie bei Störungen des Kontinenzorgans. Auch in der Verlaufskontrolle nach konservativer oder chirurgischer Therapie von Störungen der Kontinenz sind reproduzierbare Funktionsmessungen notwendig.

Es bleibt zu hoffen, daß eine zunehmend breitere Anwendung und Akzeptanz funktioneller Untersuchungen des Kontinenzorgans in absehbarer Zeit eine einheitlichere Nomenklatur sowie eine Vereinheitlichung der Meßmethoden und Standards mit sich bringt [169, 241]. Dies würde die Situation in vielfacher Weise erleichtern und verbessern.

7.1.6 Notwendige Regeldiagnostik (Abb. 7.13)

Im Normalfall halten wir – neben Anamnese und klinischem Untersuchungsbefund – folgende Untersuchungen vor einer IAP für notwendig (s. Tabelle 7.1):

1. Koloskopie (evtl. Röntgenkontrasteinlauf): Diagnosesicherung, Ausdehnung und Intensität des Befundes.

2. Proktorektoskopie: Ausschluß von lokalen komplizierenden Problemen [Fisteln, Malignome, Intensität der Veränderungen proximal der Linea dentata (Mukosektomie!)].

3. Gastroskopie: Crohn-Ausschluß, Polypenausschluß, Tumoren des oberen Gastrointestinaltraktes.

4. Sonographie des Abdomens: Beurteilung von Nieren und harnableitenden Wegen, Leber.

5. Manometrie: Dokumentation und Objektivierung einer ausreichenden präoperativen Sphinkterfunktion; evtl. Ausschlußdiagnostik (klinische Beurteilung allein nicht ausreichend).

6. Magen-Darm-Passage: Bei entzündlicher Darmerkrankung Crohn-Ausschluß.

7. Labor: BKS, Leukozyten, Hb, Albumin, Gesamteiweiß, Zink, Magnesium, Tumormarker, Leber-/Nierenwerte und Elektrolyte.

Ileoanale Pouchoperation

| C, Technische Untersuchungen |

Datum
P-Nr.

Endoskopie: PE

Rektoskopie   o.B. ❑ nein ❑ ....   ❑ ja ....
Coloskopie   o.B. ❑ nein ❑ ....   ❑ ja ....
Gastroskopie   o.B. ❑ nein ❑ ....   ❑ ja ....

Bildgebende Diagnostik:

Röntgen:

KE   o.B. ❑ nein ❑ ....   Abdomenübers. o.B. ❑ nein ❑ ....
MDP   o.B. ❑ nein ❑ ....   ERCP   o.B. ❑ nein ❑ ....
Sellink   o.B. ❑ nein ❑ ....   Fisteldarstell. o.B. ❑ nein ❑ ....
Skelett   o.B. ❑ nein ❑ ....

Sonographie:

konventionell endosonogr.
        ❑ o.B. nein ❑ ....
        ❑ o.B. nein ❑ ....

        CT: ❑ o.B. nein ❑ .... Malignität/Lokalisation:
                                              ❑ ....
                                              ❑ ....
        MR: ❑ o.B. nein ❑ .... ❑ ....

Funktionelle Untersuchungen

Manometrie   ❑ o.B. ❑ ....
EMG   ❑ o.B. ❑ ....
Defäkogramm   ❑ o.B. ❑ ....
andere: ❑ ❑ ....
              ....
              ....

Labor:	Hb	CEA	Na	GOT	Quick
	Hk	CA19-9	Ka	GPT	PTT
	Leukos	Zu	ClCl	AP	Thrombo
	Alb.	My	Ca	GGT	
	GE	Fe	HST	Bili	Blutgase
	CRP				
	BKS		Krea		

Narkosefähigkeit   EKG   ❑   Thorax ❑ Spirometrie ❑
                        Internistisches Konsil ❑

Abb. 7.13. Erfassungsbogen für die Ergebnisse der technischen Untersuchungen

7.2 Vorbereitende Therapie

Die Komplikationsrate bei IAP ist immer noch beachtlich. Ziel muß es sein, den Patienten präoperativ in einen den Umständen entsprechenden optimalen Allgemeinzustand zu überführen. Da dies allein konservativ medikamentös oft nicht gelingt, befürworten wir bei schlechtem Allgemeinzustand prinzipiell das mehrzeitige Vorgehen. Die Entscheidung muß individuell abgewogen werden und erfordert entsprechende klinische Erfahrung.

7.2.1 Medikamentöse Therapieforderungen

Die Aktivität einer Colitis ulcerosa soll präoperativ durch ausreichende Cortisondosis soweit als möglich vermindert sein. Hohe, auch parenterale Steroidtherapie ist ggf. notwendig. Postoperativ wird die Dosis schrittweise reduziert. Bei eingeschränktem Allgemeinzustand wird über mindestens 7 Tage ein parenterales Ernährungsprogramm verabreicht, entsprechende Spurenelemente sowie Elektrolyte und Flüssigkeit sind in ausreichender Menge zu ersetzen.

7.2.2 Lokale Therapie

Fisteln und Fissuren werden vor IAP behandelt. Eine persistierende Fistel ist bei einer IAP möglicherweise Ausgangspunkt postoperativer Komplikationen. Bei hoher Aktivität einer Colitis ulcerosa im Rektum hat sich zur Verbesserung der Ausgangssituation für die Mukosektomie die Anwendung von cortisonhaltigem Rektalschaum über mehrere Tage bewährt. Die verbesserte Haftfähigkeit des Kortikoids an der Mukosa hilft, die lokale Entzündung einzudämmen. Bei grenzwertiger Sphinkterfunktion ist evtl. ein präoperatives Biofeedbacktraining angebracht.

7.2.3 Eigenblutspende

Der ausgedehnte Eingriff der IAP mit ablativer und rekonstruktiver Phase geht immer mit einem gewissen Blutverlust einher. Wenn immer möglich, sollte deshalb zuvor eine Eigenblutspende stattfinden. Dies ist leider bei den Colitis-ulcerosa-Patienten nur eingeschränkt möglich.

Eine Eigenblutspende wird für das aktivitätsfreie Intervall bei ausreichendem Hb (12 g/dl, kein Fe-Mangel) befürwortet, wenn keine hohen Cortisondosen eingenommen wurden (durch Cortison erhöhte Leukozytenzahl: $12\,000/mm^3$).

Im Zweifelsfall (z. B. fragliche Antikörperbildungen) bevorzugen wir die präoperative Hämodilution.

8 Durchführung der ileoanalen Pouchoperation

Die IAP erscheint in der Literatur unter den vielfältigsten Bezeichnungen:
- kontinenzerhaltende Proktokolektomie,
- Proktokolektomie ohne Ileostomie,
- endorektale ileoanale Pull-through-Operation,
- Beckenpouch und ileoanale Anastomose,
- intrapelvines Reservoir mit ileoanaler Anastomose,
- endorektaler ileoanaler Pull-through,
- restorative Proktokolektomie,
- pouchanale Anastomose,
- endorektale ileale pouchanale Anastomose,
- Ileoanostomie.

Diese Begriffe beschreiben Verfahren, bei denen der Verlust von Dick- und Mastdarm durch ein Dünndarmersatzreservoir ausgeglichen wird und gleichzeitig wesentliche Strukturen des Kontinenzorgans primär geschont werden. Ein permanenter künstlicher Ausgang kann so trotz radikaler chirurgischer Intervention (bezogen auf die Erkrankung) vermieden werden. Nur bei Kindern mit noch hoher Adaptationsfähigkeit ist eine direkte ileoanale Anastomose befriedigend ohne Reservoir möglich [33, 42, 43, 63, 212]. Es kommt langsam durch Dilatation des Ileums zu einer zunehmenden Reservoirfunktion [358]. Vergleichende Untersuchungen bei 74 Patienten mit und 50 ohne Beutelbildung [352] bestätigten die bessere postoperative Funktion nach IAP [219]. Dies entspricht experimentellen Befunden [182, 322].

8.1 Anatomisch-funktionelle Ausgangslage

In Tabelle 8.1 sind die wichtigsten Punkte zusammengefaßt, die im Rahmen der IAP tangiert werden. Der Verlust von Dick- und Mastdarm mit ihren unterschiedlichen Funktionen und die Besonderheiten des zu anastomosierenden Dünndarms mit ganz anderen Ausgangscharakteristika haben für den rekonstruktiven Eingriff Bedeutung [318]. Wie in Kap. 2 dargestellt, haben sich die heutigen Verfahren aus zahlreichen Teilaspekten entwickelt, wobei bis heute kein einheitliches Standardverfahren akzeptiert wurde und eine endgültige Entscheidung sicher noch verfrüht ist.

Tabelle 8.1. Faktoren der Kontinenz und Defäkation vor und nach IAP. Chirurgische Ersatz-
und konservative Therapiemöglichkeiten

Faktoren	Präoperativ	Postoperativ
Darminhalt	Eindicken im Kolon	Adaptation der Dünndarm-resorption (Diät)
Motilität	Kolon, Dünndarm	Adaptation/Rhythmik Chirurgische Anastomosenbildung Medikation (Diät)
Reservoir	Rektum	Ileumpouch: – Design – Volumenadaptation Auslaß: *Cave* Stenose – Abknicken
Sphinkter-system	M. sphincter ani internus	Alteriert, aber ausreichende Funktion
	M. sphincter ani externus	Wenig alteriert (Training)
Nervale Versorgung	Nervenplexus des kleinen Beckens	Erhalten
	Über das Rektum ausgelöste Empfindungen	Fehlt
	Sensibilität des Beckenbodens	Erhalten
	Sensibilität des Analkanals (Diskriminierung)	Erhalten

8.2 Operationsphasen

Der operative Ablauf gliedert sich in 2 wesentliche Abschnitte [131]:
1. in die ablative Phase mit der Entfernung des erkrankten Organs und
2. in die rekonstruktive Phase mit Bildung eines Ersatzstuhlreservoirs und Wiederherstellung der Darmkontinuität.

Phasen der kontinenzerhaltenden Proktokolektomie

Ablative Phase:

1. Omentumablösung
2. Kolektomie
3. Mukosektomie
   a) anale Mukosektomie
   b) evtl. abdominelle Mukosektomie

Rekonstruktive Phase:

4. Mesenterialmobilisierung
5. Beutelbildung (Ileumpouch)
6. pouchanale Anastomose:
   a) Einführen des Pouches in die Rektummanschette
   b) Anastomose

Für das Gelingen der Operation müssen eine Reihe von Besonderheiten beachtet werden. Die einzelnen operativen Schritte werden im folgenden differenziert beschrieben.

8.2.1 Ablative Phase

Ablösen des großen Netzes

Argumente für/gegen den Erhalt

Für den Erhalt des großen Netzes sprechen folgende Argumente:
- nützliches Schutzorgan,
- Hilfe bei eventuellen septischen Komplikationen,
- gutartige Grunderkrankung (in der Regel).

Es gibt jedoch auch Gegenargumente. Eine der häufigsten postoperativen Komplikationen ist der auftretende Ileus. In vielen Fällen handelt es sich dabei um einen Darmverschluß durch eine Bride, nicht selten durch Verwachsungen des Netzes ausgelöst. Wir selbst sind der Meinung, daß die Vorteile des Netzerhaltes bei entzündlicher Grunderkrankung überwiegen. Bei der Therapie der hier häufiger auftretenden entzündlichen septischen Komplikationen, insbesondere im kleinen Becken, kann das vorhandene Netz von Vorteil sein. Gestielte Netzlappen können zum Abdecken von Abszeßhöhlen oder zur Tamponade von Fistelgängen genützt werden. Bei Patienten mit familiärer Adenomatosis ist die primäre Omentektomie eher indiziert. Septische Komplikationen sind hier eine Seltenheit, das Risiko der möglichen Bridenbildung kann so reduziert werden. Ein Sonderfall ergibt sich bei manifestem Kolonkarzinom. Unabhängig von der Grunderkrankung muß hier selbstverständlich den onkologischen Erfordernissen Rechnung getragen werden.

Technik der Netzablösung

Bei der Ablösung des großen Netzes zusammen mit dem Lig. gastrocolicum ist es wichtig, die richtige Schicht oberhalb des Kolons zu treffen. Nur so ist es möglich, die nicht völlig gefäßfreie Trennschicht mit nur wenig Ligaturen zu durchtrennen und in die Bursa omentalis zu gelangen. Appendices epiploicae sollten hierbei am Darm belassen werden [289]. Das Ablösen ist bei entzündetem Darm schwieriger als bei der familiären Adenomatosis. Trotzdem gelingt die Präparation eigentlich immer. Das Vorgehen ist in Abb. 8.1 dargestellt.

Kolektomie

Die Skelettierung des Kolons erfolgt bei entzündlichen Darmerkrankungen wie auch bei der Adenomatosis coli darmnahe (Abb. 8.2). Bei der Sondersituation des

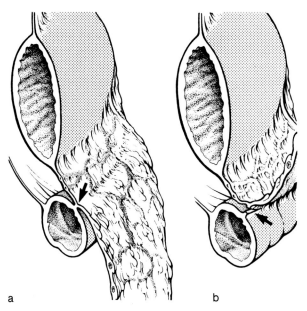

a   b

Abb. 8.1 a, b. Ablösung des großen Netzes vom Kolon mit erhaltender Gefäßversorgung des Netzes

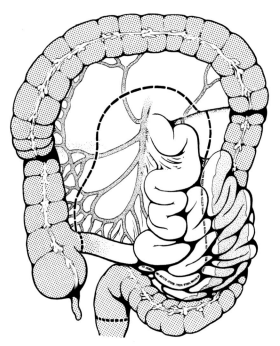

Abb. 8.2. Kolonnahe Skelettierung für die Kolektomie. Die Resektionsgrenzen sind markiert. *Wichtig:* Erhaltung der A. ileocolica

manifesten Karzinoms muß je nach Lage der Geschwulst das Vorgehen nach onkologischen Kriterien erfolgen: radikuläre Gefäßpräparation und obligate Omentektomie bei einem Colon-transversum-Karzinom.

Die Präparation schließt das obere und mittlere Rektumdrittel mit ein. Die Darmkontinuität bleibt hierbei zunächst erhalten, und der mobilisierte und präparierte Darm wird sukzessive in ein Tuch eingeschlagen.

Bei der Kolektomie ist auf den Erhalt der A. ileocolica zu achten. Nach Lippert u. Pabst [199] ist diese Arterie die variabelste aller Dickdarmarterien aus der A. mesenterica superior.

Den variablen Verlauf dokumentieren auch die Untersuchungen von Kaufmann [334]. Bei adipösen Patienten ist das Auffinden nicht immer einfach. Bei sorgfältiger Präparation, evtl. unter Zuhilfenahme der Transillumination, sollte der Erhalt jedoch in aller Regel gelingen.

Teilproktektomie

Liegt kein Karzinom im Sigma oder proximalen Rektum vor, so erfolgt die Gefäßoperation im Bereich der Aa. sigmoidales und in Höhe des Promontoriums direkt am Kolon bzw. Rektum unter teilweiser Ligatur bzw. Koagulation der einzelnen Gefäße der A. haemorrhoidalis superior und media. Auf jeden Fall ist beckennahes Vorgehen streng zu vermeiden, um keine Nervenverletzungen zu setzen (s. auch Abschn. 3.1.3) [248, 341]. So wird das Rektum bis in Höhe der Levatoren von seiner Gefäßversorgung abgelöst und mobilisiert. In diesem Abschnitt erfolgt dann nach Mukosektomie von transanal (S. 103) die Durchtrennung des Rektums unter Mitnahme des von anal herausgelösten Mukosazylinders.

Proktomukosektomie

Für eine gute postoperative Funktion ist ein intaktes Sphinkterorgan eine Conditio sine qua non. Fast immer kommt es durch die IAP zu einer zumindest vorübergehenden Beeinträchtigung der Sphinktere. Allerdings muß eine gravierende Schädigung unbedingt vermieden werden. Dies gilt besonders bei schon reduzierter Sphinkterkraft präoperativ. Um einerseits den erkrankten Organteil zu eliminieren, andererseits die muskulären Bestandteile des analen Sphinktersystems in toto zu erhalten, wird von den meisten Arbeitsgruppen eine Proktomukosektomie im unteren Rektumdrittel durchgeführt. Die Verfahrensweisen sind ausgesprochen vielfältig (s. Übersicht S. 102).

Lagerung

Wie viele andere Autoren [58, 213, 273, 314, 315, 355, 373], lagern auch wir von Anfang an in Steinschnittlage, um gleichzeitig bequemen Zugang von abdominal und transanal zu haben. Die Proktomukosektomie erfolgt dabei immer im Anschluß an die Kolektomie. Andere Autoren [28, 219, 348, 369] bevorzugen

Zugang der Mukosektomie:
- transabdominal
- transanal (Parks- oder Gelpi-Sperrer)
  ohne Eversion
  mit Eversion
- kombiniert: transanal und transabdominal oder transabdominal und transanal

Lagerung:
- Steinschnittlage
- Bauchlage

Ausmaß der Mukosektomie:
- totale Entfernung der Rektummukosa ab Linea dentata
- Reste intakter Schleimhaut oberhalb der Linea dentata bis über die Columnae Morgagnii (1–2 cm)

Länge des Rektumcuffs:
- kurz (2 cm)
- mittel (5 cm)
- lang (10 cm)

Präparationstechnik:
- scharfes Präparieren nach Unterspritzen der Mukosa (als Streifen oder als ganzer Mukosazylinder)
- Lösen durch Koagulation
- Kürettage
- Laser
- Ultraschallpräparation
- chemisches Débridement

dagegen die primäre Mukosektomie als ersten Schritt der IAP. Hierzu ist Bauchlage erforderlich. Es wird so für den abdominalen Part der Operation ein Umlagern notwendig. Nach unserer Erfahrung ist die Mukosektomie jedoch problemlos in Steinschnittlage ausführbar.

Zugang zur Mukosektomie

Prinzipiell kann die Mukosektomie sowohl transabdominal als auch transanal durchgeführt werden. Beim *transabdominalen* Vorgehen (Abb. 8.3 a–c) wird nach transmuskulärer submuköser Injektion von Ornipressin die Muskularis zirkulär durchtrennt und in der Submukosa nach distal präpariert. Keighley [164] empfiehlt das alleinige, Martin [213] das weitgehende transabdominale Vorgehen, um eine unnötige Sphinkterdehnung – mit negativem Einfluß auf die postoperative Funktion – ganz zu vermeiden. Im allgemeinen wurde das transabdominale Vorgehen in Kombination mit transanaler Mukosektomie durchgeführt [82, 373]. In der Regel kann auf die transabdominale Mukosektomie ganz verzichtet werden, da die Schleimhautentfernung über wenige Zentimenter rasch und problemlos transanal möglich ist [251].

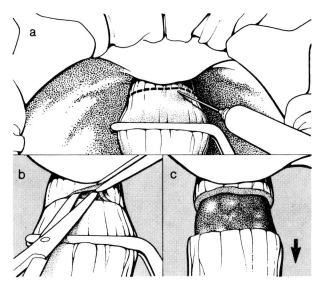

Abb. 8.3a–c. Abdominelle Mukosektomie: **a** Transabdominale Mukosektomie, submuköse transmuskuläre Injektion von Ornipressin. **b, c** Herauslösung des Schleimhautzylinders aus dem Rektummuskelmantel von kranial

Zur *transanalen Mukosektomie* (Abb. 8.4) wird der Analkanal durch den Parks- oder Gelpi-Sperrer [314] aufgehalten. Auch der von Meister empfohlene Sperrer [223] ist gut geeignet. Zur Verringerung der Blutungsneigung injizieren wir als erstes zunächst perkutan präsakral, dann submukös transanal ab der Linea dentata Ornipressin (0,05%, 0,5 ml auf 30 ml physiologische Kochsalzlösung). Dies führt außerdem zum Abheben der Schleimhaut, wodurch die Präparation erheblich erleichtert wird. Die Inzision der Schleimhaut beginnt bei Adenomatosis strikt an der Linea dentata, bei Colitis ulcerosa kann auch die Mukosaübergangszone von 2–3 mm belassen werden. Durch Form und Verlauf des Übergangs von Anal- kanal- und Rektummukosa ist man in der Regel gezwungen, zum Rektum hin Schleimhaut zu erhalten. Dies kann allerdings später zu rezidivierenden Blutab- gängen führen. Einige Autoren [125, 213, 389] glauben, so eine bessere Diskrimi- nationsfähigkeit zu erhalten, wobei eine erneute Manifestation der Kolitis eher unwahrscheinlich ist. Bei Adenomatosispatienten sollte dagegen die Rektum- schleimhaut soweit als möglich unter Schonung der Analschleimhaut entfernt werden, um eine Rezidivpolypenbildung zu vermeiden. Die Untersuchungen von Keighley et al. [166] zeigen keinen negativen Einfluß der „radikalen" Mukosekto- mie auf das klinische Ergebnis.

Blutungen sind bei Einhaltung der Schichten und direkter Blutstillung der versorgenden Gefäße gering. Auf eine gute Blutstillung ist besonders zu achten, um ein Hämatom mit einem Abszeß als möglicher Folge in der verbliebenen Rektummanschette („Cuff") zu vermeiden. Die Sphinktermuskulatur muß bei der Mukosektomie peinlichst geschont werden. Hierbei ist auch darauf zu achten, daß

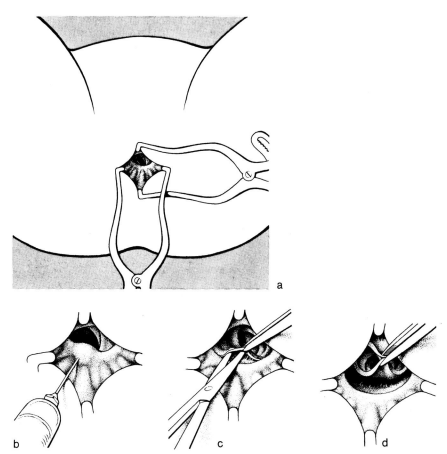

Abb. 8.4a–f. Anale Mukosektomie: **a** Darstellung des Analkanals durch Spreizen mit Analsperrern. **b** Submuköse Injektion von Ornipressin. **c** Ablösung des Schleimhautzylinders vom M. internus, beginnend an der Linea dentata. **d** Mobilisierung des gesamten Schleimhautzylinders nach kranial über eine Strecke von 5–7 cm. **e** Gesamtes entnommenes Kolonpräparat mit anhängendem Proktomukosektomiezylinder. **f** Verbliebener Rektummuskelmantel mit Kontinenzorgan. Die Resektionsgrenze der Schleimhaut ist an der Linea dentata

die Dehnung durch die Analspreizer nach vorhergehender digitaler Dilatation nur jeweils über limitierte Zeitabschnitte von 15–20 min erfolgt. Der Sphinkter sollte daher ggf. in Intervallen gedehnt werden.

Die Eversion des Rektums, die z. B. von Dozois oder Goligher [58, 99] für die Mukosektomie empfohlen wird, halten wir nicht für günstig. Sie ist für die Präparation unnötig und birgt die Gefahr einer Läsion pararektaler Strukturen, insbesondere vegetativer Nerven, mit möglicherweise ungünstigen Folgen auf die Sphinkterfunktion in sich.

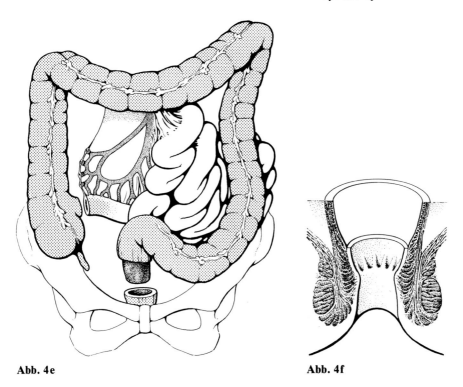

Abb. 4e   **Abb. 4f**

Länge des Rektumcuffs

Während zunächst ein möglichst langer Rektumcuff nach ausgedehnter Mukosektomie angestrebt wurde [5, 69, 82, 348, 361] – in der Hoffnung, hierdurch einen
optimalen Sphinkterhalt zu erreichen – ist seit längerem ein Auffassungswandel
eingetreten. Es hat sich gezeigt, daß ein kurzer Rektummuskelschlauch von
2–5 cm vollauf für den Funktionserhalt des Sphinkters genügt [39, 83, 251]. Dies
hat den Vorteil, daß die ansonsten zeitraubende Proktomukosektomie nur noch
über eine kurze Distanz notwendig ist, somit zügig und anusnah erfolgt und
außerdem die Gefahr eines Cuffabszesses durch Vermeidung einer großen Wundfläche mit Blutungsneigung verringert wird. Ob ein kompletter Mukosazylinder
erhalten oder die Präparation in Streifen durchgeführt wird, ist von geringerer
Bedeutung und wird wesentlich von den verwendeten Sperrern mitbestimmt.

Präparationstechnik

Die Mukosa wird an der Linea dentata oder ca. 2 cm darüber mit einer Schere
inzidiert. Durch die submuköse Instillation lassen sich Schleimhaut und Muskularis gut trennen. Gefäße werden gezielt elektrokoaguliert. Bestehen erhebliche
entzündliche Veränderungen oder sind bei Adenomatosispatienten bereits vielfache Polypektomien und Fulgurationen in diesem Bereich durchgeführt worden,
können Vernarbungen bestehen, die die Präparation erschweren. Trotzdem

gelingt es praktisch immer, die Mukosa in toto oder in Stücken über die gewünschte Länge zu entfernen.

Eine etwas andere Technik beschreibt Utsunomiya [369], der prinzipiell mit der elektrischen Nadel arbeitet. Die Präparation sollte jedoch v. a. eine überlange Dehnung der Sphinktere vermeiden. Andere Faktoren, z. B. Schleimhautkürettage, Lasermukosektomie, „ultrasonic fragmentation" [122] oder das chemische Débridement [89], haben sich in der Praxis nicht durchgesetzt.

Heppell et al. [126] untersuchten das Verhalten von Mukosaresten, die nach Präparation in situ verblieben waren, an Pouchpräparaten, die wegen Komplikationen exstirpiert wurden. Hinweise auf pathologisches Verhalten, wie entzündliche oder neoplastische Aktivitäten, ließen sich an den kleinen aufgefundenen Mukosazellnestern des Rektumcuffs nicht nachweisen. Dies wurde 1987 bestätigt [258].

Verzicht auf Mukosektomie

Eine Reihe von Autoren verzichtet völlig auf eine Mukosektomie [23, 35, 263]. Als Gründe werden genannt: Zeitersparnis, gleiches oder sogar besseres funktionelles Resultat, Vermeidung von Cuffabszessen bei fehlender Wundfläche. Hier werden jedoch die ausstehenden Langzeitergebnisse erst eine definitive Entscheidung bringen können. Bei begrenzter Mukosektomie halten wir die Zeitersparnis für unbedeutend. Die Radikalität bezüglich der Entfernung befallener Schleimhaut ist sicher begrenzter, oder es muß die Gefährdung der Sphinktere in Kauf genom-

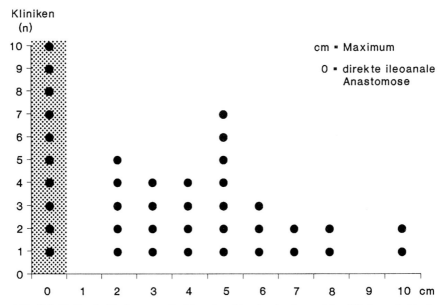

Abb. 8.5. Nationale Umfrage zur Proktomukosektomie. An den meisten Kliniken wird in der Regel eine begrenzte Mukosektomie über 3–5 cm durchgeführt. Nicht wenige Kliniken haben dabei auch Erfahrung mit der direkten pouchanalen Anastomose ohne Mukosektomie *(schraffiert)*. Ein Punkt repräsentiert im Diagramm jeweils eine Klinik

men werden. Ob hieraus Konsequenzen folgen, muß die Zukunft zeigen. Die Operationsverfahren sind dann weniger den Durchzugsverfahren als vielmehr den tiefen anterioren Resektionen zuzuordnen. In der Kinderchirurgie würde dem etwa eine Rehbein-Operation (s. S. 15) – kombiniert mit totaler Kolektomie und Reservoirvorschaltung – entsprechen.

Abbildung 8.5 zeigt die Ergebnisse unserer Umfrage in der Bundesrepublik Deutschland 1988 [344]: In den meisten Kliniken wird eine begrenzte Mukosektomie über 2–5 cm durchgeführt, nicht wenige haben jedoch bereits Erfahrung mit direkter pouchanaler Anastomose ohne Proktomukosektomie.

8.2.2 Rekonstruktive Phase

Mobilisation des Dünndarmes

Normalerweise ist das Ileum durch fetale Adhäsionen im rechten Unterbauch fixiert. Diese müssen bis zum Ursprung der Mesenterialwurzel über das Duodenum und den Pankreas mobilisiert werden (Abb. 8.6), um später eine spannungsfreie ileo- bzw. pouchanale Anastomose zu gewährleisten. Meist ist es daher notwendig, zusätzlich einzelne Äste der mesenterialen Gefäße zu durchtrennen.

Die Punkte höchster Spannung im Mesenterium bei kaudalem Zug sind abhängig vom gewählten Pouchdesign (Abb. 8.7). Bei der Konstruktion eines S-Pouches muß die A. ileocolica praktisch immer geopfert werden. Beim J-Pouch dagegen werden eine oder mehrere Arkaden der A. mesenterica superior teilweise durchtrennt, womit die Durchblutung des Dünndarmbeutels durch die erhaltene A. ileocolica mit sichergestellt wird [251]. Utsunomiya [369, 370] empfiehlt deswegen immer den Erhalt dieser Arterie, während nach Cohen [39] stets darauf verzichtet werden kann. Nach unserer Erfahrung ist jedoch der gezielte Erhalt bei der Kolektomie grundsätzlich von Vorteil, da er für das weitere Vorgehen größeren

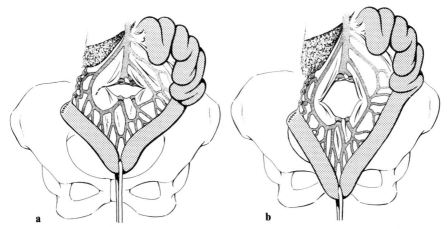

a   b

Abb. 8.6a, b. Mobilisierung des Ileums. Sämtliche fetalen Adhäsionen werden gelöst. Die Mobilisierung erfolgt über das Pankreas bis zur Gefäßwurzel

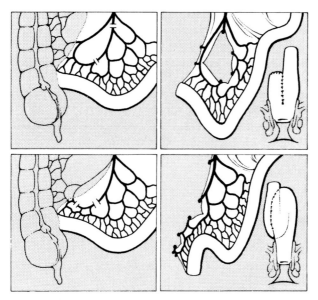

Abb. 8.7. Das Durchtrennen der mesenterialen Gefäßarkaden wird entsprechend dem späteren Pouchdesign durchgeführt. Meist kann die A. ileocolica erhalten bleiben. Dies ist für die gute Durchblutung des Ileumbeutels in vielen Fällen entscheidend. In der *oberen Reihe* ist das prinzipielle Vorgehen beim J-Pouch, in der *unteren Reihe* beim S-Pouch dargestellt

Spielraum läßt und der Erhalt dieser Arterie meist ohne besondere Mühe gelingt. Ihre Variationen sind in der Literatur beschrieben [163, 199]. Da Komplikationen im Bereich der pouchanalen Anastomose zu den problematischsten Situationen dieses Verfahrens gehören, ist das Sicherstellen einer guten Durchblutung von herausragender Bedeutung [284]. Durch die gezielte Durchtrennung einzelner Arkadenanteile können normalerweise 2–3 cm zusätzlicher Länge gewonnen werden.

Eine technische Hilfe bei der Präparation ist die Transillumination. Im Gegenlicht sind so die Gefäßarkaden im Mesenterium gut erkennbar, so daß die gezielte Freilegung und Durchtrennung erfolgen kann. Bei sehr adipösen Patienten (z. B. langdauernde Cortisonmedikation!) kann in Ausnahmefällen keine ausreichende Mobilisierung erreicht werden [81, 362]. Diese Patienten müssen von vornherein ein terminales Ileostoma erhalten. Dies war im eigenen Krankengut bisher einmal der Fall. Meist führt in diesen Situationen die sehr sorgfältige Entfettung des Mesenteriums mit Darstellung der Gefäße zur ausreichenden Verlängerung durch das fehlende Fett als „Hypomochlion"; gleichzeitig wird hierdurch die einzelne Skelettierung zur Verlängerung unter Durchblutungserhaltung erleichtert. Eventuell kann auch nach Gewichtsreduktion ein zweiter Versuch einer ileoanalen Rekonstruktion unternommen werden. Der Eingriff wird dann dreizeitig geplant und eine Teilkolektomie mit Loopileostoma durchgeführt (s. unten). Die Abb. 8.8a–c zeigt Beispiele mit intraoperativer Durchtrennung ausgewählter Gefäßarkaden.

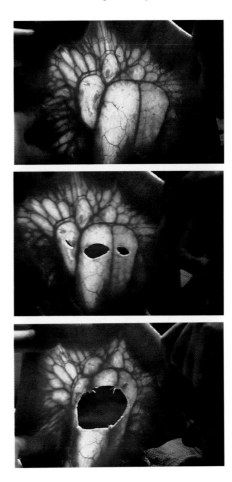

Abb. 8.8. Mit Hilfe der Transillumination werden die zu erhaltenden und evtl. durchtrennbaren Gefäße des Mesenteriums dargestellt. Die Durchtrennung soll eine möglichst weitgehende Mobilisierung und damit spannungsfreie Anastomose im Bereich des kleinen Beckens gewährleisten

Nach der Untersuchung von Smith et al. [334] gelingt die spannungsfreie Anastomose, wenn der Pouch 6 cm über die Symphyse reicht. Sind es nur 2 cm, gelingt eine Anastomose mit noch tolerabler Spannung nur in einem Drittel der Fälle. Nach unserer Erfahrung ist jedoch in aller Regel eine Mobilisierung 3–4 cm über die Symphyse ausreichend. Die Ergebnisse von Smith decken sich im wesentlichen mit den Angaben anderer Autoren [37, 39]. Nach ihren Untersuchungen reicht ein S-Pouch mit End-zu-End-Anastomose in der Regel leichter nach kaudal als ein J-Pouch. Hier mögen auch rassische Faktoren eine Rolle spielen, da Utsunomiya angibt, immer eine spannungsfreie Anastomose bei Erhalt der A. ileocolica durchführen zu können.

Eine weitere Hilfe zur Mesenterialverlängerung besteht in der Inzision des Peritoneums an den Punkten größerer Spannung ohne Durchtrennung von Gefäßarkaden [362]. Meist werden mehrere solcher Inzisionen angebracht, woraus ein zusätzlicher Längengewinn von 1–2 cm resultiert.

Folgende Methoden der Mesenterialverlängerung können angewandt werden:
- weitestgehende Mobilisierung aller fetalen Adhäsionen bis zur Wurzel der Gefäße über Duodenum und Pankreas;
- Durchtrennung von Anteilen mesenterialer Gefäßarkaden (evtl. mit Einfluß auf das Pouchdesign),
- Entfettung des Mesenteriums,
- Inzisionen des Peritoneums ohne Durchtrennung von Gefäßarkaden an den Punkten größter Spannung.

Pouchbildung

Ziel ist es, ein Ersatzstuhlreservoir zu schaffen, um so die bei direkter ileoanaler Anastomose unerträglich hohe Stuhlfrequenz zu senken [318, 350]. Die Pouchbil-

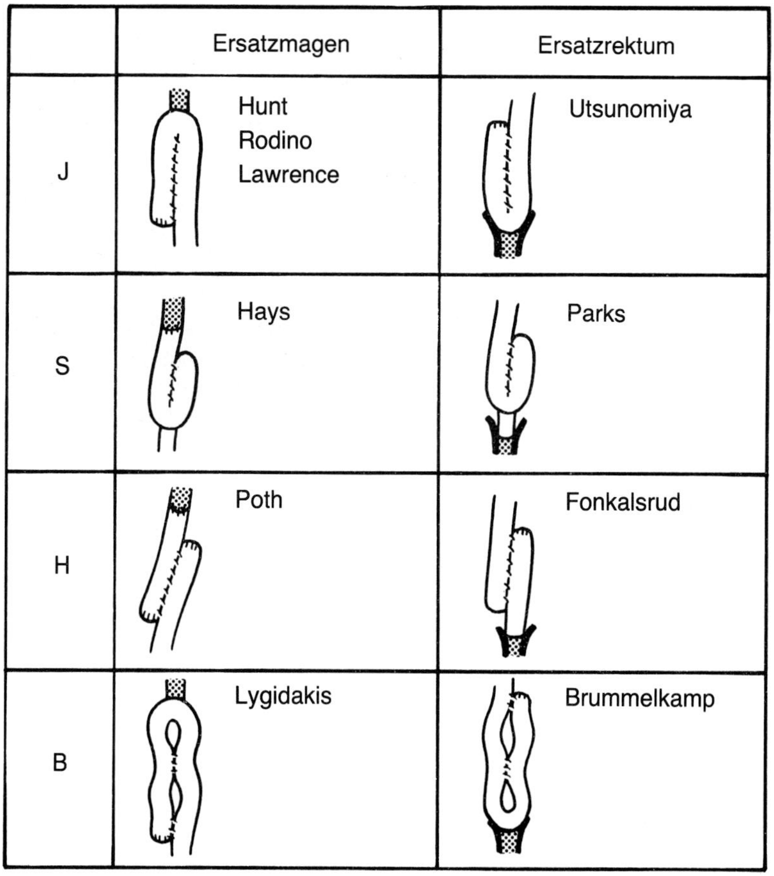

	Ersatzmagen	Ersatzrektum
J	Hunt Rodino Lawrence	Utsunomiya
S	Hays	Parks
H	Poth	Fonkalsrud
B	Lygidakis	Brummelkamp

Abb. 8.9. Vergleich einiger Reservoirformen. Sie können sowohl nach Gastrektomie beim Magen mit Jejunum als auch als Ersatzrektum aus Ileum im kleinen Becken nach Proktokolektomie gebildet werden

dung am Ileum ähnelt der des Jejunumersatzmagens [137], über dessen Entwicklung in Abschn. 2.2.3 berichtet wurde (Abb. 8.9). Für eine gute Funktion werden 2 Prinzipien als wesentlich angesehen:
1. Schaffung eines ausreichenden Reservoirvolumens,
2. Unterbrechung der orthograden Peristaltik [133].

Pouchvolumen

Das Volumen des Ersatzreservoirs ist zunächst konstruktionsbedingt. Utsunomiya fand, daß die Funktion (Stuhlfrequenz) abhängig ist von der Länge der verwendeten Dünndarmschenkel bei der Pouchkonstruktion. Er empfiehlt deswegen eine Seitenlänge von mindestens 20 cm beim J-Pouch [369]. Viele wählen eine Seitenlänge von 15–20 cm [10, 39]. Nicholls und Pezim [251, 252] zeigen, daß das verwendete Pouchdesign zur Optimierung des Volumens beiträgt. Der von ihnen entworfene sog. W-Pouch erfüllt nach der Meinung der Autoren die Bedingungen eines großen Volumens (Abb. 8.10) mit resultierender niedriger Stuhlfrequenz optimal.

Auch andere Autoren [13, 256] konnten zeigen, daß die Funktion vom Pouchvolumen abhängt; mit der Zeit wird eine Adaptation mit Ausweitung des Volumens beobachtet.

Unterbrechung der orthograden Peristaltik

Zwei Faktoren wirken additiv gegen die antegrade Dünndarmperistaltik (Abb. 8.11). Die Konstruktion eines Dünndarmbeutels erfordert lange Enteroanastomosen; dadurch wird die Kontinuität der Wandmuskulatur und der intramurale Nervenplexus unterbrochen. Zum anderen ist die Richtung der Peristaltik in einzelnen Pouchabschnitten gegenläufig, was bereits besonders intensiv von Kock [180] beim Design seines Reservoirs ausgenutzt wurde. Bei der Schaffung einer Ersatzurinblase war das „Niederdruckreservoir" eine besondere Bedingung.

Variationen des Pouchdesigns

Die in der Literatur mitgeteilten Pouchvarianten sind vielfältig (Abb. 8.12). Neben der Größe des Volumens spielen gegenläufige Peristaltik und Einfachheit der Konstruktion sowie die Sicherheit der Entleerung und eine problemlose pouchanale Anastomose eine Rolle. Reservoirtypen mit End-zu-End-pouchanaler Anastomose hatten v. a. in der Anfangszeit die Gefahr der unvollständigen Entleerung. Neben dem erhöhten Risiko einer Entzündung im Dünndarmbeutel [86, 252] sind bei solcher Konstruktion die Patienten dann gezwungen, ihr Reservoir wie bei der kontinenten Ileostomie mehrmals täglich über einen Katheter zu entleeren. Das Verfahren von Fonkalsrud [87] erlaubt die mehrzeitige Konstruktion des Reservoirs, in dem zunächst eine Schlinge von der Darmkontinuität ausgeschaltet und bei absolut sicherer Stuhldeviation in den Rektumcuff eingenäht wird. Allerdings erhöht sich so die Zahl der operativen Eingriffe mit jeweils erneutem Risiko. Im übrigen haben sich die bezüglich der Pouchkonstruktion

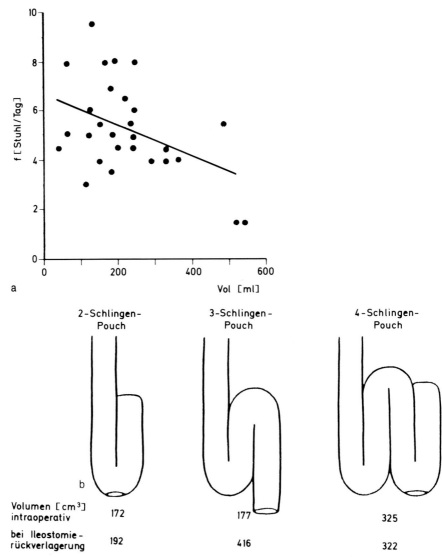

Abb. 8.10a, b. Abhängigkeit der postoperativen Stuhlfrequenz vom Pouchvolumen und Abhängigkeit des Pouchvolumens von der Pouchform. **a** Korrelation zwischen Pouchvolumen und Stuhlfrequenz beim J-Pouch 1 Jahr nach pouchanaler Anastomose ($n = 29$, $R = -0,406$; $p\,0,01$). Statistisch signifikant unterschiedlich bezüglich der Stuhlfrequenz war bei mehreren geprüften Parametern (Alter, Geschlecht, Antidiarrhoikaeinnahme, Aktivität der Erkrankung) außer dem Volumen nur die Diagnose des Grundleidens (Colitis ulcerosa gegenüber familiärer Adenomatosis: $5,8 \pm 0,4$ zu $4,4 \pm 0,2$). (Mod. nach Baker et al., zit. in [345]). **b** Pouchkonstruktion und -volumen nach Nicholls und Pezim (mod. in [345]). Die Autoren zeigen, daß die Konstruktion das Volumen mitbestimmt und nach ihrer Meinung das sog. W-Pouch bei optimalem Konstruktionsvolumen und günstigen Voraussetzungen zur spontanen Entleerung durch pouchanale Seit-zu-End-Anastomose gute Bedingungen für den funktionellen Erfolg bietet. Die deutliche Volumenzunahme beim S-Pouch zum Zeitpunkt der Ileostomarückverlagerung ist durch Pouchauslaßobstruktion bedingt

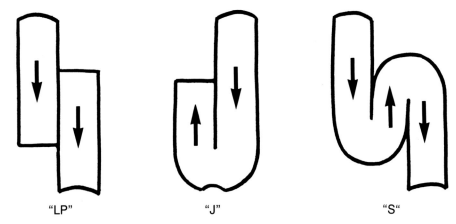

"LP"   "J"   "S"

Abb. 8.11. Die Peristaltikrichtung des Dünndarms und ihre Beeinflussung bei unterschiedlichen Reservoirformen

einzeitigen Vorgehensweisen als ausreichend sicher erwiesen. Sie wurden in letzter Zeit auch von Fonkalsrud [86] übernommen.

Eine Sonderform der Reservoirbildung ist die Längsmyotomie nach Imhof und Schmidt [150, 151]. Durch gezieltes Abpräparieren eines Streifens aus der gesamten muskulären Darmwand bei intakt gehaltener Mukosa wird eine gezielte Schwächung der Darmwand erreicht. Dies führt zur Ausweitung des betroffenen Darmabschnittes und somit in der Folge zum Ausbilden eines Reservoirs mit entsprechender Funktion.

Trotz der Vielfältigkeit der vorgestellten Reservoirdesigns in der Literatur sind für die praktische Auswertung nur wenige Varianten von Bedeutung [86] (Tabelle 8.2). Weitaus am häufigsten wird der J-Pouch ausgeführt. Sowohl die Zahlen der internationalen Literatur als auch die Ergebnisse einer Umfrage in der Bundesrepublik Deutschland zeigen diese Tendenz.

Verschiedene Pouchdesigns führen nach mehreren Studien zu vergleichbaren funktionellen Resultaten [81, 167, 220, 284, 320, 345]. Dies widerspricht in gewisser Weise den Befunden von Nicholls [251, 252] und anderen [86].

Bei Pouchformen mit echtem Pouchauslaß zur End-zu-End-pouchanalen Anastomose ist darauf zu achten, daß dieser 1 bis maximal 2 cm nicht überschreitet

Tabelle 8.2. Pouchdesign

Design	Literatur $n = 1807$	Nationale Umfrage $n = 409$	Eigene Erfahrungen $n = 78$
J-Pouch	1228	302	74
S-Pouch	407	90	3
H-Pouch	97	1	–
W-Pouch	75	13	–
Andere	–	3	1

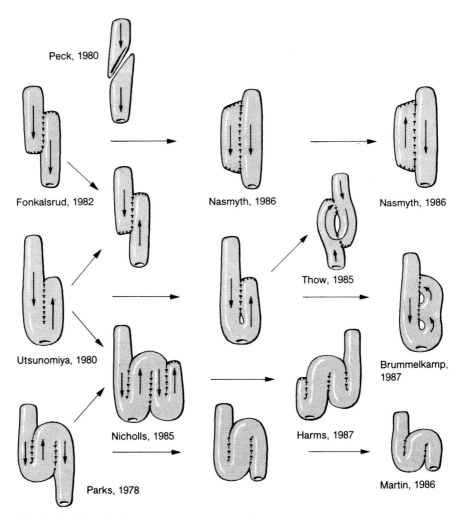

Abb. 8.12. Schematische Darstellung von in der Literatur mitgeteilten Möglichkeiten in der Pouchkonstruktion. Die zahlreichen Varianten deuten darauf hin, daß eine absolut befriedigende Lösung für die Pouchoperation bisher nicht gefunden wurde

[213, 284], um Entleerungsprobleme und weitere Komplikationen [198, 347] später zu vermeiden. Dies gilt v. a. für den S-Pouch und den lateralen oder H-Pouch von Fonkalsrud. Eine früher häufige Komplikation war hier die Notwendigkeit der Intubation zur Entleerung [251].

Eigene Verfahrenswahl

Wir wenden als Standardverfahren im Rahmen der IAP ebenfalls einen J-Pouch an. Er wurde zum Teil mit Steg, wie von Utsunomiya [129, 134, 370]

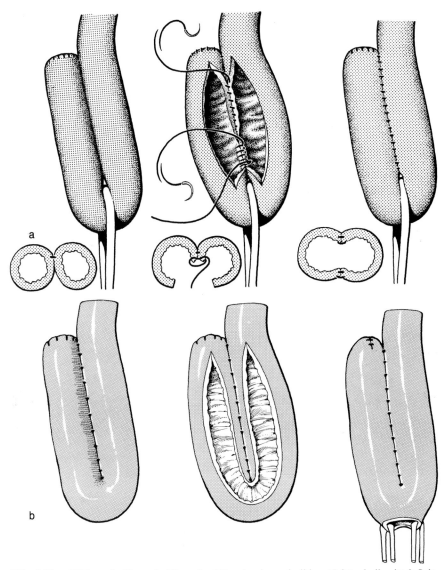

Abb. 8.13. a Bildung der Doppelschlinge des J-Pouches in zweireihiger Nahttechnik mittels Seit-zu-Seit-Anastomose. Wird der Zügel belassen und die Zirkumferenz am Pouchapex nicht vollständig umschnitten, entsteht im Pouch ein Steg. **b** J-Pouchbildung mit Umschneidung im Bereich des Apex. Hierdurch wird vermieden, daß durch das Pouchvolumen ein Steg zieht

beschrieben, und seit 1988 ohne Steg [355] hergestellt (Abb. 8.13). Der Steg entsteht durch das Belassen eines Zügels im Bereich des Pouchapex und die nur partielle Eröffnung der beiden Dünndarmschenkel. Wir sind der Meinung, daß der J-Pouch einfach und problemlos zu konstruieren ist und eine ausreichende Funktion ergibt. Er ist fast immer ausführbar.

Aus folgenden Gründen halten wir eine Seitenlänge der Pouchschenkel von 15 cm für ausreichend:
- Eine Stuhlgangsfrequenz von 4- bis 6mal pro Tag ist mit Hilfe eines solchen Reservoirs erreichbar, so daß der normale Tagesablauf nicht wesentlich gestört wird.
- Ein kleineres Reservoir entleert sich gut, so daß die Gefahr einer Stuhlstase mit der Gefahr einer erhöhten Inzidenz von Pouchitiden vermieden wird. Die Folgen einer langdauernden Stuhlansammlung im Dünndarm können bisher noch nicht sicher abgeschätzt werden.
- Wie die Untersuchungen anderer Autoren zeigen, besteht zwar eine Korrelation zwischen Pouchvolumen und Stuhlfrequenz, die erhebliche Streuung der Werte zeigt jedoch, daß zahlreiche andere Faktoren für die Funktion ebenfalls von Bedeutung sind. Die primäre absolute Größe des Stuhlreservoirs sollte deshalb nicht überschätzt werden, insbesondere da mit der Zeit mit einer Adaptation des Volumens zu rechnen ist [81].

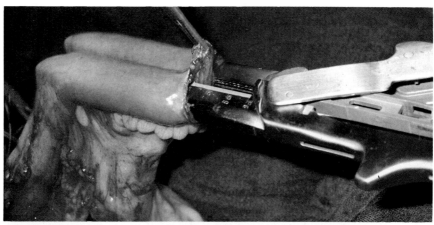

Abb. 8.14a

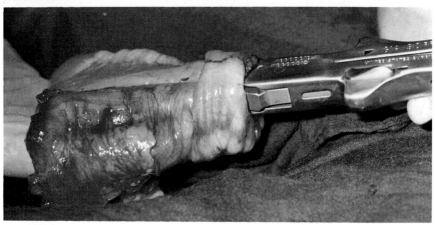

Abb. 8.14b

– Wird im weiteren Verlauf durch Komplikationen eine Exstirpation des Pouches notwendig, so wird ein unnötiger Dünndarmverlust vermieden.

Nur in wenigen Fällen legten wir bei unseren Patienten einen S-Pouch anstelle eines sonst üblichen J-Pouches an, da sonst eine Anastomose spannungsfrei nicht gewährleistet erschien. Vollständig limitierende Probleme bezüglich der Mesenteriallänge sind jedoch insgesamt selten.

In einem Fall haben wir eine Myotomie, wie von Imhof [150] und Bielecki et al. [151] beschrieben, durchgeführt. Auch hier war das postoperative funktionelle Ergebnis mit dem der anderen Patienten mit Pouchoperation vergleichbar.

Auswahl der Ileumschlinge für das Reservoir

Der Apex des Pouches wird u. a. so gewählt, daß sich einschließlich der oben beschriebenen Maßnahmen zur Mesenterialverlängerung eine möglichst gute Verlagerbarkeit des Beutels in das kleine Becken ergibt, um eine spannungsfreie Anastomose zu ermöglichen.

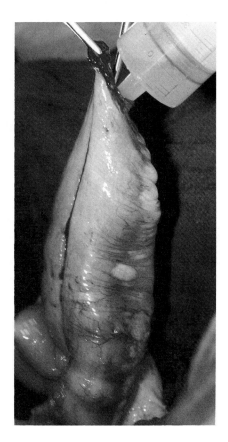

Abb. 8.14a–c. Bildung eines J-Pouches mittels des Handnähapparates. Über eine Öffnung im Bereich des späteren Pouchapex wird der 90-mm-Stapler das erste Mal so abgeschossen, daß das Mesenterium mit den ernährenden Gefäßen nicht im Bereich der Naht zum Liegen kommt. Danach wird der bisher gebildete Pouch über den nächsten Nähapparat aufgefädelt und die Maschine erneut abgeschossen (**b**). Es entsteht so ein Reservoir, dessen Größe und Dichtigkeit durch Füllung mit physiologischer Kochsalzlösung geprüft wird

Wenngleich prinzipiell in der Literatur eine Tendenz zur Konstruktion eines großen Reservoirs primär angestrebt wird, wie es v. a. beim W-Pouch von Nicholls [252] und seinen Variationen [68, 117, 167] der Fall ist, gibt es jedoch Autoren, die prinzipiell ein kleines Reservoir für sinnvoll erachten [213].

Nahttechnik bei der Pouchbildung

In den ersten Jahren haben wir die J-Pouchbildung ausschließlich in konventioneller Handnahttechnik ausgeführt. Die Naht erfolgte 2reihig fortlaufend mit einer Schicht Mukosanaht und einer seromuskulären Nahtreihe (3–0 Polyglykolfaden). Nach Utsunomiyas Vorschlag wurde dabei ein „Steg" belassen (s. Abb. 8.13) oder aber – nach dem Vorschlag der Mayo-Klinik – ein Pouch ohne Steg ausgeführt (Abb. 7.10).

Die Handnaht wurde anfänglich von den meisten Chirurgen favorisiert. Inzwischen setzt sich die Anwendung von Nahtgeräten für die Beutelbildung zunehmend durch [18, 25, 86, 361]. Ihr Vorteil liegt v. a. in der Zeitersparnis. Bei korrekter Bedienung ist ihre Verwendung problemlos. Nach Festlegen des Apex wird eine Inzision des Ileums mit der elektrischen Nadel dort durchgeführt. Danach werden die beiden Hälften des Staplers getrennt in die Dünndarmschenkel eingeschoben und verschlossen. Der Assistent hält die beiden Schenkel dabei so, daß der Zeigefinger auf dem Mesenterium liegt und dieses nach unten drückt, so daß beim Auslösen der Klammern und des Messers ausschließlich Darmband erfaßt wird (Abb. 8.14 a–c). Da ein Stapler nicht für die gesamte Pouchlänge ausreicht, wird der Vorgang wiederholt und der bereits fertiggestellte Abschnitt über den 2. Stapler aufgefädelt.

Der zuführende Dünndarmschenkel wird dann mit einer weichen Darmklemme verschlossen, das Reservoir mit physiologischer Kochsalzlösung gefüllt und die Dichte der Naht geprüft. Bei 15 cm Seitenlänge hat der Pouch ein Fassungsvermögen von ca. 200 ml. Erkennbare Blutungen werden durch Elektrokoagulation oder Durchstichligatur gestillt. Dies ist bei den nun sich selbst adaptierenden Staplern in der Regel nicht mehr notwendig. Es besteht auch die Möglichkeit, durch mehrfache Enterotomien Stapler in die Dünndarmschenkel des Pouches einzuführen [355, 369]. Mit den neuen Staplern erspart man sich jedoch die zusätzlichen Einschnitte. Der umgeklappte Schenkel des „J" sollte ganz in den Pouch einbezogen sein, um Komplikationen durch Torquieren zu vermeiden [287].

Bei der Bildung anderer Pouchformen wird entsprechend vorgegangen. Je komplizierter das Design, um so weniger sinnvoll erscheint die Verwendung von Staplern.

Tabelle 8.3. Nahttechnik bei der Pouchbildung

Nationale Umfrage	Handnaht	Handnaht/ Staplernaht	Stapler- naht	Fehlende Angaben
Von 37 Kliniken (IAP, $n = 409$)	21	5	10	1
Eigene Erfahrung (IAP, $n = 78$)	46	32		

Eine Umfrage an größeren chirurgischen Kliniken der Bundesrepublik Deutschland im Jahre 1988 [344] ergab, daß von 37 Kliniken mit insgesamt 409 durchgeführten IAP an 21 Abteilungen ausschließlich die Handnahttechnik ausgeführt worden war, an 5 Abteilungen waren beide Verfahren zum Einsatz gekommen, und 10 weitere Kliniken hatten ausschließlich Klammernahtgeräte (Tabelle 8.3) benutzt.

Pouchanale Anastomose (Abb. 8.15 a–e)

Nach Fertigstellen des Dünndarmreservoirs wird dieses in den Rektumcuff eingeführt.

Hierzu wird entweder der Zügel mittels einer transanal eingeführten Klemme gefaßt, oder die für die Anastomose vorgesehene Öffnung am Apex wird mit 2 Ellis-Klemmen fixiert und der Pouch unter gleichzeitigem, vorsichtig unterstützendem Schieben von kranial nach unten durchgezogen. In der Anfangszeit haben

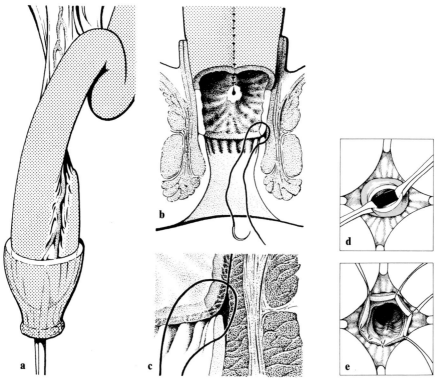

Abb. 8.15a–e. Pouchanale Anastomose. Nach Einzug des Pouches in den Rektumcuff (**a**) erfolgt die Anastomosierung durch Einzelknopfnähte (**b, c**), bei denen zunächst Schleimhaut des Analkanals, dann ein Biß Sphinktermuskulatur und die allschichtige Pouchwand gestochen wird. Es werden in der Regel ca. 16 Nähte für die Zirkumferenz benötigt (**d, e**)

wir den Pouch routinemäßig um 180° rotiert [39, 131]; wir halten dies jedoch nicht mehr für unbedingt notwendig. Der Dünndarmbeutel soll sich zwanglos der Sakralhöhle anpassen, und das Mesenterium darf nicht komprimiert werden. Die pouchanale Anastomose muß sich spannungsfrei ausführen lassen.

Wir führen für die Anastomose eine 3-Punkt-Naht durch, wobei nach der Mukosa des Analkanals in Höhe der Linea dentata ein kräftiger Biß Sphinktermuskulatur gefaßt und anschließend die Dünndarmwand allschichtig gestochen wird. Wir legen die Einzelnähte im Uhrzeigersinn zunächst vor. Es werden in der Regel 12–16 Stiche benötigt. Zum Knüpfen werden die Gelpi-Sperrer partiell geschlossen und nach jeweiligem Knoten der halben Zirkumferenz sukzessiv entfernt. Wir prüfen die Naht vor dem Abschneiden der Fäden mit dem Finger. Nach Kappen der Fäden steigt die Naht automatisch nach oben. Das Mesenterium des Pouches wird zur Vermeidung einer inneren Hernie am Retroperitoneum fixiert.

Andere Autoren [23, 25, 72, 119, 160, 263, 294, 385] führen auch diese Anastomose in Staplertechnik durch. Zweifelsohne ist hier eine weitere Zeitersparnis möglich. Abgesehen von den Kosten eines Klammernahtgeräts, bevorzugen wir jedoch in dieser Position weiterhin – wie auch andere Arbeitsgruppen [355] – die Handnaht; und zwar aus folgenden Gründen:

– Eine Anastomosenstriktur ist nach Staplerbenutzung eher möglich und benötigt zusätzliche Therapie.
– Gravierender erscheint uns die Tatsache, daß septische Komplikationen im Anastomosenbereich immer noch zu den häufigsten und schwerwiegendsten Problemen der IAP gehören und sich hier Klammern als Fremdkörper ungünstig auf den weiteren Verlauf auswirken.

Die bereits erwähnte Umfrage an 37 deutschen chirurgischen Kliniken [344] ergab, daß die überwiegende Zahl die Handnaht bei der pouchanalen Anastomose favorisiert (Tabelle 8.4).

Tabelle 8.4. Nahttechnik bei pouchanaler Anastomose

Nationale Umfrage	Handnaht	Handnaht/ Staplernaht	Stapler- naht	Fehlende Angaben
Von 37 Kliniken	31	2	1	3

Eigene Erfahrung: Alle pouchanalen Anastomosen in Handnahttechnik

Drainage

Bei der Proktokolektomie mit Ileumpouchbildung und pouchanaler Anastomose entstehen große Wundflächen. Meist wird deswegen eine Drainage für sinnvoll erachtet. Sie hat unterschiedliche Ziele und wird äußerst variabel ausgeführt (Abb. 8.16).

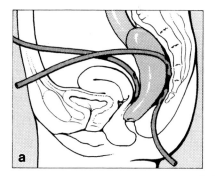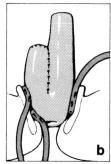

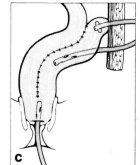

Abb. 8.16a–c. Die in der Literatur mitgeteilten Möglichkeiten der Drainage bei Pouchoperationen. **a** Möglichkeit in der extraluminalen Positionierung. **b** Drainage des Rektumcuffs. **c** Intraluminale Drainage. Wir führen z. Z. routinemäßig eine transabdominale ausgeleitete Drainage des kleinen Beckens mit 2 weichen Silikondrainagen, die in der Sakralhöhle bzw. dem Douglas-Raum plaziert werden (s. **a**), durch

Drainage der Bauchhöhle

Hierzu finden weiche Silikondrainagen oder Redon-Saugdrainagen Anwendung. Entweder wird der tiefste Punkt im Bereich des ehemaligen Douglas-Raumes oder präsakral drainiert. Die Drainagen werden meist durch die Bauchdecke gelegt [10, 39], gelegentlich perineal ausgeführt. Wir selbst legen 2 weiche Vollrohrdrainagen (Nr. 20–26) rechts und links neben den Pouch in die Sakralhöhle und leiten sie im linken Unterbauch aus. Die Drainagen werden am 6. Tag postoperativ gezogen. Bei Fällen von intrapelviner Infektion muß die Ableitung selbstverständlich entsprechend länger in situ verbleiben.

Drainage des Rektumcuffs

Zur Vermeidung einer Hämatombildung aus den Wundflächen nach Mukosektomie wurde zur Prävention eines konsekutiven Abszesses eine Drainage zwischen Pouch und Rektumcuff für sinnvoll erachtet. Hier kann prinzipiell ebenfalls transabdominal oder perineal [82, 86] ausgeleitet werden. Auch wir führten zunächst eine solche Ableitung durch. Die jetzt jedoch übliche begrenzte Mukosektomie macht diese Ableitung unnötig. Außerdem sahen wir in einem Fall, daß die Spitze einer transabdominal ausgeleiteten Drainage die Pouchwand durch Drucknekrose durchbohrte und selbst zu einer septischen Komplikation führte. Im übrigen halten wir perineale Ableitungen von Drainagen im Rahmen der Pouchoperation für ungünstig, da ein zu hohes Infektionsrisiko besteht.

Intraluminale Pouchdrainagen

Manche Autoren empfehlen die konsequente Drainage des Pouches [82, 361] durch intraluminale Ableitungen, gelegentlich Kombination mit täglicher Spülbehandlung. Bei vorgeschaltetem Ileostoma ist dies unnötig, da die Patienten die meist geringen Schleim- und Sekretabsonderungen rasch und mühelos peranal entleeren können. Falls überhaupt, halten wir eine Easy-flow-Drainage peranal für die adäquate Ableitung. Für eine primäre transabdominale intraluminale Pouchdrainage [82] sehen wir keine Indikation.

Protektive Ileostomie (Abb. 8.17)

Loopileostoma

Die meisten Autoren legen im Rahmen der Pouchoperation ein protektives Loopileostoma möglichst nahe am Pouch, aber ohne Spannung über das Mesenterium an [18, 39, 57, 147, 228, 251]. Entsprechendes bestätigte auch unsere nationale Umfrage im Juni 1988 [344] (Tabelle 8.5).

Tabelle 8.5. Protektive Ileostomie bei IAP

Nationale Umfrage	Routineileostomie	IAP ohne Ileostomie	Fehlende Angaben
37 Kliniken (IAP, $n = 409$)	35	1	1

Eigene Erfahrung: Routinemäßige protektive Schlingenileostomie bei IAP

Als Standardverfahren wählen wir die nicht gedrehte Dünndarmschlinge, um den ausgeschalteten abführenden Schenkel so kurz wie möglich zu halten. Der zuführende Schenkel kommt dabei kranial zu liegen (Abb. 8.17). Auch die konventionell gedrehte Ileostomie ist bei spannungsfreier Lage vertretbar. Die funktionellen Unterschiede bezüglich der Resorptionsleistung sind minimal. Dagegen bedeutet bei vielen Patienten das Hinzukommen des ausgeschalteten Dünndarmschenkels bei der Ileostomarückverlagerung später einen merklichen funktionellen Gewinn.

Das Schlingenstoma wird, wie von Turnbull [365] angegeben, über einem Reiter erhaben angelegt. Durch Eversion über der zuführenden Schlinge sind Probleme der Hautirritation, die bei flacher Ileostomie auftreten, meist zu vermeiden.

Daß eine Loopileostomie den gewünschten Schutz bringt, konnten Williams et al. [387] beweisen.

Terminale Ileostomie

Eine weitere Möglichkeit der protektiven Ableitung ist die Anlage eines konventionellen terminalen Brooke-Ileostomas nach Durchtrennen des Ileums und blin-

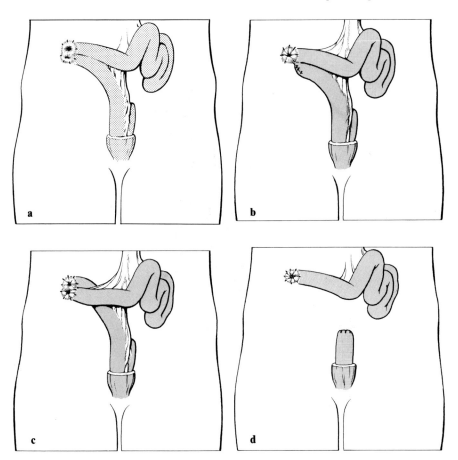

Abb. 8.17a–d. Protektives Ileostoma nach IAP. **a** Protektives, nicht gedrehtes Loopileostoma, um die Ausschaltung von Ileum aus der Passage möglichst gering zu halten. **b** Konventionelles gedrehtes Loopileostoma mit zuführender Schlinge kaudal positioniert. **c** Terminales koventionelles Brooke-Ileostoma. Der blindverschlossene ableitende Schenkel wird in Stomanähe fixiert. **d** Terminales Ileostoma beim ersten Schritt der lateralen Pouchbildung nach Fonkalsrud

dem Verschluß des abführenden Schenkels [86, 213]. Der blinde Schenkel wird dabei stomanah subkutan angeheftet, um bei der Rückverlagerung leicht auffindbar zu sein [314].

Einen Sonderfall stellt das mehrzeitige Vorgehen nach Fonkalsrud dar [82, 87], bei dem zunächst nur eine Dünndarmschlinge nach kranial blind verschlossen End-zu-End ileoanal anastomosiert wird. Der übrige Dünndarm wird danach terminal ausgeleitet und anschließend die Kontinuität durch laterolaterale Ileostomie wiederhergestellt. Der neugebildete Pouch kann dann wiederum durch ein Loopileostoma geschützt werden.

Ileostomarückverlagerung

Üblicherweise erfolgt die Stomarückverlagerung und damit die endgültige Kontinuitätswiederherstellung 2–3 Monate nach IAP [110]. Zum Teil wird eine frühere Rückverlagerung empfohlen, gelegentlich durch den Verlauf erzwungen.

Ileostoma: Für und Wider

Auf einzelne Komplikationen im Rahmen der Ileostomie wird weiter unten näher eingegangen, insgesamt jedoch überwiegen u. E. die Vorteile eines protektiven Stomas. Es gibt noch eine interessante psychologische Beobachtung: Gerade das Sammeln von Erfahrungen mit einem künstlichen Ausgang ist für die zunächst vorhandene ablehnende Haltung der Patienten von großer Wichtigkeit. Sollte bedauerlicherweise im weiteren Krankheitsverlauf doch ein endgültiger künstlicher Ausgang notwendig werden, wird dies in der Regel dadurch viel leichter akzeptabel sein. Auf der anderen Seite ist die körperliche Erholung der im Rahmen der Grunderkrankung z. T. erheblich geschwächten Patienten nach der Kolektomie bemerkenswert. Sie geht mit einer psychischen Stabilisierung einher, so daß die nach der Rückverlagerung auftretenden Probleme durch die zunächst erhöhte Stuhlfrequenz leichter gemeistert werden können.

Gründe, die *für die Anlage* eines Ileostomas sprechen:
- Protektion der ileoanalen Anastomose,
- Vermeidung der zusätzlichen Belastung durch postoperativ erhöhte Stuhlfrequenz und perianales Wundsein nach der ausgedehnten IAP,
- rascher Kostaufbau mit Ingangkommen des Ileostomas,
- erste Adaptation des Dünndarms an die veränderte Physiologie nach Proktokolektomie („Eindicken"),
- psychische Verarbeitung und physisches Training einer Kunstafterversorgung.

Gründe, die *für das Nichtanlegen* eines Ileostomas sprechen:
- keine stomaassoziierten Komplikationen,
- Vermeidung der Konfrontation mit einem Kunstafter,
- einzeitiges Vorgehen möglich.

Ein Teil der Autoren führt primär die IAP immer oder in ausgewählten Fällen ohne protektives Ileostoma durch [68, 230, 355, 361]. Auf diese Weise sollen ein operativer Schritt sowie mögliche Stomakomplikationen [73] vermieden werden. Auch hier wird über zufriedenstellende Ergebnisse berichtet. Die Anwendung eines inneren Bypass zum Anastomosenschutz [302] wurde exemplarisch mitgeteilt, konnte sich aber beim ileoanalen Pouch nicht durchsetzen.

Allgemeine Daten (Tabelle 8.6)

Bei den bisher von uns durchgeführten IAP dauerte der Eingriff durchschnittlich 4,5 h (Minimum 3 h) Operationszeit. Der präoperative Aufwand ist sehr unterschiedlich und wird wesentlich von vorausgegangenen Eingriffen mitbestimmt (s.

Tabelle 8.6. Durchschnittswerte allgemeiner Daten bei IAP

	Colitis ulcerosa	Familiäre Adenomatosis
Operationszeit [min]	277 (180–345)	280 (205–380)
Blutverlust (geschätzt) [ml]	931 (400–2000)	1147 (400–4300)
Erythrozytenkonzentration [ml]	1116 (300–3500)	1008 (350–2800)
Fresh-frozen-Plasma [ml]	782 (250–2100)	970 (250–1500)
Intensivüberwachung (Tage)	1,4 (0–4)	1,45 (0–4)
Stationärer Aufenthalt (Tage)	27,4 (16–66)	29,6 (18–48)

Kap. 8.4). Der aufgetretene Blutverlust war ebenfalls sehr schwankend und lag bei durchschnittlich 1 l pro Patient. Die in Tabelle 8.6 aufgeführten Werte sind allerdings retrospektiv erhoben und beruhen auf den Angaben der Anästhesieprotokolle. Die Tendenz, den registrierten Verlust durch Erythrozyten auszugleichen, ist durch die bewußter gewordenen Infektionsrisiken seit Mitte der 80er Jahre deutlich rückläufig. Ein Hb-Wert von 8,0 g/dl wird heute bei einem jüngeren Patienten problemlos toleriert.

Nach dem ausgedehnten operativen Eingriff werden unsere Patienten in der Regel kurzfristig auf der Intensivstation überwacht. Eine echte Intensivbehandlung war jedoch im Rahmen der eigentlichen Pouchoperation nie notwendig. Eine unserer Colitis-ulcerosa-Patientinnen mußte jedoch wegen einer generalisierten Sepsis mit nachfolgender ausgeprägter hämorrhagischer Pouchitis nach einer Anastomosenkomplikation bei der Stomarückverlagerung 2½ Wochen künstlich beatmet und intensivtherapiert werden. Unter hohen Antibiotikadosen und Cortisongaben stabilisierte sich ihr Zustand; heute ist die Patientin mit guten funktionellen Ergebnissen völlig rekonvalesziert. Der stationäre Aufenthalt insgesamt während der Pouchoperation betrug im Durchschnitt 4 Wochen (Minimum 2½ Wochen).

8.3 Strategie für Notfälle und bei Patienten mit hohem Risiko

Das toxische Megakolon ist die typische und schwerwiegendste Komplikation bei Colitis ulcerosa – aber keineswegs die einzige. Während früher lebensrettende Maßnahmen ganz im Vordergrund standen, muß heute von Anfang an gleichzeitig an die endgültige Versorgung, d. h. die kontinenzerhaltende Proktokolektomie gedacht werden. Das weitere chirurgische Vorgehen muß also schon beim Ersteingriff in die chirurgisch-taktische Planung mit einbezogen werden [346].

8.3.1 Notfallsituation

Die Häufigkeit der einzelnen Notfallsituationen ist am eigenen Krankengut in Tabelle 4.2 dargestellt. In den meisten Fällen mit Colitis ulcerosa lag bei Notfallsituation ein toxisches Megakolon vor. Erheblicher Blutverlust oder Perforation waren selten eine Notfallindikation im Gegensatz zu anderen Kollektiven [11]. Die Literaturangaben sind unterschiedlich [105, 106]. Alle Patienten mit familiärer Adenomatosis coli sind in unserem Krankengut elektiv operiert worden, wenngleich auch hier über Notfälle berichtet wird.

Chirurgische Taktik

Beim toxischen Megakolon wie auch bei profusen Blutungen ist die Entfernung des erkrankten Organs die Therapie der Wahl. Hierdurch wird der toxische Herd

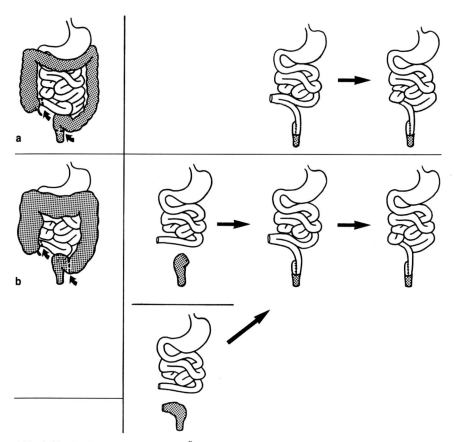

Abb. 8.18a, b. Strategie im Notfall: **a** Übliches zweizeitiges Vorgehen bei der ileoanalen Pouchbildung mit vorübergehendem protektivem Ileostoma im Regelfall. **b** Im Notfall erfolgt im ersten Schritt die subtotale Kolektomie mit Blindverschluß des Rektums oder Ausleiten einer Sigmaschleimfistel. Die nächsten Schritte folgen dann weiter wie im Regelfall

bzw. die Blutungsursache beseitigt. Die Anlagen mehrerer "blow holes" nach Turnbull halten wir nicht für günstig, da der Eingriff einer Kolektomie vergleichbar wird und dabei das toxische Organ in situ verbleibt. Um das Kontinenzorgan bei Notfalleingriffen nicht zu beschädigen, wird – wenn irgend vertretbar – eine Hartmann-Situation angelegt mit Blindverschluß des Rektums und Ileostomaanlage oder Ausleitung des Enddarmes durch eine Sigmaschleimfistel (Abb. 8.18). Die Anlage einer Schleimfistel hat den Vorteil, daß ggf. problemlos lokale Cortisonapplikationen durchgeführt werden können [369].

Nach der Stabilisierung des Patienten wird nun die Restkolektomie mit Proktomukosektomie und Pouchanlage durchgeführt. Das Stoma wird als Loopileostoma neu angelegt. Der weitere Ablauf entspricht dem der elektiv operierten Patienten.

Die Häufigkeit der mehrzeitigen Kolektomie bei späteren Pouchpatienten im eigenen Kollektiv wurde bereits in Tabelle 4.5 dargestellt.

Ileostomaanlage

Gewöhnlich wird eine klassische Brooke-Ileostomie im Notfall angelegt. Dies hat jedoch den Nachteil, daß hierbei die A. ileocolica in vielen Fällen gefährdet ist.

Wir bevorzugen deswegen – wie von Utsunomiya bzw. Turnbull vorgeschlagen [369] – auch im Notfall die präterminale Schlingenileostomie und achten bei der Kolektomie sorgfältig auf den Erhalt dieses Gefäßes. Im nächsten Schritt können dann die beiden Dünndarmschenkel problemlos anastomosiert und der Beutel gebildet werden. Das ehemalige Stoma wird verschlossen oder ileoanal anastomosiert (Abb. 8.19). Erscheint im späteren Verlauf bei der Therapie von Komplikationen die Neuanlage eines Dünndarmausgangs nach ileoanalem Pouch wiederum notwendig, entscheidet über terminale Ileostomie mit distalem Blindverschluß des

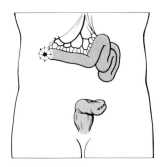
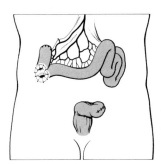
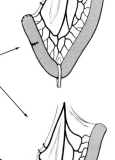

Abb. 8.19a, b. Ileostomaanlage in der Notfallsituation: **a** Beim konventionellen Brooke-Ileostoma besteht ein Risiko für den Verlust der A. ileocolica. **b** Bei der "Loop-Endileostomie" kann die A. iliocolica problemlos geschont werden. Bei der späteren Pouchoperation wird das ehemalige Stoma entweder verschlossen oder bei günstiger Positionierung im späteren Pouchapex für die pouchanale Anastomose benützt

Pouches oder proktektives Schlingenstoma der erwartete Verlauf. Nur in sehr schwierigen Fällen halten wir den Blindverschluß für angemessen.

8.4 Einfluß von Vorbehandlungen und Voroperationen auf die operative Taktik

Eine ganze Reihe von Situationen kann Einfluß auf die operative Taktik bei IAP nehmen:

Intraabdominale Eingriffe

1. Erschwerung der Dünndarmmobilisation:
   - einfache Adhäsion,
   - Vernarbung nach Peritonitis,
   - Schrumpfung des Mesenteriums nach Voroperation/Entzündung,
   - Restabszesse,
   - Steroidadipositas,
   - Verlust von Darmlänge durch Resektion (z. B. Notfall),
   - Verlust der A. ileocolica.
2. Erschwerung der Rektummobilisation:
   - Zustand nach Mobilisation für Ileorektostomie,
   - Zustand nach Aszendoanostomie,
   - Vernarbung nach Douglas-Abszeß.
3. Verlust des großen Netzes:
   - z. B. bei Notkolektomie.

Transanale Eingriffe

1. Erschwerung der Mukosektomie:
   - jahrelange Fulguration von Polypen bei familiärer Adenomatosis,
   - erhebliche Proktitis bei Colitis ulcerosa.
2. Sphinkterbeeinträchtigung:
   - Vernarbung und iatrogene Läsionen bei Abszedierung und Fisteltherapie,
   - traumatische Läsion (z. B. Geburt),
   - Sphinkterverlust durch 1°-Proktektomie.

Reduzierter Allgemein- und Ernährungszustand
- Dauer und Schwere der chronisch-entzündlichen Darmerkrankung.

8.4.1 Intraabdominale Eingriffe

Erschwerung der Dünndarmmobilisation

Adhäsionen, wie sie nach jedem abdominalen Eingriff auftreten können, sind meist unproblematisch. Selbst wenn ausgedehnte Verwachsungen des Dünndarmes bestehen, können diese meist ausreichend gelöst werden, um die notwendige

Mobilität des Ileums für die Pouchbildung und Verlagerung zu erreichen. Nach Lösen der Adhäsionen wird prinzipiell vorgegangen, wie oben beschrieben.

Treten nach Voreingriffen septische Komplikationen mit Peritonitis auf oder waren solche (z.B. bei toxischem Megakolon) bereits Anlaß früherer Eingriffe, können erhebliche Verwachsungen und Vernarbungen, evtl. begleitet von Mesenterialverkürzungen, resultieren, so daß ohne erhebliche Gefährdung keine Chance zur ausreichenden Mobilisierung des Ileums besteht. Der Patient muß von vornherein über diese Problematik aufgeklärt werden. Der Eingriff wird dann als explorative Laparotomie bzw. mit der Anlage eines bleibenden Kunstafters abgeschlossen.

Nach septischen Komplikationen können selbst noch nach 3–5 Monaten Restabszesse, abgekapselt im Abdomen, vorhanden sein. So fanden wir z.B. bei einer 35jährigen Patientin nach notfallmäßiger Diskontinuitätsresektion bei toxischem Megakolon 4 Monate nach dem Ersteingriff noch kleine intermesenteriale Restabszesse bei der elektiven Pouchoperation. Leider war auch der spätere Verlauf bei dieser Patientin durch rezidivierende septische Komplikationen wie Wundinfekte und Fistelbildung im Bereich der pouchanalen Anastomose belastet. Wir empfehlen deswegen heute nach kompliziertem Verlauf eher eine längere Wartephase, um den so definitiven Schritt der IAP unter möglichst optimalen Verhältnissen durchführen zu können. In aller Regel besteht nur einmal die Möglichkeit, für den Patienten eine optimale kontinenzerhaltende Operation durchzuführen. Bei rezidivierenden septischen Komplikationen kann eine langdauernde Morbidität resultieren, und ein positives Endergebnis ist von vornherein in Frage gestellt. Zur Problematik septischer Komplikationen im Rahmen der IAP verweisen wir auch auf Abschn. 10.1.1.

Die langdauernde Cortisongabe bei chronischen Darmerkrankungen kann neben zahlreichen anderen Nebenwirkungen auch zu Steroidadipositas führen. Die innere Fettleibigkeit kann in Ausnahmefällen so ausgeprägt sein, daß ein rekonstruktiver Eingriff undurchführbar wird. Hier sollte erst eine subtotale Kolektomie durchgeführt werden, bis das Abklingen der Symptome der Cortisonmedikation einen erneuten Eingriff sinnvoll erscheinen läßt. Es sei darauf hingewiesen, daß manche Patienten nach Absetzen der systemischen Therapie auch auf lokal applizierte Steroide eine typische cushingoide Reaktion zeigen.

Bei einer Notfalloperation sollten Dünndarmresektionen, insbesondere des Ileums, wenn irgend möglich vermieden werden. Auch ungünstige Ausleitungen können hier problematisch sein, da später notwendige Darmlänge für die Mobilisierung fehlt. Wir möchten hier auf einen Fall mit foudroyantem Verlauf einer Colitis ulcerosa verweisen: Bei einer 34jährigen Patientin wurde ein Splitileostoma 10 cm vor der Bauhin-Klappe angelegt und gleichzeitig zusätzlich ein linksseitiges Kolostoma im Sinne eines "blow hole". Bei der rekonstruktiven IAP kam es durch das Fehlen dieser 10 cm mit begleitender A. iliocolica zu Problemen bei der Pouchbildung und Mobilisierung des terminalen Ileums. Es resultierten im späteren Verlauf septische Komplikationen im kleinen Becken.

Werden notfallmäßige Kolonresektionen insbesondere im Bereich des rechten Hemikolons notwendig, so sollte trotz evtl. bestehenden Zeitdrucks auf eine sorgfältige arterielle Präparation geachtet werden. Der Verlust der A. ileocolica kann in Einzelfällen eine erfolgreiche IAP zur Kontinenzresektion unmöglich machen. Wir führen in den entsprechend gelagerten Fällen präoperativ eine angiographische Untersuchung der mesenterialen Gefäße durch. Im einzelnen wird hierzu in Kapitel 7.1.3 (S. 77) berichtet.

Erschwerung der Rektummobilisation

Resektionen im Bereich des linken Hemikolons bzw. subtotale Resektionen mit Ileorektostomie machen vor der Anastomosierung häufig eine Mobilisierung des Rektums notwendig. Da dann die IAP bereits einen Zweiteingriff im Bereich des kleinen Beckens darstellt, kann aufgrund von Verwachsungen die Pouchoperation, besonders in der ablativen Phase, erschwert werden.

Gelegentlich wird der Verlust des Rektums bei Colitis ulcerosa durch ein zunächst unbefallenes Colon ascendens als Reservoir im Sinne einer Aszendoanostomie ersetzt [290]. Dieses theoretisch sinnvolle „Dickdarm"reservoir hat jedoch verschiedene Nachteile. Zum einen zeigt die Erfahrung, daß es häufig zu einer erneuten Exazerbation der Kolitis im erhaltenen Kolon kommt. Alle Verlaufsweisen wie chronisch-rezidivierender oder toxischer Verlauf sind möglich. Wird dann die Entfernung dieses Darmanteils notwendig, sind die Erfolgsaussichten für das Gelingen einer IAP deutlich verschlechtert. Erhebliche entzündliche Veränderungen machen die Präparation im kleinen Becken schwierig, die tiefe Anastomosierung im Bereich der Linea dentata oder kurz oberhalb hiervon schafft durch entsprechende Vernarbungen Risiken für eine gute Einheilung eines nun neu zu anastomosierenden Dünndarmpouches, abgesehen von der prinzipiellen Unmöglichkeit einer Proktomukosektomie zum Erhalt eines Rektumcuffs. Gerade die Kombination verschiedener Probleme gestaltet die Voraussetzungen für eine erfolgreiche Kontinenzoperation äußerst ungünstig.

Erhebliche Vernarbungen im kleinen Becken können auch durch vorangegangene Abszedierungen im Rahmen der Grunderkrankung oder als Komplikation bei chirurgischen Eingriffen im Bereich des Douglas-Raumes bedingt sein.

Verlust des Omentum majus

Die Problematik des Netzverlustes wurde in Abschn. 8.2.1 (S. 99) ausreichend besprochen. Bei entzündlicher Grunderkrankung plädieren wir eher für den Netzerhalt.

8.4.2 Transanale Eingriffe

Erschwerung der Mukosektomie

Rezidivierende Polypenabtragungen und Fulguration zur Kontrolle einer rektalen Adenomatosis, insbesondere nach Ileorektostomie, führen zur Vernarbung im Bereich der Submukosa. Dies kann eine Mukosektomie erheblich erschweren. Ähnliche Probleme können durch eine chronische, ausgeprägte Proctitis ulcerosa hervorgerufen werden. Ein Abheben der Schleimhaut durch Unterspritzen bei der

Operation ist dann häufig nur partiell möglich, und die Mukosa muß oft in Teilen entfernt werden. Während der Operation ist hier ein besonders konzentriertes Arbeiten notwendig, um eine sorgfältige Schleimhautentfernung zu erreichen.

Sphinkterbeeinträchtigung

Perianale Abszesse und Ausbildung von anorektalen Fisteln können zu Sphinkter-beeinträchtigungen führen. Meist erfolgt die Schwächung der Schließmuskeln durch die operative Therapie der Leiden mit partieller Spaltung der Muskulatur im Rahmen der Fistelbehandlung. Vernarbungen und iatrogene Läsionen können zum sog. Schlüssellochphänomen führen, was partielle oder komplette Inkontinenz zur Folge haben kann. Bei kompromittiertem Sphinkterapparat wird gelegentlich durch präoperatives Biofeedbacktraining die Muskelkraft verbessert. Patienten mit schwacher Schließmuskelfunktion sollten jedoch von vornherein von der IAP ausgeschlossen werden, wenn es nicht gelingt, die Situation im Bereich der Sphinktere entscheidend zu verbessern.

Ein inkontinenter Schließmuskel nach Pouchoperation führt durch das relativ aggressive Dünndarmsekret postoperativ zu erheblichen Problemen für den Patienten.

Traumatische Läsionen, wie sie nicht selten bei Patientinnen im Rahmen von Geburten vorkommen, können ebenfalls zur partiellen oder kompletten Schließmuskelbeeinträchtigung führen. Sie sind jedoch durchaus einer operativen Therapie zugänglich.

Ein kompletter Sphinkterverlust durch Proktektomie beim Ersteingriff – besonders im Notfall – muß heute, wenn irgend vertretbar, unbedingt vermieden werden. Die einzeitige Proktektomie verlängert nicht nur die Operation, sondern verhindert definitiv ein Leben ohne künstlichen Ausgang.

Es ist zu fordern, daß dieses Basiswissen heute in jeder chirurgischen Abteilung geläufig ist. Der Erhalt der Schließmuskeln und des Analkanals ist eine notwendige Bedingung für eine spätere rekonstruktive Operation, die dann durchaus in einer spezialisierten Klinik erfolgen kann.

8.4.3 Reduzierter Allgemein- und Ernährungszustand

Gerade chronisch-entzündliche Darmerkrankungen können durch langen Verlauf und Schwere der Schübe zu einer erheblichen Reduktion des Ernährungs- und Allgemeinzustands führen. Ist wegen Therapieresistenz die Indikation zum chirurgischen Eingriff gegeben, führen wir auch in solchen Fällen die IAP als mehrzeitiges Vorgehen aus. Die Schritte entsprechen dem Ablauf, wie er für die Notfallsituation in Kap. 8.3 beschrieben wurde, obwohl elektiv vorgegangen wird. Die Patienten erholen sich nach Entfernung des größten Teiles des entzündeten Darmes so ausgezeichnet, daß die rekonstruktive Phase weniger risikoreich erscheint. In Grenzfällen mag eine parenterale Substitutionsbehandlung präoperativ hilfreich sein.

8.5 Was ist durch die ileoanale Pouchoperation substituierbar?

Bei der Frage nach der Substitution bei der IAP muß mit besonderem Nachdruck darauf hingewiesen werden, daß von weitaus größerer Bedeutung der *Erhalt* wesentlicher Strukturen mit Einfluß auf die Kontinenz im Rahmen der notwendigen ablativen Schritte bei entsprechender Grunderkrankung ist (s. Tabelle 8.1).

Dies betrifft v. a. ein intaktes Sphinktersystem mit intaktem Anoderm und unbeschädigter nervaler Versorgung. Dabei sind die für den Stuhldrang empfindlichen Dehnungsrezeptoren in der Beckenbodenmuskulatur zu suchen.

Der geniale Schritt bei der Substitution war die Etablierung eines Stuhlreservoirs aus Dünndarm als Neorektum direkt vor den Sphinkteren. Das Reservoirdesign erscheint zweitrangig, wenngleich ein gewisser Einfluß nachweisbar ist. Diese Idee wurde bereits in den 50er Jahren experimentell angegangen, aber erst 1978 von Parks klinisch erfolgreich gelöst. Wie wesentlich die richtige Anastomosierung des Beutels ist, zeigten die problematischen Verläufe bei langem "Outlet" durch Abknicken und narbiges Schrumpfen des Rectumcuffs [86]. Dies machte es der durch lange Enteroanastomosen geschwächten Motilität des Pouches unmöglich, diesen Widerstand bei der Entleerung suffizient zu überwinden. Dabei wird die Entleerung im wesentlichen als passiver Vorgang mittels Bauchpresse gedeutet.

Die Stase im Dünndarmbeutel und/bzw. vor den Sphinkteren hat bei den meisten Patienten einen zusätzlichen Effekt auf die Resorptionsfähigkeit des Dünndarms. In vielen Fällen kommt es zunehmend zu einem über das bekannte Maß bei Ileostomaträgern hinausgehende Eindicken des Stuhles, so daß die Patienten zumindest zeitweise geformte Stühle entleeren. Damit kann wenigstens teilweise der Kolonverlust kompensiert werden.

Die Motilität des Dünndarmes ist, falls notwendig, medikamentös zu dämpfen. Nicht wenige Patienten benötigen v. a. in der Anfangszeit Antidiarrhoika. Außerdem bleibt eine gewisse, wenn auch unterschiedliche Diätabhängigkeit der Faktoren bei den meisten Patienten für lange Zeit bestehen. Auf einzelne Punkte wird in Kap. 9 weiter eingegangen.

9 Postoperatives Management

Das zweizeitige Vorgehen bei der IAP ist die Regel. In Notfällen oder bei stark reduziertem Allgemeinzustand wird der eigentlichen Pouchoperation die subtotale Kolektomie vorgeschaltet. Erst mit nachfolgendem Eingriff erfolgt die subtotale Rektumresektion mit Proktomukosektomie und Reservoirbildung. In den folgenden Ausführungen wird der Zeitabschnitt nach Anlage des ileoanalen Pouches und der protektiven Ileostomie als Phase 1 bezeichnet. Als 2. postoperative Phase gilt die Zeit nach der Ileostomarückverlagerung (Abb. 9.1).

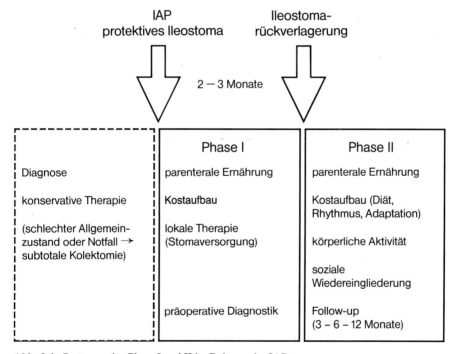

Abb. 9.1. Postoperative Phase I und II im Rahmen der IAP

9.1 Phase 1: nach ileoanaler Pouchoperation und protektivem Ileostoma

Diese Phase wird durch die Diskontinuität der Stuhlableitung charakterisiert. Sie ist damit einem Zustand nach Panproktokolektomie und terminaler Ileostomaanlage vergleichbar. Sie unterscheidet sich von diesen allerdings dadurch, daß die protektive Schlingenileostomie einen nicht unbeträchtlichen Anteil des terminalen Ileums zusätzlich ausschaltet und sich hierdurch eine Kurzdarmsymptomatik entwickeln kann. Des weiteren muß in dieser Phase auf den regelrechten Heilungsverlauf im kleinen Becken mit Sorgfalt geachtet werden.

9.1.1 Wundversorgung und Drainagen

Perineal sollten Vorlagen benutzt werden.

Die Drainagen werden routinemäßig zwischen dem 5. und 7. postoperativen Tag entfernt. Nur in Ausnahmefällen besteht ein bleibender Sekretfluß, der ein längeres Belassen in situ sinnvoll erscheinen läßt.

Das Schlingenstoma wird bezüglich der Durchblutung vom Chirurgen kontrolliert. Ansonsten liegt die Pflege von Anfang an in der Hand der betreuenden Stomaschwester. Am 12.–14. postoperativen Tag kann der Reiter entfernt werden und die endgültige Stomaversorgung erfolgen. Der Patient lernt dann rasch die selbständige Versorgung.

9.1.2 Infusions- und medikamentöse Therapie

Bei gutem Allgemeinzustand verzichten wir auf eine postoperative parenterale kalorische Substitution. Bei normaler Nierenfunktion werden übliche Elektrolytlösungen verabreicht. Der Bedarf wird abgeschätzt und liegt am 1. Tag bei ca. 5 l. Wie üblich werden Blutdruck, Pulsfrequenz, zentraler Venendruck und Urinausscheidung mit berücksichtigt. Je nach Körpergröße, Körpertemperatur und Umwelttemperatur liegt der tägliche Bedarf zwischen 3 und 5 l. Überlappend mit dem Kostaufbau wird die Menge rasch reduziert, gewöhnlich kann ab dem 2. postoperativen Tag begonnen werden.

Im Rahmen der IAP erfolgt eine Antibiotikatherapie (Kombination Cephalosporin und Metronidazol). Wir gehen von der Überlegung aus, daß durch die Mukosektomie und Pouchbildung sowie die pouchanale Anastomose eine Kontamination im Operationsgebiet praktisch unvermeidbar ist. Im weiteren Verlauf sind jedoch septische Komplikationen, insbesondere im kleinen Becken, für den Patienten von so großer Tragweite, daß wir eine generelle antibiotische Behandlung in diesem Ausnahmefall für angezeigt halten. Die antibiotische Therapie wird mit Narkoseeinleitung begonnen und bis zum 7. postoperativen Tag fortgesetzt.

Die Behandlung mit Kortikoiden wird individueller gehandhabt. Dies betrifft selbstverständlich nur die Patienten mit entzündlicher Dickdarmerkrankung, bei denen eine Cortisontherapie erfolgt war. Adenomatosispatienten erhalten kein

Cortison. Während der Operation erhält der Patient einen Bolus von 200 mg Hydrocortison verabreicht, der postoperativ wiederholt wird; am folgenden Tag Reduzierung auf die Hälfte. Der weitere Verlauf ist von der präoperativen Cortisonapplikation abhängig.

War bis zum Operationszeitpunkt eine Cortisontherapie erfolgt, wird eine solche auch postoperativ angeschlossen, wobei wir während des stationären Aufenthalts auf 7,5 mg Decortin reduzieren. Diese Dosierung wird dann 6 Wochen beibehalten.

An Spurenelementen werden insbesondere Eisen, Zink und Magnesium überwacht und ggf. präoperativ und postoperativ bis in den Normalbereich substituiert.

9.1.3 Postoperativer Kostaufbau

Mit Ingangkommen des Dünndarmstomas erfolgt der sukzessive Kostaufbau, wobei der Patient in der Regel am 2. postoperativen Tag die erste Tasse Tee erhält. Am 3. und 4. postoperativen Tag wird die orale Flüssigkeitsmenge gesteigert, gleichzeitig die Infusionsmenge reduziert und danach abgesetzt. Der Kostaufbau erfolgt entsprechend anderen intestinalen Eingriffen. Gelegentlich treten erhebliche Verluste über das Stoma auf [81]. Dies kommt in einer Größenordnung von bis zu 15% vor [81]. Wir selbst beobachteten bei einer unserer Patientinnen mit familiärer Adenomatosis einen Flüssigkeitsverlust von 6–8 l/Tag, den die Patientin oral unter gleichzeitiger Einnahme von Salzpräparaten substituierte. Die weitergehende Abklärung ergab eine Laktoseintoleranz, die bis zur Operation durch den vorhandenen Dickdarm maskiert war.

Wie bei allen Ileostomaträgern ist strikt darauf zu achten, daß die Patienten ausreichend Flüssigkeit zu sich nehmen, um einer Erhöhung der Urinkonzentration mit Förderung der Nierensteinbildung vorzubeugen. Dies gilt in gleicher Weise für die Patienten, nach Ileostomarückverlagerung, wobei hier jedoch sicher eine etwas günstigere Situation aufgrund einer zunehmend besseren Resorptionsfähigkeit des Darmes vorliegt.

Daß insbesondere die Kolitispatienten von einer IAP profitieren, zeigt die Zunahme des Körpergewichts als meßbarer Indikator für das leibliche Wohlbefinden. Selbstverständlich läßt sich dieser Effekt bereits nach subtotaler Kolektomie bei Patienten in stark reduziertem Allgemeinzustand nachweisen.

9.1.4 Lokale Therapie

Die postoperative Betreuung des Stomas sollte möglichst durch eine erfahrene Stomatherapeutin erfolgen. Neben einer entsprechenden prophylaktischen Pflege der Haut gegen Entzündung lernt der Patient durch die Therapeutin außerdem, gekonnt mit einem Ileostoma umzugehen und mit ihm zu leben. Obwohl es sich prinzipiell um eine vorübergehende Situation handelt, ist dieser Lerneffekt unserer Meinung nach von großer Bedeutung.

Besonders sorgfältig wird die perianale Region beobachtet. Zeigen sich hier im Bereich der Anastomose Hinweise auf Infekte (Schmerzen, BKS-Erhöhung, Leukozytose, gelegentlich Temperaturerhöhung, putrides Sekret), so muß dringend für guten Abfluß eitrigen Sekretes, Spülbehandlung und evtl. antibiotische Therapie gesorgt werden (Kap. 10).

9.1.5 Vorbereitung der Ileostomarückverlagerung

In der Regel wird das Ileostoma nach Ablauf von 3 Monaten zurückverlegt [251]. Bei idealem Heilungsverlauf ist dies selbstverständlich auch schon wesentlich früher möglich. Die meisten Patienten profitieren jedoch von dieser Zeit. Folgende Gründe sprechen für ein eher längeres Intervall:
– körperliche Rekompensierung;
– bei vielen Patienten beginnende Eindickung des Stomastuhles als günstige Voraussetzung für ein gutes funktionelles Ergebnis nach Kontinuitätswiederherstellung; bei besserer Stuhlkonsistenz weniger Stuhldrang;
– weitgehendes Abheilen des vorangegangenen chirurgischen Eingriffs auch intraabdominal;
– sicheres Einheilen der ileoanalen Anastomose;
– ausreichende Zeit zum Einüben der Stomaversorgung und Beschäftigung mit dieser spezifischen Situation.

Die Zweizeitigkeit der Operation – auch im ausschließlich elektiven Eingriff der IAP – ist daher zu empfehlen.

Vor einer geplanten Stomarückverlagerung erfolgt eine röntgenologische Kontrolle des abführenden Schenkels mittels Gastrografinkontrasteinlauf (Abb. 9.2). Hierbei werden Stenosen und Leckagen ausgeschlossen [140]. Die klinisch digitale Untersuchung ist selbstverständlich. Um eine ausreichende funktionelle Sicherheit zu dokumentieren, wird eine erneute manometrische Kontrolle der Sphinkterkraft durchgeführt. Die manometrischen Befunde korrelieren mit dem funktionellen Ergebnis [128, 326]. Auf eine endoskopische Kontrolle wird zu diesem Zeitpunkt im Routinefall verzichtet.

9.2 Phase 2: nach Ileostomarückverlagerung

Diese Phase ist durch Wiedereinsetzen normaler Stuhlentleerungen nach Kontinuitätswiederherstellung gekennzeichnet. Über den günstigsten Zeitpunkt für die Ileostomarückverlagerung wurde bereits gesprochen. Der Patient wird im Rahmen der Aufklärung schon vor der IAP eindringlich auf die Problematik dieser Phase hingewiesen. In nicht wenigen Fällen ist sie für die Patienten durchaus mit einer gewissen Anstrengung verbunden.

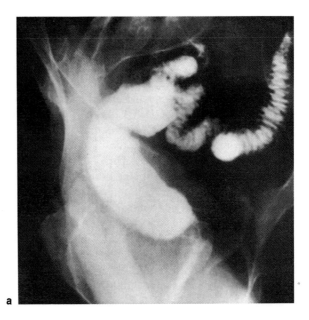

a

b

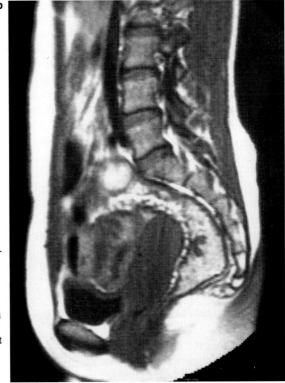

Abb. 9.2. a Präoperative röntgenologische Kontrolle mit wasserlöslichem Kontrastmittel vor der
Ileostomarückverlagerung. Es
wird v. a. auf Stenosen und Lek-
kagen geachtet. **b** Die Pouchform
sowie die Lage des Pouches läßt
sich auch sehr gut im Längsschnitt
des MR darstellen. Beachte v. a.
den normalerweise geringen Abstand zum Os sacrum

9.2.1 Kostaufbau

Mit Ingangkommen der Darmtätigkeit beginnt ab dem 3./4. Tag üblicherweise der Kostaufbau. In der Regel kommt es zu einer einige Tage anhaltenden sehr hohen Frequenz relativ dünnflüssiger Stühle [220]. Die Patienten haben 10- bis 20mal Stuhlgang pro Tag und auch nachts nicht selten 3- bis 4mal. Bei den meisten Patienten beruhigt sich jedoch diese Phase in wenigen Tagen mit Einsetzen besserer Stuhlkonsistenz. Die Stuhlfrequenz liegt dann tagsüber zwischen 6- und 10mal, nachts bei 1- bis 2mal. Die beste Stuhlkonsistenz besteht meist nachmittags, wo der Stuhl breiig ist, während die nächtlichen Nüchternstühle häufig fast wäßrig sind. Bei vielen Patienten besteht eine besonders aktive Phase in den Morgenstunden und am Nachmittag. Die Patienten werden angewiesen, die Nahrungseinnahme in den späten Abendstunden möglichst zu unterlassen, da Nahrungsaufnahme am späten Abend regelmäßig zu nächtlichem Stuhlgang führt.

Es wird eindrücklich darauf hingewiesen, daß es keine spezielle Diät gibt, die sich auf den Gesundheitszustand des Patienten wesentlich auswirkt. Ganz überwiegend berichten jedoch die Patienten, v. a. während des 1. Jahres, über eine deutliche Abhängigkeit der Stuhlgewohnheiten von der eingehaltenen Diät. So werden, ähnlich wie beim Ileostoma, rohe Gemüse und Salate sowie Pilze und Nüsse schlechter oder sogar unverdaut ausgeschieden. Kohlarten, insbesondere auch Sauerkraut und Hülsenfrüchte, werden schlechter vertragen (s. auch Kap. 9.3).

In der Anfangszeit steht das Vermeiden und die Behandlung perianaler Irritationen ganz im Vordergrund. Bei den geringsten Reizerscheinungen wird dem Patienten empfohlen, auf die mechanische Säuberung nach dem Stuhlgang mittels Toilettenpapier zu verzichten und die Säuberung mittels einer warmen Wasserspülung vorzunehmen. Das Trocknen erfolgt dann mit dem Fön; anschließend wird zusätzlich eine Pflegesalbe (Bepanthen, Penatencreme) verwendet. Diese Prozedur ist umständlich und nimmt viel Zeit in Anspruch. Sie ist jedoch nach unserer Erfahrung die beste und schonendste Möglichkeit, um schwerwiegende entzündliche perianale Veränderungen zu vermeiden. Sind bereits oberflächliche Hautverletzungen entstanden, führt das Säubern mit Papier nur zum Einmassieren von Stuhl in die Wunden, so daß sich die Situation von Mal zu Mal verschlechtert.

Bei nicht wenigen Patienten verursachen die anfänglich relativ dünnen Stühle auch Erosionen des Anoderms, was von den Patienten als sehr unangenehm empfunden wird. Die Behandlung hier ist schwierig, mechanische Manipulationen sollten unbedingt unterbleiben. Die Symptome sind z. T. mit denen einer Analfissur vergleichbar. Bei praktisch allen Patienten verlieren sich diese Symptome im Laufe der nächsten Woche. Ist der Patient ausreichend über diese Situation aufgeklärt, ist er auch gut motiviert, mit der Problematik fertigzuwerden.

9.2.2 Körperliche Aktivität

Wie nach anderen abdominellen Eingriffen, ist intensivere körperliche Aktivität nach der üblichen Rekonvaleszenzzeit wieder möglich. Wir empfehlen unseren Patienten, nach der IAP ca. ½ Jahr lang auf Fahrradfahren, Reiten sowie Sportarten, die heftige und ruckartige Bewegungen im Bereich der Bauchwand mit sich bringen, zu unterlassen. Auch Kampfsportarten sollten während dieser Zeit nicht ausgeübt werden. Keine Einschränkung sehen wir beim Konditionstraining wie Laufen oder Schwimmen. Nach 6 Monaten ist unserer Ansicht nach eine zunehmende normale Belastung nach Wunsch des Patienten möglich.

Der normalen beruflichen Eingliederung steht prinzipiell nichts im Wege. Allerdings müssen – wegen der bei diesen Patienten auf Dauer erhöhten Stuhlfrequenz – ausreichende sanitäre Anlagen vorhanden sein. Aufgrund der relativ langen Adaptationsphase kommt es immer wieder vor, daß Patienten vorübergehend berentet werden müssen, insbesondere wenn der eigentlichen operativen Behandlung eine längere Krankheitsphase vorausgegangen ist. Die Behörden müssen in einem solchen Fall ausführlich über diese Situation aufgeklärt werden, da die allgemeinen Kenntnisse bezüglich der IAP noch wenig verbreitet sind. Eine wirkliche Einschätzung der individuellen Situation erscheint uns frühestens 1 Jahr nach Ileostomarückverlagerung sinnvoll. Dies entspricht dem Adaptationsverlauf.

Eine Berufsunfähigkeit, die zum Berufswechsel bzw. zur bleibenden Berentung führt, ist nach unserer Erfahrung sehr selten. So war einer unserer Patienten postoperativ nicht mehr in der Lage, seinen landwirtschaftlichen Betrieb weiterzuführen, da das Traktorfahren durch die Erschütterungen regelmäßig zu heftigem Stuhldrang führte. Ein Berufswechsel wurde deshalb notwendig.

9.2.3 Sexualleben und Schwangerschaft

Wir empfehlen unseren Patientinnen, postoperativ für die Dauer von mindestens 6 Wochen IAP auf Sexualverkehr zu verzichten. Die Sexualfunktion verbessert sich meistens v. a. durch die körperliche Gesundung [229]. Ein normaler Schwangerschaftsverlauf sowie eine normale vaginale Entbindung sind nach IAP die Regel. Es besteht keine prinzipielle Indikation zur Entbindung mittels Kaiserschnitt [249]. Die Geburt führt nicht zu einer Verschlechterung der Kontinenzsituation der betroffenen Frauen. Eine etwas erhöhte Stuhlfrequenz während der Schwangerschaft und post partum ist vorübergehend. Somit ist die IAP ebensowenig wie das Ileostoma [67] eine Kontraindikation für eine Schwangerschaft [293]. Wir empfehlen jedoch im Falle einer Schwangerschaft sicherheitshalber die enge Zusammenarbeit zwischen betreuendem Gynäkologen und der entsprechenden chirurgischen Klinik. Treten wirklich Probleme auf, können sie in Kooperation gelöst werden.

Bei Männern sind Potenzstörungen als Folge der IAP möglich, aber eher selten.

9.3 Maßnahmen bei erhöhter Stuhlfrequenz und Inkontinenz nach ileoanaler Pouchoperation

Echte Inkontinenz nach IAP ist selten, jedoch führt eine unerträglich hohe Stuhlfrequenz und entsprechender Stuhldrang zu einer für den Patienten ganz ähnlichen Problematik [345].

Adaptation

Der Patient muß über die Adaptationsphase aufgeklärt sein. Eine anfänglich sehr hohe Stuhlfrequenz bessert sich im Laufe der nächsten Wochen und Monate meist deutlich [158a, 193]. Dies ist mitbedingt durch eine zunehmend bessere Adaptation des Dünndarmes an die notwendige Resorptionsleistung. Je besser die Stuhlkonsistenz wird, um so seltener sind hohe Stuhlfrequenz und starker Stuhldrang. Normal sind breiige bis dickbreiige Stühle, bei einigen Patienten werden nach einem Jahr zum Teil auch geformte Stühle beobachtet.

Diät

Wenigstens ⅕ aller Patienten berichtet 2 Jahre nach IAP über eine diätetische Einschränkung [264], wenngleich diese meist als weniger belastend empfunden wird.

Da die Verträglichkeit der verschiedenen Lebensmittel und Speisen individuell sehr unterschiedlich ist, können bisher keine allgemeinen Richtlinien für eine Ernährung nach Dickdarmentfernung und ileoanalem Pouch erstellt werden.

Jeder Patient muß aus eigenen Erfahrungen lernen, welche Lebensmittel bzw. Speisen einen ungünstigen Einfluß auf seine Stuhlfrequenz und -konsistenz haben. Wir haben jedoch eine Übersicht empfehlenswerter und weniger empfehlenswerter Lebensmittel zusammengestellt, die durch Befragung betroffener Patienten und anhand allgemeiner diätetischer Richtlinien entstanden ist. Als weniger empfehlenswert gelten Lebensmittel, die auf die Darmtätigkeit anregend wirken.

In unserer Klinik hat sich die Einzelberatung der Patienten durch eine Ökotrophologin bewährt. Sie leitet den Patienten an, seine Ernährung zu protokollieren und anhand des Ernährungsprotokolls die Lebensmittel, die die Stuhlfrequenz erhöhen, aus der Kost zu eliminieren.

Laktoseintoleranz

Patienten mit Laktoseintoleranz sollten alle laktosehaltigen Nahrungsmittel meiden. Dazu gehören u. a:
1. Milch (jede Fettstufe) von Kuh, Schaf, Ziege, Esel, Büffel, Stute;
2. alle mit oder aus Milch bzw. Trockenmilch hergestellten Produkte, wie Milchmixgetränke, Kakao, Süßspeisen, Pudding, Puddingdessertzubereitungen;
3. Kondensmilch (alle Fettstufen), Sahne, Kaffeesahne, Trockenvollmilchpulver, Eiweißkonzentrate;
4. Speiseeis, Milchschokolade, Nougat, Karamelbonbons, Nuß-Nougat-Cremes;
5. einige Fertigprodukte, denen häufig zur Proteinanreicherung Milcheiweiß, Milchzucker zugesetzt wird, z. B. Schmelzkäsezubereitungen, energiereduzierte Wurstwaren, Fertiggerichte, Fertigsuppen;
6. alle hier nicht genannten Produkte, bei denen man einen Milcheiweiß-oder Milchzuckergehalt oder -zusatz nicht völlig ausschließen kann (z. B. ausländischer Käse); deshalb Kontrolle der Zutatenliste erforderlich.

Kost nach Dickdarmentfernung und ileoanalem Pouch

Empfehlenswert   *Weniger empfehlenswert*

Gemüse, Salate

Gemüse mit geringem mittlerem Ballast-   Gemüse mit hohem Ballaststoffgehalt
stoffgehalt

Zucchini, Karotten, Broccoli, Fenchel,   Erbsen, Linsen, Bohnen, Zwiebeln,
Spargel, Blumenkohl, Spinat, rote Bete,   Lauch, Sauerkraut, Weißkraut, Rot-
Tomatengemüse ohne Haut, Gurken,   kraut, Rosenkohl, Grünkohl, Paprika,
Chinakohl   Champignons, alle rohen Salate, Sel-
                                                   lerie, Schwarzwurzeln, Zuckermais

Obst

Bananen, Kompott, fein geriebener Apfel   Weintrauben, Steinobst (andere Obst-
                                                   sorten testen), Trockenobst

Brot und Backwaren

altbackenes Weiß- und Mischbrot, Bröt-   frisches Weiß- und Mischbrot, Voll-
chen, altbackener Hefezopf, Zwieback   kornbrot, Knäckebrot, Leinsamenbrot

Fleisch, Geflügel, Wurst

alle mageren Sorten vom Kalb, Rind,   fettes Fleisch und Geflügel, fette
Schwein, Geflügel, alle mageren Wurst-   Wurstsorten
sorten

Fisch

alle mageren Arten, z. B. Seelachs,   alle fetten Arten wie, z. B. Aal, Karpfen
Schellfisch, Kabeljau

Milch und Milchprodukte

Trinkmilch, Sauermilch, Buttermilch,
Kefir, Käse, Quark

Fette/Öle

pflanzliche Fette sind zu bevorzugen

Getränke

                                                   stark kohlensäurehaltige Getränke,
                                                   Sauerkrautsaft, Apfelsaft

Sonstige Nahrungsmittel

Reis, Teigwaren, Kartoffeln, Pudding,   Nüsse, Mandeln, Vollkornnudeln, Voll-
Geleespeisen, Eier, Schmelzflocken   kornreis, Müsli, grobe Haferflocken

---

Erlaubte Speisen sind:
1. als „Milchersatz bzw. -austausch":
   Sojamilch, Kokosmilch, laktosefreie Eiweißkonzentrate;
2. fermentierte Milchprodukte, wie Quark, Joghurt und Käse (der in ihnen enthaltene Milchzucker ist bereits abgebaut);
3. alle beim IAP empfohlenen Lebensmittel (unter Obst, Gemüse, Kartoffeln,
   Fleisch, Fisch, Eier, Fette, Brot; s. Übersicht).

Medikation

Zur Verringerung der Stuhlfrequenz hat sich am wirksamsten Loperamid erwiesen. Es wird individuell zwischen 1mal 1 und 6mal 1 Kapsel dosiert, wobei zunächst die Dosis schrittweise erhöht wird, um dann im Verlauf von Wochen und Monaten in aller Regel wieder reduziert werden zu können. In wenigen Fällen mußte eine anfängliche Dosierung von 8–12 Kapseln pro Tag vorübergehend verordnet werden. Je nach Abstand zur Pouchoperation müssen etwa 30–40% der Patienten Antidiarrhoika einnehmen; zum Teil sind die Angaben noch höher [18, 39, 251, 264]. Andere Präparationen wie Cholestyramin oder Quellstoffe sind nach unserer Erfahrung hier von begrenztem Wert.

Ausschluß eines Malabsorptionssyndroms
oder anderer stuhlgangfördernder Situationen

Läßt sich die Stuhlfrequenz trotz aller obengenannten Bemühungen, insbesondere auch bei großvolumigen Stühlen, nur wenig beeinflussen, muß auch an eine andere Ursache gedacht werden. Andere pathologische Situationen können nach IAP entdeckt werden. Auszuschließen sind damit Malabsorptionsyndrome, wie z.B. die Sprue (tiefe Dünndarmbiopsie), Intoleranzprobleme, z.B. Laktoseintoleranz (Laktosebelastungstest), sowie endokrine Ursachen (s. auch Abschn. 9.1.3).

Notfallmaßnahmen

Eine sehr hohe Stuhlfrequenz kann Folge entzündlicher Komplikationen, wie z.B. septischer Prozesse im kleinen Becken oder v.a. von Pouchitis, sein.

Hier ist die erneute Anlage eines Deviationsstomas notwendig, da nur so die Situation ausreichend stabilisiert werden kann. Nach Ausheilung der Entzündung im Reservoir kann der künstliche Ausgang erneut zurückverlagert werden.

Sind entzündliche Prozesse ausgeschlossen, könnte ein Therapieversuch mit Somatostatin durchgeführt werden [71]. O'Connell et al. [259] fanden ein schlechtes funktionelles Ergebnis bei der bakteriellen Überbesiedelung des Jejunums, jedoch keine Korrelation mit Pouchitis.

Therapie bei perianaler Irritation

Da die durch aggressive Dünndarmstühle hervorgerufene Entzündung perianal durchaus mit den peristomalen Irritationen beim Ileostoma vergleichbar ist, werden unsere Patienten von einer erfahrenen Stomatherapeutin betreut. Es erweist sich auch als vorteilhaft, wenn alle Patienten mit der Therapeutin bereits während der Phase der protektiven Ileostomie Kontakt hatten, so daß die Betreuung lückenlos weitergeführt werden kann. Zu einzelnen Pflegemaßnahmen s. Abschn. 9.2.1.

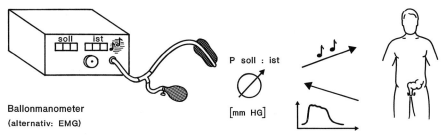

Abb. 9.3. a Trainingsgerät für das Sphinkterbiofeedbacktraining mit seinen wesentlichen Funktionen. Es wird schematisch der Aufbau des Sphinktertrainers Erothitan II der Fa. Erothitan, Höchstadt wiedergegeben. **b** Schematische Darstellung des Biofeedbackregelkreises. Mittels Ballonmanometer wird der erreichte Willkürdruck des Schließmuskels registriert und mit einem vorher eingegebenen Sollwert verglichen. Erreicht der gemessene S-Wert den Sollwert, ertönt ein Musiksignal, das dem Patienten den Erfolg zurückmeldet

Analsphinkterschwäche

Besteht die Ursache einer erhöhten Stuhlfrequenz, evtl. verbunden mit Inkontinenzzeichen, in einer Schwäche des Sphinkterorgans, kann ein Biofeedbacksphinktertraining sinnvoll sein. Über entsprechend positive Erfahrungen wird berichtet [347]. Notfalls muß hierzu vorübergehend eine Stuhldeviation erfolgen. Wir selbst benutzen für das Analsphinktertraining ein einfaches, gut praktikables Ballonmanometriegerät, das Sphinktertrainingsgerät Erothitan II. (Fa. Erothitan, Höchstadt) (Abb. 9.3). Der Patient kann hier leicht in die Handhabung eingewiesen werden und das eigentliche Training unter gelegentlicher Kontrolle durch die Stomatherapeutin bzw. den betreuenden Arzt weitestgehend zu Hause durchführen [319].

Es ist einleuchtend, daß die Patienten nach IAP aufgrund des fehlenden Dickdarms eine geringere Reaktionsbreite auf „Darmstreß" haben. Ähnlich wie Ileostomaträger neigen sie bei Infektionen rasch zu Durchfallerscheinungen; auf entsprechende ausreichende Bilanzierung muß in solchen Situationen besonders geachtet werden. Obwohl die Ileoanostomie bzw. pouchanale Anastomose sehr wohl mit der Situation eines terminalen Ileostomas bezüglich der Darmlänge vergleichbar ist, scheint die intermittierende Stase im artefiziellen Stuhlreservoir gegenüber einem normalen terminalen Ileostoma doch den Vorteil der besseren Resorptionsleistung nach entsprechender Adaptationszeit zu bringen. Die wäre neben der Vermeidung des künstlichen Ausgangs als echter positiver physiologischer Effekt zu werten.

9.4 Extraintestinale Manifestationen der Grunderkrankung nach ileoanaler Pouchoperation

Neben der spezifischen Problematik, die sich bezüglich der Darmfunktion nach pouchanaler Anastomose ergibt, muß auch auf Probleme, die infolge anderer, meist extraintestinaler Manifestationen der Grunderkrankung entstehen, geachtet werden.

Im folgenden werden extraintestinale Manifestationen bei Colitis ulcerosa und bei familiärer Adenomatosis coli beschrieben.

9.4.1 Colitis ulcerosa (s. Tabelle 9.1)

Mit steigender Zahl der mit IAP behandelten Patienten wird zunehmend über Fälle berichtet, die trotz Entfernung der entzündeten Dickdarmschleimhaut cortisonabhängig bleiben. Bei diesen Patienten kommt es weiterhin zum Auftreten von Arthritiden, gelegentlichen Hautveränderungen und Augenentzündungen. Auch eine bestimmte Form von Pouchitis scheint zu diesem Problemkreis zu gehören. Das vermehrte Auftreten septischer Komplikationen bei Grunderkrankung Colitis ulcerosa deutet ebenfalls auf die generalisierte Manifestation dieser Erkrankung hin. Es sei darauf hingewiesen, daß bei den meisten Patienten die extraintestinalen Probleme postoperativ verschwinden bzw. deutlich gemildert sind. Nach einer vergleichenden Darstellung von Dozois [59] soll allerdings die Entfernung des entzündeten Dickdarmes keinen Einfluß auf den Verlauf der primär sklerosierenden Cholangitis haben.

Tabelle 9.1. Erkrankungsmanifestation außerhalb des Kolons (eigene Patienten mit IAP, $n = 78$)

	Colitis ulcerosa ($n = 58$)	Familiäre Adenomatose ($n = 20$)
Auge	1 Iridozyklitis 1 Episkleritis	
Mund	1 Stomatitis aphthosa	
Schilddrüse		1 Papilläres Schilddrüsenkarzinom
Haut	3 Erythema nodosum 2 Pyoderma gangraenosum 1 Neurodermitis 1 Psoriasis	1 Atherome, Leiomyome (familiär!)
Skelett	2 Sakroileitis 3 Arthritis	
Leber	2 Primär sklerosierende Cholangitis	
Magen-Darm		5 Magenpolypen 2 Duodenalpapillenpolypen 4 Dünndarmpolypen
Desmoide		2 Mesenterialdesmoide 1 Bauchwanddesmoid
Urolithiasis	5 Urolithiasis	

9.4.2 Familiäre Adenomatosis coli (s. Tabelle 9.1)

Von besonderer Bedeutung ist die Kontrolle des oberen Gastrointestinaltrakts, da sich hier vermehrt Tumoren manifestieren können (s. Kapitel 5.3). Bei 5 unserer Patienten haben wir Polypen im Magen, bei 4 auch im Dünndarm bzw. Dünndarmpouch und bei 2 weiteren Patienten im Bereich der Duodenalpapille nachgewiesen. Eine maligne Entartung haben wir bisher nicht beobachtet.

Ein besonderes Problem stellt die Ausbildung von abdominalen Desmoidtumoren dar. Sie sind einer Behandlung nur schwer zugänglich, da eine Sanierung nur durch radikale Operation möglich ist und sich diese bei retroperitonealer oder intramesenterialer Lage oft verbietet. In unserem Krankengut beobachteten wir bisher 3 Fälle.

Fallbeispiele

Bei einer 30jährigen Frau war 1 Jahr nach der ileoanalen Pouchoperation eine mannsfaustgroße Raumforderung intraabdominal nachweisbar (s. Abb. 7.7), die rezidivierend zur Subileussymptomatik führte. Eine explorative Laparotomie ergab einen intramesenterialen Desmoidtumor, der nicht resektabel war. Postoperativ ist derzeit (2 Jahre nach der Erstoperation) das körperliche Wohlbefinden weitgehend zufriedenstellend.

Bei einer zweiten Patientin, die bei Durchführung der IAP 49 Jahre alt war, trat 6 Jahre später ein Bauchwanddesmoid auf, das sich operativ gut entfernen ließ.

10 Komplikationen nach ileoanaler Pouchoperation

10.1 Komplikationsarten

Die IAP ist ein ausgedehnter, in der Regel mehrzeitiger operativer Eingriff. Es gibt eine ganze Reihe von Komplikationen die für Abdominaleingriffe typisch sind, z. B. die Bridenbildung. Zum anderen treten Probleme auf, die ein Spezifikum der angewandten chirurgischen Methode sind. Sie können sich vor und nach Ileostomarückverlagerung manifestieren, in einer frühen oder späten Phase das Erscheinungsbild bestimmen. Im folgenden seien die Komplikationen in 2 großen Gruppen entsprechend ihrer Häufigkeit dargestellt.

10.1.1 Häufige Komplikationen

Man beobachtet 4 Arten von Komplikationen nach IAP gehäuft. Es handelt sich zum einen um septische Komplikationen im Bereich des kleinen Beckens, Entzündungen des Reservoirs, Anastomosenstrikturen und postoperativen Ileus. Die Häufigkeit leigt zwischen 10 und ca. 20% für jede dieser Komplikationen (s. Tabelle 10.1). Ihrer Bedeutung entsprechend wird im folgenden differenziert auf die jeweilige Problematik eingegangen. Das eigene Krankengut ist in Tabelle 10.2 dokumentiert.

Lokal-septische Komplikationen im kleinen Becken

Die infizierte Sekretansammlung, in der Regel Folge eines Hämatoms im kleinen Becken bzw. zwischen Pouch und Rektumcuff, entlastet sich meist im Bereich der Anastomose. Ob dabei die Dehiszenz im Bereich der Anastomose primär als Folge zu großer Spannung bzw. von Durchblutungsstörungen in dieser Region entsteht oder sekundär bei Entleerung des Abszesses auftritt, bleibt meist ungeklärt [198]. Stärkere Aktivität der Colitis ulcerosa im Rektum vor Mukosektomie und ein zu langer Pouchauslaß (z. B. S-Pouch) werden als begünstigende Faktoren angesehen [197]. Je nach Ausdehnung des Befundes ist der Verlauf ausgesprochen unterschiedlich. Nach einer multivarianten Analyse [165] ist der funktionelle Erfolg wesentlich vom Auftreten septischer Prozesse im kleinen Becken und von Fistelbildungen abhängig. Lokal-septische Komplikationen sind auch mit einem hohen Risiko für den Pouchverlust verbunden [325].

Tabelle 10.1. Häufige Komplikationen nach IAP (Literaturübersicht)

Autor	Reservoir-typ	n	Lokalent-zündlich	Pouchitis	Stenose	Ileus	Perma-nentes Ileostoma oder Exstir-pation
Schoetz et al. [320]	J/(S)	91	12(13%)	9(10%)	5(6%)	25(27%)	k. A.
Meister [224]	J	54	4(7%)	k. A.	6(11%)	4(7%)	2(4%)
Öresland et al. [264]	J/(S)	100	12(12%)	23(23%)	4(4%)	6(6%)	3(3%)
Fleshman et al. [81]	J/S	179	23(13%)	23(13%)	14(8%)	34(19%)	18(10%)
Pescatori et al. [284]	J/S	84	15(18%)	8(10%)	3(4%)	12(14%)	3(4%)
Beart et al. [10]	J/(S)	188	21(11%)	k. A.	22(12%)	16(9%)	10(5%)
Vasilevsky et al. [373]	S	116	11(9%)	25(22%)	16(14%)	41(35%)	11(10%)
Nicholls et al. [253]	S/J/W	152	26(17%)	k. A.	k. A.	19(13%)	10(7%)
Utsunomiya u. Iwama [369]	J	45	14(31%)	k. A.	k. A.	2(4%)	k. A.
Everett [68]	W(S,J)	60	9(15%)	12(20%)	3(5%)	11(7%)	4(7%)
Gesamt		1069	∅ 15%	∅ 16%	∅ 8%	∅ 14%	∅ 6%

Tabelle 10.2. Häufige Komplikationen nach IAP (eigenes Krankengut, $n = 78$)

Komplikation nach IAP	Gesamt n		Postoperative Phase		Grunderkrankung	
			I	II	Colitis ulcerosa	Familiäre Adenomatose
Lokal-entzündlich	11[a]	(14%)	9	2	10	1
Pouchitis	15[a]	(19%)	3	12	15	–
Anastomosenstenose	5[a]	(6%)	–	5	3	2
Ileus	10[a]	(13%)	6	4	7	3

[a] Zum Teil Doppelnennungen, vgl. Tabellen der Unterkapitel.

Die von uns beobachteten Fälle sind in Tabelle 10.3 aufgeführt. Bei der Frage nach disponierenden Faktoren fällt auf, daß es in der weit überwiegenden Mehrzahl Patienten mit Colitis ulcerosa sind. Gut die Hälfte von ihnen hatte einen komplizierten präoperativen Verlauf vor der IAP bzw. war bereits einmal operiert worden. Meist traten die ersten Hinweise in der postoperativen Phase nach der Pouchanlage auf. Bei einigen Paienten wurde das Problem jedoch erst nach Ileostomarückverlagerung manifest. Auch die Spätmanifestation einer Fistel ein oder auch mehrere Jahre nach Stomarückverlagerung wird beschrieben [81]. Wir beobachteten bisher einen solchen Fall.

Tabelle 10.3. Lokal-entzündliche Komplikationen nach IAP (eigenes Krankengut, $n = 78$) (*CU* Colitis ulcerosa, *FA* familiäre Adenomatose)

Patient	Alter (Jahre)	Ge- schlecht	Grunder- krankung	Art der entzündlichen Komplikation	Zusätzliche Problematik	Verlauf
P.M.	31	w.	CU	pouchvesikale Fistel	Pouchitis	Pouch blind verschlossen, Fistel abgeheilt
C.B.	38	w.	CU	Cuffabszeß	Pouchitis	Pouchexstirpation
R.G.	35	w.	CU	pouchvaginale Fistel	Pouchitis	Pouchexstirpation
T.I.	34	w.	CU	Anastomosen- fistel	Pouchitis	Pouchexstirpation
S.M.	25	w.	CU	Anastomosen- fistel	Pouchitis	Pochexstirpation
S.C.	42	w.	CU	partielle Anasto- mosendehiszenz	Stenosen- bildung	Stenosetherapie: Laser/Bougierung
L.N.	20	w.	CU	Anastomosen- fistel	Ileus	abgeheilt
L.W.	29	m.	CU	Anastomosen- fistel	Pouchitis	Stomaneuanlage, lokale Therapie (Pouchitis rückläu- fig, Therapie nicht abgeschlossen)
K.B.	33	m.	CU	partielle Anasto- mosendehiszenz	Pouchitis	Stomaneuanlage, lokale Therapie (Pouchitis rückläu- fig, Therapie nicht abgeschlossen)
S.J.	22	m.	CU	Anastomosen- fistel 27 Monate nach Stomarück- verlagerung!	akute Anal- fissur	Stomaneuanlage
K.M.	31	w.	FA	Anastomosen- fistel	peranale Blutung postoperativ	abgeheilt

Klinische Symptomatik

Mäßiggradiges septisches Krankheitsbild mit Temperaturerhöhung und Leukozytose. Peranaler Abgang von Pus. In die Kreuzbeingegend ausstrahlende Schmerzen. Keine allgemeinen abdominalen Symptome; keine Verdauungsprobleme.

Diagnostik

Die Veränderungen entziehen sich häufig üblichen sonographischen und computertomographischen Untersuchungen. In Abb. 10.1 und 10.2 sind 2 Beispiele mit

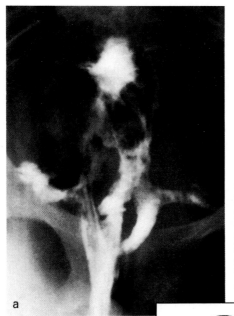

a

b

Abb. 10.1a, b. a Darstellung eines ausgedehnten Fistelsystems mit Mündungen im Bereich der Anastomose mittels wasserlöslichem Röntgenkontrastmittel. **b** Schematische Darstellung der Einmündung der Fistelkanäle im Bereich der pouchanalen Anastomose. Zum Einspritzen des Kontrastmittels wurde ein Katheter in einen der Fistelgänge eingelegt (aus [132])

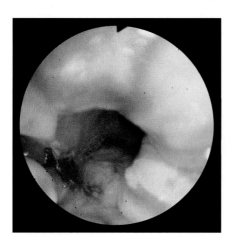

Abb. 10.2a–f. a Endoskopische Darstellung des einmündenden Fistelkanals im Bereich der Anastomose. **d–f** Erhebliche Auslaßobstruktion des Pouches in der Kernspintomographie durch die entzündliche asymmetrische Verbreiterung der „Rektummanschette". Beachte v. a. auch den Abstand des Pouches vom Os sacrum (im Vergleich zu Abb. 9.2b). Im horizontalen Schnitt ventraler semizirkulärer Verlauf der signalreichen, sichelförmigen Fistel. **b, c** Die dazugehörige konventionelle Fistulographie mit wasserlöslichem Kontrastmittel. Im MR-Schnitt läßt sich gut die ventrale Lage des Fistelganges demonstrieren

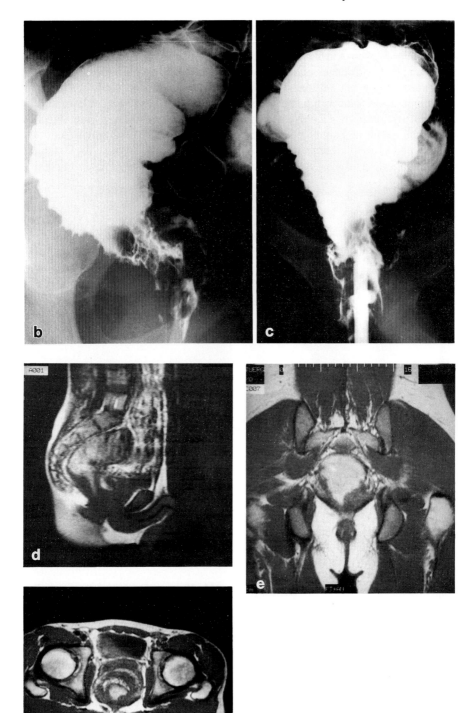

Abb. 10.2

Fistelbildung dargestellt. Im ersten Fall mit sehr ausgedehntem Fistelsystem (Abb. 10.1) war es notwendig, einen Katheter zur Darstellung in die Fistelöffnung einzulegen. Wegen Ausbuchtungen und Verwerfungen im Bereich der Anastomose sind Fistelöffnungen endoskopisch nicht immer leicht auffindbar. Die Röntgenuntersuchung mit wäßrigem Kontrastmittel ist hier zum Nachweis und zur Dokumentation zunächst besser geeignet (s. auch S. 86). In der räumlichen Rekonstruktion mittels Kernspintomographie kommen die Folgen einer Anastomosendehiszenz in Kombination mit einem "long outlet" bei einem zunächst normal präsakral lokalisierten S-Pouch gut zum Ausdruck (Abb. 10.3). Der deutlich verlängerte Auslaß ist bedingt durch die Dehiszenz, die außerdem zum Abkip-

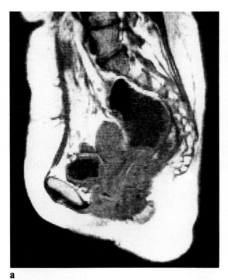

a

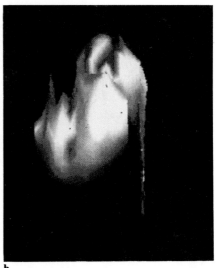

b

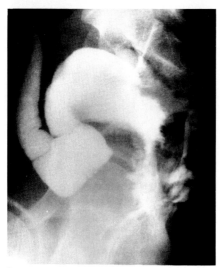

c

Abb. 10.3a–c. Darstellung einer partiellen Anastomosendehiszenz beim S-Pouch. Im konventionellen Röntgenbild erkennt man den nach ventral abgeknickten S-Pouch mit langem Auslaß und erheblicher Distanz bis zur Anastomose (c. In der Rekonstruktion des MR-Bildes (b) läßt sich gut die räumliche Ausdehnung darstellen und ggf. das Volumen berechnen. (Die MR-Abbildung und Rekonstruktion verdanken wir Herrn Dr. W. Semmler sowie Frau Rita Lorum vom DKFZ Heidelberg)

pen des Pouches nach ventral führt [198]. Durch die Kernspintomographie ergeben sich hier neue Darstellungsmöglichkeiten mit zusätzlicher Information, aber ohne weitere Strahlenbelastung (s. auch S. 84ff).

Therapie

Die Behandlung ist ausgesprochen schwierig. Unter antibiotischer Therapie mit Cephalosporin und Metronidazol (entsprechend dem normalerweise nachweisbaren Keimspektrum) sistieren die septischen Zeichen nach wenigen Tagen. Bei einigen Patienten ist es bei gleichzeitiger lokaler Spülbehandlung gelungen, die Fistel vollständig zum Abheilen zu bringen. Bei ausgedehnterem Befund war dies jedoch trotz intensiver Behandlung nicht möglich. Bei gleichzeitigem Vorliegen schwerster Pouchitiden (s. unten) mußte der Pouch entfernt werden. Drei der Patienten hatten seither rezidivierende operative Eingriffe wegen persistierendem Fistelleiden.

Über einen guten Behandlungserfolg bei transanaler Spaltung solcher Fisteln wird berichtet [185, 272]. Ein zu langer Auslaß beim S-Reservoir kann evtl. gekürzt werden [196]. Selbst wenn über mehrere Monate eine Infektion bestand, kann noch ein gutes Resultat erzielt werden [272].

Pouchitis

Infolge der unphysiologischen Beanspruchung als Reservoir für einen (zunächst) dünnflüssigen Dünndarmstuhl entstehen im zum Pouch umgewandelten Ileum reaktive bzw. adaptative Veränderungen. So findet sich histologisch regelmäßig ein gegenüber dem normalen Ileum mäßig vermehrtes zelluläres Infiltrat im Schleimhautstroma. Es besteht aus mononukleären Zellen sowie vermehrten eosinophilen Granulozyten. Bereits dieses „adaptative" Zellinfiltrat entspricht – nach pathoanatomischen Kriterien – einer Entzündung und somit der histologischen Diagnose „geringgradige chronische Ileumpouchitis" (Abb. 10.4). Das Ausmaß der chronisch-entzündlichen Veränderungen scheint nicht mit der Stuhlfrequenz zu korrelieren [244].

Zum anderen entwickelt sich im Ileumpouch im längerfristigen Verlauf ein struktureller Umbau der Ileumschleimhaut (eigene Beobachtung). Die Zottenhöhe nimmt ab, die Kryptenlänge nimmt zu. Die Becherzellen enthalten zusätzlich sulphatierte Muzine. Diese adaptativen Veränderungen im Ileumpouch treten bei allen Patienten auf, unabhängig von der zur Operation führenden Grunderkrankung.

Das Endergebnis einer partiell oder komplett kolonähnlichen Mukosaarchitektur (in 45%, nach [151]) („Kolonmetaplasie", „Kolonisation") ist jedoch kein Spezifikum der kontinenzerhaltenden ileoanalen Anastomose. Gleichartige Veränderungen finden sich auch in einem endständigen Ileostoma herkömmlicher Art. Dabei besteht eine enge Beziehung zwischen Mukosamorphologie und bakterieller Besiedelung [247]. Die bakterielle Besiedelung ist dabei vom klinischen Bild einer Pouchitis eher unabhängig [259].

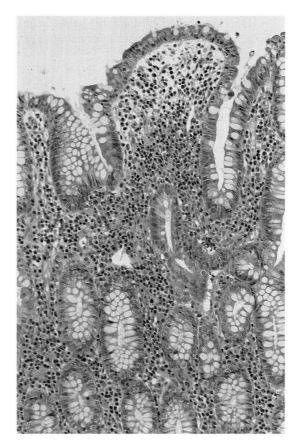

Abb. 10.4. Histologisches Biopsat aus einem „normalen" Ileumpouch. Erkennbar ein mäßiggradiges chronisches Entzündungsinfiltrat sowie die „Kolonisation" der Schleimhaut

Die rein histologisch nachweisbaren, adaptativ-entzündlichen Veränderungen entsprechen allerdings nach mehrheitlicher Ansicht noch nicht dem klinischen Begriff „Ileumpouchitis". Die klinische Diagnose der Pouchitis bezeichnet eine klinisch manifeste und symptomatische Entzündung im Ersatzreservoir. Dabei gibt es leichte und schwere Verläufe. Ob es sich hierbei um qualitativ unterschiedliche Entzündungsformen handelt, ist bislang noch ungeklärt (s. unten). Die Inzidenz der klinisch manifesten Ileumpouchitis ist bei den operativen Patienten mit der Grunderkrankung Colitis ulcerosa deutlich größer als bei Patienten mit familiärer adenomatöser Polyposis coli (s. unten).

Klinische Symptomatik

– erhöhte Stuhlfrequenz mit Stuhldrang und Schmerzen bei der Entleerung,
– Minderung der Stuhlkonsistenz bzw. Abgang von Schleim und Blut,
– geringe bis mittelgradige Beschleunigung der Blutsenkung,
– in schweren Fällen Leukozytose und Fieber.

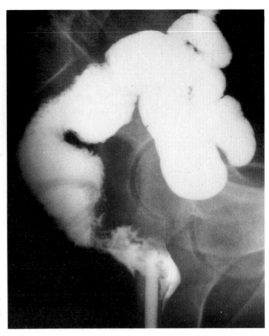

Abb. 10.5. Röntgenologische Hinweise auf Pouchitis sind die entzündungsbedingten feinen Spiculae in der Zone des Pouchauslasses

Undifferenzierte Beschwerden im kleinen Becken oder präsakrale Schmerzen können hinzutreten. Das kumulative Risiko beträgt nach Oresland 30% nach 2 Jahren [264].

Diagnostik

Röntgenologisch kann in einigen Fällen ein entzündlich verändertes Schleimhautrelief nachgewiesen werden, insbesondere im Bereich des Pouchauslasses (Abb. 10.5).

Die Endoskopie ist bei klinischem Verdacht auf Vorliegen einer Pouchitis die Schlüsseluntersuchung. Neben der Beurteilung des Pouchauslasses kommt es auf die exakte Beurteilung der Schleimhaut im Ileumreservoir an [368]. Die Motilität im Beutel wird ebenfalls registriert. Lokal findet sich eine Rötung der leicht vulnerablen Schleimhaut. Verstreute punktförmige Blutungen und lokalisierte oberflächliche Ulzerationen werden gefunden (Abb. 10.6). In schweren Fällen sind auch tiefe Ulzerationen möglich, die an eine zugrundeliegende Colitis ulcerosa erinnern. Jedoch sind auch Crohn-ähnliche Veränderungen bei Colitis ulcerosa möglich. Multiple Biopsien können über die histologische Beschaffenheit differenziert Auskunft geben.

Pathologisch-anatomisch findet sich bei der klinisch manifesten Ileumpouchitis in der Regel ein Befund, der die oben beschriebenen reaktiven bzw. adaptativen Veränderungen übersteigt. So finden sich histologisch, je nach Schwere, neben einer weiteren Zunahme des mononukleären Zellinfiltrats bei der „aktiven Ileumpouchitis" auch neutrophile Granulozyten im Stroma sowie im Darmepithel [329]

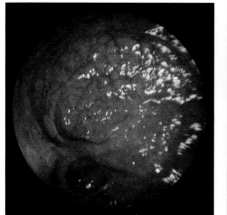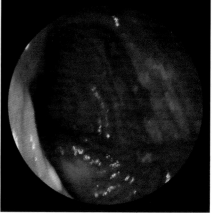

Abb. 10.6a, b. Endoskopische Darstellung eines Normalbefundes in einem J-Pouch. Gut erkennbar die Einmündung des Dünndarms und der blindverschlossene Schenkel (**a**). **b** Rötung und Verletzlichkeit der Schleimhaut bei Pouchitis

unter Ausbildung von Kryptenabszessen (Abb. 10.7). In den ausgeprägten Fällen mit Ulzerationen können diese, wie wir bei explantierten Pouchpräparaten von Kolitispatienten beobachten konnten, ähnlich der Grunderkrankung die entzündete Schleimhaut am Ulkusrand unterminieren („Kragenknopfulkus"; Abb. 10.8).

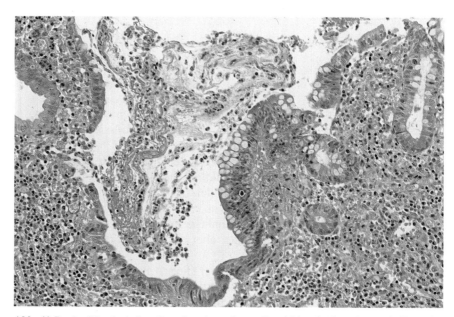

Abb. 10.7a, b. Histologisches Korrelat einer akuten Pouchitis mit Granulozyteninfiltrat der Schleimhaut. Daneben werden Kryptenabszesse dargestellt

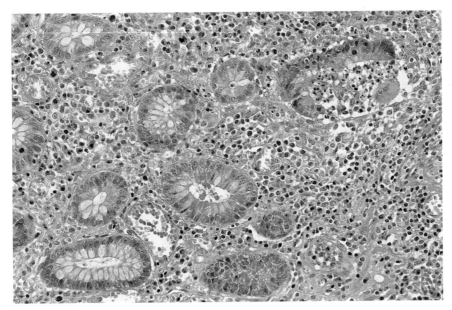

Abb. 10.7b

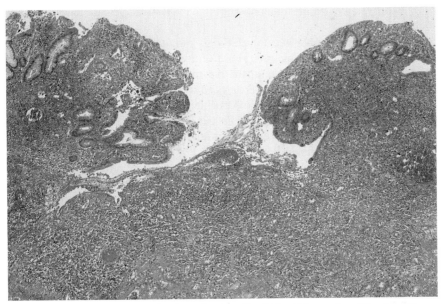

Abb. 10.8. Histologisches Korrelat einer ulzerösen Pouchitis mit kragenknopfförmigen Ulzera

Pathogenetisch sind grundsätzlich mehrere Formen der klinisch manifesten Pouchitis in Betracht zu ziehen.

„Unspezifische" Pouchitis:
- besonders ausgeprägte reaktive bzw. adaptative Entzündung (Stuhlstase),
- infektiöse Enteritis (bakteriell, viral, evtl. parasitär),
- Diversionsenteritis [192],
- ischämische Enteritis.

„Spezifische" Pouchitis:
- Manifestation der Grunderkrankung Colitis ulcerosa [291].

Die Befunde sind bisher z.T. widersprüchlich [368]. Die signifikant höhere Inzidenz einer Ileumpouchitis bei den Colitis-ulcerosa-Patienten [251] weist darauf hin, daß die unspezifischen Faktoren in der Pathogenese der Pouchitis weniger zum Tragen kommen [259] als mögliche (letztlich unbekannte) krankheitsimmanente Faktoren. Zweifelsohne fördern jedoch Pouchauslaßprobleme das Auftreten [81, 347]. Andererseits besteht keine Korrelation zwischen der prinzipiellen Fähigkeit zur Entleerung und der Pouchitis [127].

Die Existenz einer „spezifischen" Pouchitis im Sinne einer Colitis-ulcerosa-Manifestation wird neben der Statistik auch durch die kasuistische Beobachtung ähnlicher lokaler Immunphänomene unterstützt. So finden sich membranfixierte Ablagerungen von Immunglobulinen und aktivierter Komplementfaktoren (H.F. Otto, Heidelberg, noch nicht publiziert). Andere Immunphänomene, wie die Neoexpression von HLA-Antigenen der Klasse II bei der Pouchitis [346a, 367], sind dagegen unspezifisch (vgl. Übersicht bei [126a]). Ein klinisches Indiz ist die Tatsache, daß Pouchitiden wenigstens teilweise cortsionsensibel sind. Das verstärkte Auftreten extraintestinaler Symptome [368] weist gleichermaßen in diese Richtung.

In der Diskussion über die Pouchitis als mutmaßliche Remanifestation der Grunderkrankung (Colitis ulcerosa) wird vermutet, daß die (oben beschriebene) „Kolonisation" der Ileumschleimhaut die mögliche Grundlage hierfür bildet. Diese Annahme berücksichtigt allerdings zu wenig, daß zu einen der metaplastische Umbau der Ileum- zu einer „Kolon"schleimhaut keineswegs immer komplett ist [66]. Zum anderen ist, wie das Beispiel der Backwash-Ileitis (s. oben) zeigt, ein solcher Umbau auch nicht notwendige Voraussetzung für eine „Colitis-ulcerosa"-Manifestation im terminalen Ileum.

Die naheliegende Vermutung, die Ileumpouchitis der Colitis-ulcerosa-Patienten sei eine im Pouch fortbestehende bzw. wiederkehrende Backwash-Ileitis, wurde in einer Nachuntersuchung von 131 Patienten aus der amerikanischen Mayo-Klinik verfolgt. Dabei wurde jedoch keine Korrelation zwischen einer am Operationspräparat nachgewiesenen Backwash-Ileitis und dem späteren Auftreten einer (subjektiv symptomatischen) Ileumpouchitis festgestellt [110].

In Tabelle 10.4 sind die wichtigsten Diskussionspunkte noch einmal zusammengefaßt.

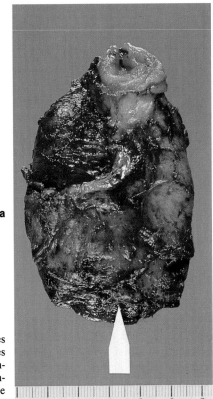

Abb. 10.9a, b. Makroskopisches Präparat eines exstirpierten S-Pouches. **a** Vor Aufschneiden des Pouches: Der *Pfeil* ist auf den Pouchauslaß gerichtet. *Oben* erkennt man den einmündenden Dünndarm. **b** Nach Aufschneiden gut erkennbar die diffuse Rötung. Schwerste Pouchitis

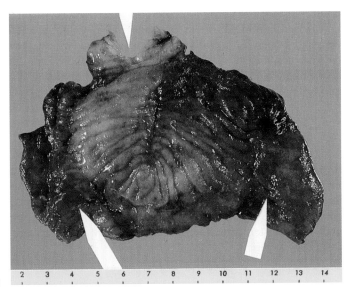

Tabelle 10.4. Verlaufsformen der Pouchitis

Verlaufsform	Symptomatik	Endoskopie	Histologie	Therapie
Unauffällig	∅	∅	(Kolonisation)	∅
„Chronisch"	∅	(geringe Rötung)	chronische entzündliche Veränderungen	∅
Akut			zusätzlich:	
-leicht	f ↑ BKS ↑	Rötung Vulnerabilität	akute Veränderungen	oral: Metronidazol
-schwer	Schleimabgang ↑ Schmerz, BKS ↑ Leukozyten, ↑ Temperatur ↑	Rötung Vulnerabilität Ulzera	ulzeröse Entzündung	parenteral: Cephalosporin/ Metronidazol evtl. Cortison

Therapie

In vielen Fällen hilft die alleinige und ausreichende Einnahme von Metronidazol (2–4 Wochen). Die Wirkungsweise ist nicht geklärt, da keineswegs alle Autoren der Meinung sind, daß die Pouchitis ausschließlich durch eine Überwucherung mit Bakterien bedingt sei [259]. Bei schwereren Verläufen werden die Patienten stationär aufgenommen und parenteral mit Cephalosporin und Metronidazol therapiert. Gleichzeitig erhalten sie Cortison in einer Dosierung von 20 mg/Tag. Nach 14 Tagen antibiotischer Therapie kann diese in der Regel abgesetzt werden; gelegentlich kann Cortison in einer Dosis von 10 mg für einige Zeit beibehalten werden. In einigen Fällen ist ein Behandlungserfolg mit 5-Aminosalizylsäure zu erreichen [368]. Ein allgemein akzeptiertes Behandlungskonzept gibt es nicht.

Tabelle 10.5 enthält die in unserem Kollektiv beobachteten Pouchitiden und deren klinischen Verlauf. Es ist zu erkennen, daß besonders schwere Pouchitiden einen so ungünstigen Verlauf haben können, daß die Entfernung des Reservoirs notwendig wird. Abbildung 10.9 zeigt einen solchen entnommenen Pouch mit den makroskopischen Schleimhautveränderungen am aufgeschnittenen Präparat (Patient Nr. 3 in Tabelle 10.5). In der Literatur wird die Häufigkeit des Auftretens von Pouchitiden) mit 7–42 % angegeben [368]. Die Schwankungsbreite ist v. a. Ausdruck der problematischen Definition.

Als Risikofaktoren für eine schwere Pouchitis erweisen sich Voroperationen sowie gleichzeitige septische Komplikationen. Dabei handelt es sich nach unserer Erfahrung immer um Patienten mit Colitis ulcerosa. Über Pouchitis bei Adenomatosis-coli-Patienten wird in der Literatur seltener berichtet [86, 369]. Die fast ausschließliche Kombination mit der Grunderkrankung Colitis ulcerosa ist aber nach den meisten Literaturangaben [329, 368] – ähnlich wie beim Kock-Pouch [148, 259] – typisch.

Tabelle 10.5. Pouchitis: Grunderkrankung Colitis ulcerosa! (eigenes Krankengut $n = 78$)

Schweregrad nach klinischem Verlauf	Patient	Alter (Jahre)	Geschlecht	Postopera-tive Phase	Therapie	Zusätzliche Problematik	Therapieerfolg
I. *Leichter Verlauf*	G. H.	47	m.	II	Metronidazol oral	∅	
	L. U.	20	w.	II	Metronidazol oral	∅	1mal Rezidiv
	K. M.	48	m.	II	Metronidazol oral	∅	
(ambulante	M. E.	20	w.	II	Metronidazol oral	∅	
Therapie)	G. S.	29	w.	II	Metronidazol oral	∅	
$n = 5$							
II. *Mittelschwerer Verlauf*	L. W.	29	m.	II	Cephalosporin + Metronidazol + Cortison	Anastomosenfistel + extraintestinale Manifestation	
(stationäre	K. B.	33	m.	II	Cephalosporin + Metronidazol + Cortison	partielle Anastomosen-dehiszenz	
Therapie)	S. W.	35	m.	II	Cephalosporin + Metronidazol + Cortison		
$n = 4$	K. L.	32	m.	II	Cephalosporin + Metronidazol + Cortison	∅	2mal Rezidiv
III. *Schwerer Verlauf*	P. M.	31	w.	II	Cephalosporin + Metronidazol	pouchvesikale Fistel	Pouchblindverschluß 16 Monate nach IAP
	C. B.	38	w.	II	Cephalosporin + Metronidazol	Cuffabszeß 29 Monate nach IAP	Pouchexstirpation
(stationäre Thera-pie, z. T. Inten-sivtherapie)	R. G.	35	w.	II	Cephalosporin + Metronidazol	pouchvaginale Fistel	Pouchexstirpation 9 Monate nach IAP
$n = 6$	T. J.	34	w.	I	Cephalosporin + Metronidazol	Anastomosenfistel	Pouchexstirpation 9 Monate nach IAP
	S. M.	25	w.	I	Cephalosporin + Metronidazol	partielle Anastomosen-dehiszenz	Pouchexstirpation 7 Monate nach IAP
	H. R.	31	w.	II	Cephalosporin + Metronidazol + Cortison	Sepsis nach Anasto-mosenkomplikation bei Rückverlegung	beherrscht

Striktur

Strikturen im Anastomosenbereich zählen zu den üblichen Komplikationsmöglichkeiten nach Kontinuitätswiederherstellung im Magen-Darm-Kanal. Sie sind für den Patienten von sehr unterschiedlicher Wertigkeit. Die besondere Situation der pouchanalen Anastomose besteht darin, daß der im Ersatzreservoir gespeicherte Dünndarmstuhl tendenziell eher von niedriger Konsistenz ist. Das heißt, daß eine geringe Einengung keinerlei klinische Bedeutung hat. Andererseits ist aber auch noch ein Stuhldurchtritt möglich, obwohl es darüber bereits zu einem relativen Stau kommen kann, der erst auffällig wird, wenn die Situation dekompensiert.

Im Bereich der pouchanalen Anastomose sind 3 typische Engen vorstellbar (Abb. 10.10):
1. Die einfache Enge, d. h. ausschließlich im Bereich der Naht. Dies kann einen Teil oder den gesamten Umfang betreffen.
2. Der von Schleimhaut befreite Rektummuskelcuff hat eine gewisse Schrumpfungstendenz, die v. a. bei langem Pouchauslaß zum Tragen kommt [347]. Bei Seit-zu-End-Anastomose, die z. B. beim J- oder W-Pouch durchgeführt wird, ist dieses Problem jedoch von ganz untergeordneter Bedeutung.
3. Entzündliche Komplikationen im Bereich der Anastomose können zu ausgedehnten asymmetrischen und ausgeprägt vernarbenden Veränderungen im Bereich der Anastomose und des Schließmuskels führen.

Klinische Symptomatik

Die Symptomatik ist abhängig von der Ausprägung der Stenose. Die Enge kann asymptomatisch sein, Defäkationsprobleme bedingen oder sogar zum Ileus führen (s. Abb. 10.11 und 10.12).

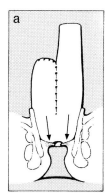 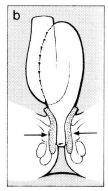 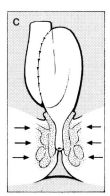

Abb. 10.10a–c. Drei Möglichkeiten der Stenosierung des Pouchauslasses: **a** einfache, kurzstreckige Anastomosenstenose, **b** langstreckige Pouchauslaßstenose durch Schrumpfung des Rektumcuffs, **c** langstreckige Stenose durch Vernarbung mit Funktionsminderung des Sphinktersystems nach septischer Komplikation im Bereich der Anastomose (aus [132])

Diagnose

Das Feststellen einer Anastomosenstenose ist bei jeder klinischen rektal-digitalen Untersuchung leicht möglich. Die Stenose ist selbstverständlich endoskopisch und röntgenologisch darstellbar.

Therapie

Geringfügige Engen bedürfen keiner besonderen Behandlung. Nach unserer Erfahrung sind sie im weiteren Verlauf keineswegs progredient, sondern tendieren eher dazu, sich zurückzubilden. Höhergradige Engen können dilatiert werden; eine Weitung wird durch einen zuvor angelegten Einschnitt mit dem Laserstrahl durchgeführt. Während bei den meisten Patienten eine zufriedenstellende Behandlung bereits mit einer einzigen Sitzung gelingt, ist bei einigen wenigen eine langwierige Betreuung notwendig.

Auslaßengen durch einen geschrumpften Rektumcuff, wie sie v. a. bei langem Auslaß eines S- oder H-Pouches vorkommen, erfordern eine regelmäßige Intubation des Pouches zur Entleerung [28, 251, 286, 347, 362]. Die Patienten sind hier überkontinent mit Stase und zunehmender Vergrößerung des Pouches und Pouchitis [34, 286]. Prinzipiell kann die Neuanlage der ileoanalen Anastomose bzw. Spaltung des Rektumcuffs und Pouchkürzung [285, 286, 340] erwogen werden.

Die oben beschriebene dritte Konstellation ist einer weiteren Therapie schwer zugänglich. Hier muß gelegentlich die Exstirpation des Pouches ins Auge gefaßt werden.

Ein Beispiel für den Krankheitsverlauf bei einem sehr problematischen Fall (Nr. 4 in Tabelle 10.5) zeigt Abb. 10.11. Hier werden die verschiedenen therapeutischen Schritte bzw. die jeweilige Behandlungsdauer deutlich.

Ileus

Ein postoperativer Ileus kann wie nach allen abdominellen Eingriffen sowohl in der ersten postoperativen Phase als auch lange Zeit nach Ileostomarückverlagerung auftreten [88].

Tabelle 10.6 gibt die Daten unserer eigenen Patienten wieder. Die Diagnose wird klinisch und anhand des Röntgenübersichtsbildes gestellt. Die Therapie erfolgt entsprechend der bei der Laparotomie gefundenen Ursache. In etwa 50 % der Fälle ist ein operatives Vorgehen notwendig.

Wie unterschiedlich ausgeprägt klinische Symptomatik, objektiver Befund, Verlauf und Ursache sein können, sei an 3 unserer Patienten mit postoperativem Ileum in der Phase 2 aufgezeigt (Abb. 10.12 a–c).

Fall 1

Vier Monate nach Ileostomarückverlagerung erstmals vorübergehende abdominelle Schmerzen. In der Folge 2mal ambulante und 2mal stationär konservative Therapie bei intermittierendem Subileus; jeweils spontane Rückbildung. Röntgenologisch meist Nachweis einer stehenden Dünndarmschlinge. Wegen zunehmender Symptomatik 13 Monate nach Ileostomarückverlagerung operative Bridenlösung. Seither beschwerdefrei (Abb. 10.12a).

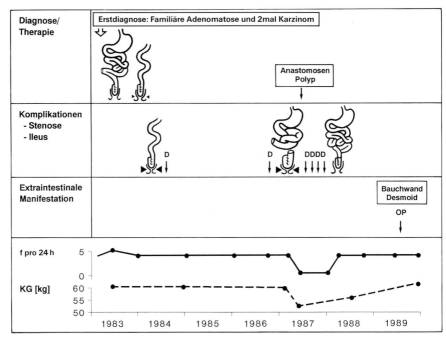

Abb. 10.11. Beispielhafte Darstellung eines komplizierten Verlaufs nach IAP bei familiärer Adenomatosis. Nach der Erstdiagnose erfolgte die kontinenzerhaltende Proktokolektomie. Bei der 48jährigen Patientin fanden sich bereits 2 manifeste Kolonkarzinome. Im Verlauf Ausbildung einer erheblichen Stenosierung der Anastomose, die nach über 3 Jahren zum dekompensierenden Ileus führte. Das Reservoir war hierbei massiv vergrößert (s. auch Abb. 10.12c und Tabelle 10.6). Die Stenosebehandlung erfolgte lokal durch Laserstrikturotomie und konsequente Bougierungsbehandlung, z.T. ambulant mit Hilfe einer Schwester der Sozialstation über die Dauer eines Jahres. Danach konnte die Kontinuität wiederhergestellt werden. Bezüglich der Entleerungsfunktion ist die Patientin seither unauffällig. Die Anastomose ist jetzt gut fingereingängig. Es sei darauf hingewiesen, daß trotz erheblicher Stenosierung bei der Patientin nie das klinische Bild einer Pouchitis bestand. Im Verlauf dieser Behandlung wurde zusätzlich einmalig ein adenomatöser Anastomosenpolyp entfernt. Im weiteren Verlauf kam es zum Auftreten eines Desmoides der Bauchwand, das operativ erfolgreich entfernt werden konnte. Das Verhalten der Stuhlfrequenz sowie des Körpergewichts ist *im unteren Abschnitt* dargestellt

Tabelle 10.6. Ileus nach IAP (eigenes Krankengut, *n* = 78; *CU* Colitis ulcerosa, *FA* familiäre Adenomatose)

Patient	Alter (Jahre)	Geschlecht	Grund- erkrankung	Postoperative Phase	Therapie
S.B.	23	m.	CU	I	konservativ
M.U.	19	w.	CU	II	operativ
L.U.	20	w.	CU	I	operativ
S.C.	42	w.	CU	I	konservativ
H.R.	31	w.	CU	II	operativ
G.S.	29	w.	CU	I	konservativ
M.T.	42	m.	CU	II	operativ
B.A.	48	w.	FA	II	operativ
F.M.	28	m.	FA	I	operativ
G.B.	25	w.	FA	II	operativ

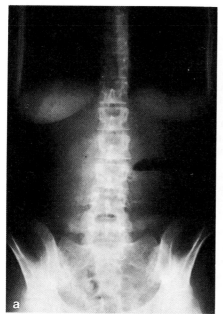
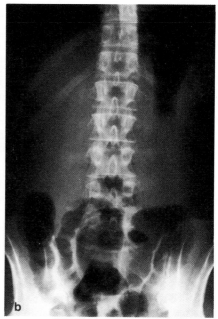

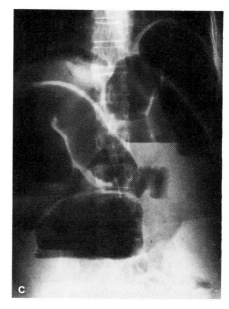

Abb. 10.12a–c. Drei Beispiele für die Ausprägung eines Ileus nach Pouchoperation: **a** Röntgenologisch solitäre stehende Schlinge im linken Oberbauch bei Bridenileus; nach operativer Bridenlösung beschwerdefrei. **b** Mehrere gasgefüllte Dünndarmschlingen auf dem Röntgenübersichtsbild 4 Wochen nach Ileostomarückverlagerung bei J-Pouch. Klinisch Subileus. Im Verlauf spontane Besserung. Später jedoch 2malig notwendig werdende operative Adhäsiolyse. **c** Dekompensierter chronischer Ileus mit monströser Dilatation des Pouches und des oralen Dünndarms bei hochgradiger Anastomosenstenose 3 Jahre nach pouchanaler Anastomose (vgl. Abb. 10.11)

Fall 2

Drei Wochen nach Ileostomarückverlagerung zunehmend Meteorismus mit gelegentlichen Bauchschmerzen. In der 4. Woche stellte sich die Patientin deswegen erstmals ambulant vor. Bei der Untersuchung waren flüssigkeitsgefüllte Darmschlingen deutlich tastbar, die Darmgeräusche waren z. T. klingend. Röntgenologisch fanden sich mehrere gasgefüllte Dünndarmschlingen im Unterbauch (Abb. 10.12b). Rektal war die Anastomose weit. Da die Patientin regelmäßig Stuhlgang hatte wurde abgewartet. Zunächst unter weiteren ambulanten Kontrollen langsame, spontane Rückbildung der Symptomatik.

Acht Monate postoperativ Relaparotomie und Lösen von Dünndarmschlingen aus dem kleinen Becken. Postoperativ Besserung der Symptomatik mit noch gelegentlich auftretenden, deutlich geringfügigeren Subileusbeschwerden. Insgesamt langsame Besserungstendenz, jetzt 24 Monate postoperativ.

Im Rahmen einer Schwangerschaft erneute Dekompensation des Subileus. Ein konservativer Therapieversuch im 4. Schwangerschaftsmonat war erfolglos. Daraufhin erneute Relaparotomie und wiederum Bridenlösung. Seither beschwerdefrei bei intakter Schwangerschaft (s. Abb. 11.6).

Fall 3

Bei dieser Patientin wurde frühzeitig eine Anastomosenstenose festgestellt. Da sie jedoch spontan 4 breiige Stuhlgänge pro Tag entleerte und subjektiv bei Wohlbefinden war, erfolgte keine weitere Therapie der Stenose. Drei Jahre nach Pouchanlage mußte die Patientin wegen dekompensiertem Ileus stationär aufgenommen werden. Es fand sich bei hochgradiger Anastomosenstenose eine monströse Dilatation des Pouches und des oralen Dünndarms (Abb. 10.12c). Es handelt sich hier um die gleiche Patientin wie in Abb. 10.11. Operative Therapie: Neuanlage eines Ileostomas, Teilresektion der Stenose mit dem Klammernahtgerät. Im weiteren zusätzlich endoskopische Laserstrikturotomie und Bougierung. Das Ileostoma konnte wieder zurückverlegt werden. Die Patientin wird regelmäßig nachkontrolliert. Sie ist vollständig kontinent und entleert spontan 4 Stühle/24 h.

Fall 3 kann als eine spezifischere Ileusvariante nach IAP angesehen werden. Insgesamt ist festzuhalten, daß das therapeutische Vorgehen sehr individuell erfolgen muß. Allgemeine Richtlinien können hier nicht aufgestellt werden.

10.1.2 Seltenere Komplikationen

Im Rahmen der IAP werden zahlreiche weitere Komplikationen gesehen. Ihre Häufigkeit liegt entsprechend den Angaben der Literatur zwischen 0,5 und 5 %. Nach Vasilevsky et al. [373] kann die Gesamthäufigkeit von Komplikationen bis zu 75 % betragen. Diese Komplikationen sind z. T. unspezifisch, z. T. haben sie einen Bezug zur Grunderkrankung im Sinne von extraintestinalen Manifestationen bzw. sind sie eine Folge der jeweils durchgeführten operativen Schritte. Tabelle 10.7 gibt eine Zusammenstellung der in der Literatur häufiger berichteten und im eigenen Krankengut aufgetretenen Probleme.

10.1.3 Mehrfachkomplikationen

Wie an verschiedenen, bereits oben aufgezeigten Beispielen zu erkennen ist, können selbstverständlich verschiedene Komplikationen beim gleichen Patienten

Tabelle 10.7. Seltenere Komplikationen nach IAP

a)	*Eigenes Krankengut* (*n* = 78)	
	Stomaprobleme:	
	– exzessiver Verlust	3
	– Rotation um ausgeleitete Schlinge	1
	– Anastomosenkomplikation (Rückverlagerung)	2
	Postoperative Blutung peranal (pouchanale Anastomose)	2
	Drainagenperforation/Pouch	1
	Akute Analfissur	1
	Wundinfekt	3
	Narbenbruch	1
	Sepsis	1
	Lungenödem	1
	gelegentlich minimaler peranaler Blutabgang	7
b)	*Weitere beschriebene Komplikationen*	(bis 5% nach der Literatur)

Reservoirnekrose	Retrograde Ejakulation
Reservoiranastomosendefekt	Neurogene Blasenentleerungsstörung
Ileostomadysfunktion	Analrandthrombose
Ileostomaretraktion	Phlebothrombose
Ileostomaprolaps	Thrombophlebitis
Dünndarmvolvulus	Lungenarterienembolie
Innere Hernie	Lungenfunktionsstörung
Blutung aus dem Reservoir	Hepatitis
Enterokutane Fistel	Akute Leberdystrophie
Intraktable Inkontinenz	

[321] gleichzeitig oder nacheinander auftreten. Eine statistische Darstellung der Daten wird hierbei wesentlich mitbeeinflußt. Wertet man nur *eine* führende Komplikation und läßt die anderen als geringfügiger in speziellen Fällen außer Acht, kommt man selbstverständlich zu ganz anderen Zahlenverhältnissen, als wenn sämtliche Komplikationen aufgeführt werden. Dies erklärt z. B. die hohen Zahlen bei Vasilevsky et al. [373].

Besonders problematisch sind Kombinationen von lokal-septischen Komplikationen mit Pouchitis. Es ist sehr schwierig, Reaktion und Ursache zu trennen. Klinik und Therapie sind hierbei komplex, so daß die dezidierten Behandlungsvorschläge für erneute ähnliche Situationen nur begrenzt verallgemeinert werden dürfen.

Nur die Überwachung größerer Kollektive kann für diese Situation typische Aspekte aufzeigen. Wie sehr gerade das Problem der lokal-septischen Komplikationen im Rahmen der IAP im Vordergrund steht, zeigen auch die Ergebnisse unserer Umfrage in der Bundesrepublik Deutschland [344], bei denen die septischen Probleme einen wesentlichen Teil (47 %) aller beobachteten Komplikationen ausmachen.

10.2 Versagen der ileoanalen Pouchoperation

Neben der gelegentlich sehr langwierigen und anstrengenden Behandlung von Komplikationen für einen betroffenen Patienten nach IAP ist doch die ungünstigste Situation ein gänzliches Nichtfunktionieren der Kontinuitätswiederherstellung. Wann muß ein ileoanaler Pouch stillgelegt, entfernt oder umgewandelt werden?

Die Häufigkeit einer Entfernung des ileoanalen Pouches beträgt nach den Angaben der Literatur 1,5–11 % [98, 251, 284, 325].

Nach Angaben der Literatur sind v. a. folgende Situationen dafür ursächlich:
- lokal septische Prozesse [225, 251, 284],
- intraktable Pouchitiden,
- nicht behandelbare funktionelle Probleme [251, 284],
- ischämische Nekrose des Reservoirs [284],
- M. Crohn [251],
- Rektumkarzinom [251],
- Pouchperforation [34].

Tabelle 10.8 gibt die Erfahrungen an unserem eigenen Krankengut wieder. Es kann bei lokal-septischen Prozessen vorteilhaft sein, eine Stuhldeviation durch Schlingen- oder Endstoma herbeizuführen. Nach Ausheilung wird das Stoma wieder zurückverlegt. Nicht beherrschbare Pouchitiden können jedoch trotz bestehender Stuhldeviation zur Entfernung des Beutels zwingen. Funktionelle Insuffizienz infolge sehr hoher postoperativer Stuhlfrequenz oder Inkontinenz mit begleitenden ständigen perianalen Hautirritationen lassen sich nur begrenzt kausal angehen. Denkbar wäre ein Biofeedbacksphinktertraining bei reduzierter Sphinkterkraft [347].

Tabelle 10.8. Pouchexstirpation (eigene Patienten; *CU* Colitis ulcerosa)

Patient	Alter (Jahre)	Geschlecht	Grund-erkrankung	Grund der Pouch-exstirpation
C. B.	38	w.	CU	Pouchitis, Anastomosenfistel
R. G.	35	w.	CU	Pouchitis, pouchvaginale Fistel
S. M.	25	w.	CU	Pouchitis, Anastomosen-dehiszenz
T. I.	34	w.	CU	Pouchitis, Anastomosenfistel
K. M.	48	w.	CU	Rektumkarzinom im Operationspräparat (s. Tabelle 4.3)

Hultén und Kock sowie andere Autoren berichten über die erfolgreiche Umwandlung eines zunächst bestehenden ileoanalen Reservoirs in ein kontinentes Stoma in einzelnen Fällen. Ebenso wie die umgekehrte Operation in ausgesuchten Fällen möglich ist, kann auch hier bei einem Teil der Patienten ein befriedigendes Resultat erwartet werden (s. S. 68).

10.3 Gesamtmorbidität und Letalität

Es sind nur ganz vereinzelte Todesfälle nach IAP aus der Weltliteratur bekannt [1, 59].

In den einzelnen Kollektiven schwankt die Häufigkeit um 1 %. Bezogen auf alle operierten Patienten liegt die Letalität deutlich niedriger. Die wesentliche Ursache dafür ist sicher in dem relativ niedrigen Durchschnittsalter der Patienten zu sehen. Zum anderen handelt es sich im überwiegenden Teil um elektive Eingriffe. Demgegenüber steht jedoch eine nicht unbeträchtliche postoperative Morbidität. Die meisten der Komplikationen können erfolgreich beherrscht werden. Nur bei einer begrenzten Anzahl von Patienten ist der Erfolg der Operation durch Komplikationen für immer in Frage gestellt.

11 Follow-up nach ileoanaler Pouchoperation

Die meisten der in den verschiedenen Zentren operierten Patienten folgen einem mehr oder weniger engmaschigen Nachuntersuchungsprogramm. Für einige Patienten bedeutet dies u. U. einen nicht unerheblichen zeitlichen Aufwand. Wie immer erhebt sich die Frage nach der Notwendigkeit und dem erforderlichen Aufwand einer solchen Überwachung.

11.1 Gründe für ein Follow-up

Zwingende Gründe für eine Nachsorge ergeben sich ganz eindeutig bei bestehenden Problemen, seien sie funktioneller Art oder handle es sich um persistierende Komplikationen. Bis zur Stabilisierung bzw. Ausheilung bedarf der Patient unbedingt direkter medizinischer und psychischer Hilfe. Die Motivation zur Wiedervorstellung ist seitens des Patienten daher fast immer gegeben.

Andere Gründe für ein Follow-up beziehen sich auf die Grunderkrankung bzw. den bisher nicht ausreichend bekannten Langzeitverlauf nach IAP.

So kann es bei familiärer Adenomatosis zu Rezidivpolypen im Bereich der Anastomose kommen; deren Bedeutung ist bisher ungeklärt. Gerade die Zone der ileoanalen Anastomose könnte durch besondere Aktivität gekennzeichnet sein und sich damit different zu Restpolypen im Rektum nach Ileorektostomie verhalten. Es ist auch nicht ausreichend geklärt, welches Schicksal Schleimhautreste der Übergangszone bzw. des unteren Rektums bei Colitis ulcerosa im weiteren Verlauf nach IAP erleiden. Im übrigen sollten andere intestinale und extraintestinale Manifestationen der Grunderkrankung festgestellt, beobachtet und ggf. behandelt werden. Da erst eine sehr begrenzte Anzahl von Patienten länger als 10 Jahre einen ileoanalen Pouch besitzt, sind Aussagen über Langzeitergebnisse bisher nicht möglich. Diese Gründe machen ein konsequentes Follow-up notwendig und sinnvoll.

11.2 Zeitintervalle

Wann soll eine Nachuntersuchung stattfinden? Bei manifesten Problemen oder Komplikationen ergibt sich das Nachuntersuchungsintervall selbstverständlich aus der klinischen Situation. Bei den übrigen Patienten, mit im Prinzip unauffälligem

Verlauf, empfehlen wir eine routinemäßige Nachsorge 6 Wochen, 12 Wochen, 6 Monate und 12 Monate nach Ileostomarückverlagerung. Im weiteren ist dann eine jährliche Nachuntersuchung ausreichend.

11.3 Parameter

Abbildung 11.1 zeigt ein Standardnachuntersuchungsblatt. Notwendige und fakultative Untersuchungen sind zu berücksichtigen. Man muß die klinische Routineuntersuchung klar von der wissenschaftlich erweiterten Nachuntersuchung trennen. Die wissenschaftliche Nachuntersuchung hat als erklärtes Ziel weniger die spezifische Behandlung eines bestimmten Patienten als vielmehr die Optimierung der Therapie für das ganze in Frage kommende Patientenkollektiv.

Anamnese

Sie sollte die Fragen des Allgemeinbefindens, aber auch der ehemaligen Grunderkrankung erfassen. Außerdem sind spezifische Hinweise über die Funktion für die IAP von Interesse. Eine Verschlechterung des funktionellen Befindens kann auf eine Komplikation hindeuten. Anamnestisch überprüft werden müssen Zusatzmanifestationen der Grunderkrankung, da diese auch nach Proktokolektomie weiterhin auftreten können.

Bei der klinischen Untersuchung wird v. a. der Zustand des Abdomens beurteilt mit Untersuchung der Narben, Aufdecken evtueller Bruchpforten und Beurteilung der Darmfunktion. Es schließen sich die perianale Inspektion und die digitale Untersuchung des Analkanals mit Beurteilung der Sphinkterkraft und der Anastomose an. Wieder finden Zusatzmanifestationen der Grunderkrankung besondere Beachtung.

Im Routinelabor werden das Blutbild, Elektrolyte, Eiweiß, Fett und Leberwerte sowie Gerinnung und Nierenwerte kontrolliert. Zusätzlich erfolgt die Bestimmung der Tumormarker. Bei den Spurenelementen finden Eisen, Zink und Magnesium besondere Beachtung. Vitamin B_{12}, Folsäure und CRP werden bestimmt. Insgesamt richtet sich die Aufmerksamkeit auf die gleichen Parameter wie bei Ileostomaträgern. Hohe Stuhlverluste oder manifeste Entzündungen des Intestinums verändern die entsprechenden Risikoparameter. Außerdem dienen die Laborparameter zur Verfolgung von Begleiterkrankungen wie z. B. Lebermanifestationen bei Colitis ulcerosa.

Weiterführende Diagnostik

Die jährliche endoskopische Kontrolle des Pouches zur Beurteilung des Analkanals, der Anastomose sowie der Mukosa des Pouches (Kolonisation, Entzündung, Polypen) ist angezeigt. Rezidivpolypen [389] oder dysplastische Veränderungen geben Anlaß zu engmaschigeren Kontrollen [245, 246].

Bei familiärer Adenomatosis ist die endoskopische Kontrolle des oberen Gastrointestinaltrakts erforderlich, um weitere Tumoren auszuschließen.

Ileoanale Pouchoperation

Nachuntersuchung

Datum:
P-Nr.
Grund: Einbestellung   ❏
v. anderem Arzt geschickt   ❏
kommt von selbst   ❏

Diagnose: ❏   CU   ❏   AC   ❏ andere ....

Zwischenanamnese: Gewicht (kg) ....
Körperliches Wohlbefinden: berentet   ❏ ja   ❏ nein
Arbeitsfähig: ❏ auf Zeit
Sport:
Schmerzen/Beschwerden   ❏ nein   ❏ ja : welche/wo: ....

		tags	nachts	Stuhlkonsistenz:	❏ fest ❏ breiig ❏ flüssig
Stuhlfrequenz:	aktuell			Meteorismus:	❏ nein ❏ ja
	max.			Stuhlverhalt:	❏ nein ❏ ja

Inkontinenz: ❏ Drang ❏ Stress   Grad   I ❏ II ❏ III ❏
Blut im Stuhl: ❏ nein   ❏ ja   Eiter im Stuhl   ❏ nein ❏ ja
Miktionsstörung: ❏ nein   ❏ ja   Störung d. GV.   ❏ nein ❏ ja

wenn ja ❏   ....

Nächtliches Schmieren: ❏ nein   ❏ ja   Inkontinenz für   ❏ fest ❏ flüssig ❏ Gas
Tragen von Vorlagen: ❏ nie   ❏ gelegentl.   ❏ oft ❏ immer   ❏ nur nachts
Sonstiges: ....

Klinische Untersuchung: Labor:

Narben: ❏ o.B. ❏ path..................   NFW   ❏
Abdomen: ❏ o.B. ❏ path..................   BKS   ❏
Stoma: ❏ o.B. ❏ path..................   CRP   ❏
Anus: ❏ o.B. ❏ path..................   Spurenelemente   ❏
Perineum: ❏ o.B. ❏ path..................   Stuhl/Urin   ❏
Anastomose: ❏ o.B. ❏ path..................
Sonstiges: ❏ o.B. ❏ path..................   Sonstiges: ....
Extraintestinale Manifestation: ❏ nein ❏ ja

Technische Untersuchungen

Gastrografin/Barium KE: ❏   ....
Endoskopie: ÖGD   ❏   ....   PE   ❏ nein   ❏ ja
Pouch   ❏   ....   PE   ❏ nein   ❏ ja

				Lokalisation:		
				Polyp	Malignität	Entzündg
Sonographie:	❏	....		❏	❏	❏ ....
CT/MR:	❏	....		❏	❏	❏ ....
andere:	❏	....		❏	❏	❏ ....

Gesamtbeurteilung:
Patholog. Befund   ❏ nein   ❏ ja   ❏   ....
Komplikation   ❏ nein   ❏ js   ❏   ....
Weitere Diagnostik   ❏ nein   ❏ js   ❏   ....
Therapie   ❏ nein   ❏ ja   ❏   ....

....
....   W V

Abb. 11.1 Erhebungsbogen für eine übliche Nachuntersuchung nach IAP

Eine jährliche sonographische Beurteilung des Abdomens dient vorrangig der Kontrolle der Leber und des Gallengangsystems sowie der Nieren zum Ausschluß einer Cholezysto- oder Nephrolithiasis.

Röntgenologische Kontrollen sollten bei jüngeren Patienten weitestgehend vermieden werden.

Bestand bereits ein manifestes Kolonkarzinom oder eine andere maligne Erkrankung, ist die dann übliche onkologische Nachsorge auch bei diesen Patienten angezeigt. Zusätzliche Probleme wie Desmoidbildung können eine erhebliche Erweiterung der Nachuntersuchungsdiagnostik erfordern.

11.4 Funktionelle Ergebnisse

Eine so eingreifende Veränderung der physiologischen Situation, wie sie durch Proktokolektomie und Kontinuitätswiederherstellung mit pouchanaler Anastomose geschieht, ergibt zwangsläufig ein starkes Interesse an der resultierenden Funktion.

Kontinenz und Defäkation sind das für den Patienten entscheidende Kriterium. Ein Teil der gewonnenen funktionellen Meßwerte ist jedoch von überwiegend akademischem Interesse.

11.4.1 Objektivierbare Faktoren der Funktion

Kontinenz

Die Frage der Kontinenz ist das fundamentale Kriterium nach IAP. Trotz des ausgedehnten Eingriffs sind 90 % der Patienten zumindest tagsüber zu 100 % kontinent. Während des nächtlichen Schlafes tritt jedoch bei 30–40 % der Patienten ein wenigstens gelegentlich bemerkbarer und meist nur geringer unwillkür-

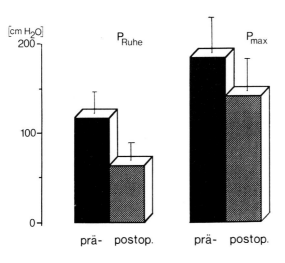

Abb. 11.2 Befunde der Sphinktermanometrie nach pouchanaler Anastomose. Es läßt sich deutlich eine Reduzierung des Ruhedrukkes auf etwa 50 % nachweisen. Fast nicht beeinträchtigt ist der maximale Kneifdruck. Gemeinsam mit dem vorgeschalteten Ileumreservoir reichen die Drükke jedoch in der Regel für die Kontinenzfunktion aus.

licher Schleimabgang auf [18, 23, 158a]. Der unfreiwillige Verlust größerer Stuhl-
mengen ist tagsüber die große Ausnahme und auch nachts sehr ungewöhnlich.
Unsere eigenen Ergebnisse decken sich hier mit denen der Literatur [18, 23]. Der
Kontinenzzustand ist einschätzbar anhand der Anzahl der verwendeten Einlagen
bzw. ihres Verschmutzungsgrades.

Ein weiterer Faktor für die Kontinenz ist die bei der Operation erhaltene
Sphinkterkraft. Abbildung 11.2 zeigt das Verhalten des Analsphinkterdruckes bei
der manometrischen prä- und postoperativen Bestimmung. Es zeigt sich eine
deutliche Reduktion des Ruhedruckes bei wenig beeinflußter Willkürkraft [23,
168, 204]. Entsprechend den Angaben von Braun [23] verändern sich diese Werte
im postoperativen Verlauf. Die erst reduzierte Kraft wird wieder stärker. Nach
Keighley et al. [164] hat die Dehnung des Sphinkters intraoperativ entscheidenden
Einfluß auf die postoperativen manometrischen Werte. Trotz reduzierten Ruhedrucks ist jedoch die Kontinenz der Patienten ausgesprochen zufriedenstellend.
Der rektoanale Inhibitionsreflex (Abb. 11.3) fehlt bei vielen Patienten postoperativ, stellt sich im Laufe der Zeit teilweise jedoch wieder ein. Seine Rolle in bezug
auf die Funktion ist ungeklärt [281].

Nach den Messungen von Braun [23] ist die Störung der Feinkontinenz mit
intermittierendem, vorwiegend nächtlichem Stuhlschmieren auf die Verminde-
rung des Ruhetonus bei gleichzeitigem Verlust einer zeitgerechten passiven Konti-
nenzreaktion zurückzuführen. Der Verlust der Internusrelaxation begünstigt
dabei noch das Stuhlschmieren. Patienten mit schlechtem Kontinenzergebnis
haben insgesamt einen relativ niedrigeren Ruhetonus. Umgekehrt konnte Kelly
[171] bei Langzeitmessungen nachweisen, daß v. a. während des Schlafes vorübergehende Druckabfälle im Bereich des Sphinkters auftreten, so daß auch normale
Drücke im Pouch die Sphinkterbarriere immer wieder überwinden können. Dies
würde die reduzierte nächtliche Kontinenz gegenüber dem Abgang von Schleim
mit erklären.

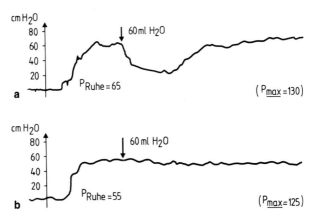

Abb. 11.3a, b. Dehnungsreizreflex nach IAP. Fallbeispiel: Patient H.-J. W., männl., 36 Jahre,
Colitis ulcerosa. **a** Präoperativer Verlauf des Ruhedruckes nach Bolusinstillation von 60 ml H_2O
in die Rektumampulle. Es zeigt sich deutlich der reversible Abfall des Ruhedruckes. **b** Postoperativ läßt sich der Dehnungsreizreflex nicht mehr nachweisen. Bei anderen Patienten kann dieser
jedoch in abgeschwächter Form gelegentlich wieder gefunden werden

Normalerweise geschieht die Stuhlentleerung freiwillig, spontan und schnell (11 ml/s). Etwa 60% des Pouchinhalts (ca. 100 ml Stuhl) werden dabei jedesmal freigegeben. Je größer das tolerierte Volumen bei der Infusionsvolumetrie und je kompletter die Entleerung ist, um so niedriger ist die tägliche Stuhlfrequenz [257].

„Überkontinenz" bei zu langem Pouchauslaß wird bei bis zu 47% der Patienten mit S-Pouch beobachtet [286]. Die Entleerung geschieht hier mittels regelmäßiger Pouchintubation.

Stuhlfrequenz

Die postoperative Stuhlfrequenz ist neben der Kontinenz der zweitwichtigste Faktor für das Wohlbefinden des Patienten. Je seltener er zur Toilette muß, um so unabhängiger kann er seinen Tagesablauf gestalten. Allgemein ist erkennbar, daß es zu einer gewissen Reduzierung der Stuhlfrequenz während des ersten postoperativen Jahres und gelegentlich auch darüber hinaus kommt [353]. Im Mittel liegt die Stuhlfrequenz nach einem Jahr bei 5–6/Tag [13, 28, 39, 86, 158a, 177, 220, 224, 264, 355, 369] (Abb. 11.4).

Allerdings findet sich eine erhebliche interindividuelle Schwankungsbreite bei relativ stabiler intraindividueller Stuhlfrequenz trotz prinzipiell gleicher operativer anatomischer Situation. Dies bestätigen auch die Befunde von Braun [23] mit einer mittleren Frequenz spätpostoperativ von 6,2 ± 0,3 Stühlen/24 h (interindividuelle Schwankungsbreite 2–12 Stühle/24 h).

Mehrere Arbeitsgruppen [13, 252, 256] haben nachgewiesen, daß eine Relation zwischen der Pouchgröße und der erreichten Stuhlfrequenz besteht (s. hierzu auch S. 111). Zum anderen ist bekannt, daß die Compliance des Neorektums sowohl bei der koloanalen als auch bei der pouchanalen Anastomose für die Funktion von Bedeutung ist. Je besser die Compliance, um so besser ist die Funktion. Die

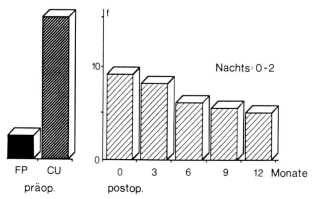

Abb. 11.4. Verhalten der Stuhlfrequenz nach Ileostomarückverlagerung. Während eines Jahres postoperativ kommt es zu einer deutlichen Adaptation von anfänglich durchschnittlich 10 auf durchschnittlich 5 Stuhlgänge pro Tag. Wie die präoperativen Angaben zeigen, kann diese für den Patienten mit familiärer Adenomatosis und Colitis ulcerosa psychisch unterschiedliche Bedeutung besitzen

Compliance des Pouches ist mit 6,8 ml/cm H_2O gegenüber dem Rektum mit 11,6 ml H_2O vermindert [168]. Bei der Infusionsvolumetrie kann es schneller zum peranalen Wasserverlust (im Mittel bei 320 ml) nach ileoanalem Pouch gegenüber normalem Rektum (kein Verlust bis 1000 ml) kommen. Entsprechend war das Restvolumen auf 550 ml gegenüber 1000 ml respektive vermindert [168]. Je größer das infundierbare Volumen vor dem Eintritt einer Leckage ist, um so niedriger ist die durchschnittliche Stuhlfrequenz dieser Patienten. Die Motilität des Pouches und die Größe des täglichen Stuhlvolumens sind wesentliche die Stuhlfrequenz beeinflussende Faktoren [256]. Das Auftreten von hohen Druckwellen im Pouch ist mit dem Gefühl des Stuhldranges kombiniert. Eine hohe Stuhlfrequenz kann klinisch für den Patienten eine ähnlich beeinträchtigende Situation hervorrufen wie eine echte Analinkontinenz.

Diskriminationsfähigkeit

Die Fähigkeit, Winde sowie flüssigen und festen Stuhl zu unterscheiden, ist für die Kontinenz von Bedeutung. Besonders wichtig ist die Diskrimination von Winden gegenüber den anderen Stuhlqualitäten. Erfragt man diese Unterscheidungsfähigkeit bei den Patienten postoperativ, so erweist sie sich bei 90 % der Betroffenen als gut erhalten [224]. In manchen Kollektiven ist diese Fähigkeit stärker eingeschränkt [220]. Die Ergebnisse des Elektrostimulationstests sind mit der Klinik nicht immer konkordant [166].

Laborparameter

Routineuntersuchungen des klinischen Labors während des postoperativen Follow-up haben ergeben, daß Abweichungen von der Norm am häufigsten bei der BKS und den Leukozyten gefunden werden. Alle anderen Parameter sind außerordentlich stabil [79]. Die Veränderung der Entzündungsparameter deutet auf eine septische Komplikation oder eine manifeste Pouchitis hin.

Es sei v. a. darauf hingewiesen, daß weder besondere Elektrolytverschiebungen noch ein Mangel an Spurenelementen auftritt. Die Vitamin-B_{12}-Absorption im ileoanalen Pouch ist den Befunden bei der kontinenten Ileostomie [153] gleichzusetzen und normal oder leicht reduziert [79]. Gallensäurenmalabsorption ist eher typisch [160]. Aufgrund der prinzipiellen Imbalance in bezug auf das Verhältnis zwischen Urinausscheidung und Flüssigkeitsverlust über den Dünndarmstuhl werden die Patienten angewiesen, ausreichend zu trinken.

Verhalten des Körpergewichts

Das Körpergewicht ist ein globaler, wenig spezifischer Parameter, der jedoch gut den Allgemeinzustand eines Patienten widerspiegelt (Abb. 11.5). Würde durch die IAP eine klinisch problematische Situation entstehen, müßte das Körperge-

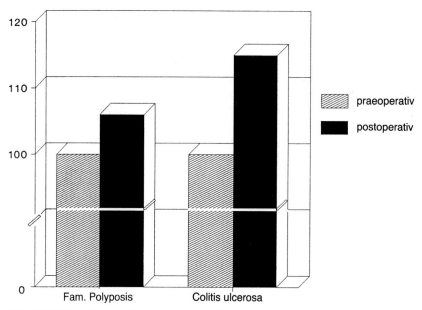

Abb. 11.5. Verhalten des Körpergewichts nach IAP

wicht abnehmen oder zumindest gleich bleiben. Eine Nachuntersuchung bei unseren Patienten ergab jedoch, daß sowohl bei den Patienten mit Adenomatosis als auch bei denen mit Colitis ulcerosa das Körpergewicht postoperativ deutlich angestiegen ist. Dies entspricht dem allgemeinen Wohlbefinden und der Leistungsfähigkeit der betroffenen Patienten.

Diätetische Situation

Zur diätetischen Problematik s. Kap. 9.3. Für Patienten nach IAP gibt es keine definierte Diät. Es zeigt sich jedoch ganz deutlich, daß die meisten Patienten sehr wohl eine Abhängigkeit des Stuhlgangverhaltens von der eingenommenen Diät feststellen.

Die Ergebnisse einer Befragung unserer Patienten sowie allgemeine diätetische Grundsätze wurden deshalb zu einem Katalog zusammengefaßt, um den Betroffenen Anhaltspunkte für die Speisenzusammenstellung zu geben.

Gegebenenfalls erfolgt die individuelle Beratung durch eine Ökotrophologin. Im Laufe der Monate, aber auch Jahre, kommt es langsam zu einer immer besseren Adaptation, so daß sich die Patienten zunehmend wieder weitestgehend frei ernähren können. Bei einigen Patienten ist dies bereits kurz nach der Operation der Fall.

11.4.2 Subjektive Einschätzung der Patienten

Körperliches und seelisches Wohlbefinden

Der erste wesentliche Schritt für eine Besserung des allgemeinen Wohlbefindens besteht in der Entfernung des erkrankten Kolons im Rahmen der Kolektomie. Besonders eindrucksvoll ist die Wirkung bei jahrelang kranken Colitis-ulcerosa-Patienten, die nun erkennbar lebensfroh und zukunftsorientiert sind. Nach der IAP besteht mit Ingangkommen der Darmtätigkeit nach Ileostomarückverlagerung meist eine zunächst etwas anstrengende Situation mit häufig dünnem Stuhl und beginnender Mazeration des Anoderms. Ist diese Periode jedoch überwunden, fühlen sich die Patienten im wesentlichen vollständig normal und können die etwas gehäuften täglichen Stuhlgänge problemlos in den Tagesablauf einfügen. Diese ungewohnte Freiheit von der Erkrankung läßt sie häufig motiviert neue Ziele angehen. Sie werden wieder sportlich und gesellschaftlich aktiv.

Berufliche Wiedereingliederung

Die Regel nach IAP ist die normale berufliche Wiedereingliederung bzw. die Fortführung eines begonnenen Ausbildungsprozesses. Nur selten sind Umschulungen oder Wechsel der beruflichen Tätigkeit notwendig [224]. Einen prinzipiellen Grund zur Berentung sehen wir nicht, es sei denn, es bestehen erhebliche Inkontinenzprobleme.

Soziales Leben

Übereinstimmend berichten die Patienten, daß sie wieder normal am sozialen Leben ihrer Altersgruppe teilnehmen können. Dies betrifft Sport, Freizeitgestaltung und Reisen. Die partnerschaftliche Beziehung ist normal.

Einstufung des Operationserfolgs

Die überwiegende Mehrzahl der Patienten beurteilt die durchgeführte Operation als erfolgreich [220, 224, 333]; sie würden sie – vor die gleiche Entscheidung gestellt – erneut durchführen lassen. Auf die Frage, welches operative Verfahren sie bei Wahlmöglichkeit eher befürworteten, ergibt sich ein klares Bild [158a, 355]: Die meisten Patienten würden die IAP gegenüber dem permanenten Stoma vorziehen [221]. Eine erhöhte Stuhlfrequenz ist wesentlich unproblematischer in den Tagesablauf einzuplanen als die Versorgung eines bleibenden Dünndarmkunstafters.

Die subjektiven Follow-up-Befunde sind in Tabelle 11.1 zusammengefaßt.

Tabelle 11.1. Funktionelle Situation nach IAP

	Reservoir-typ	Nach-untersucht n	Kontinenz (tagsüber)	Stuhl-frequenz /24 h	Diskrimi-nation	Spontane Entleerung
Schoetz et al. [320]	J/S	86	88%	5,1	k. A.	98%
Meister [224]	J	38	84%	5,7	86%	100%
Öresland et al. [264]	J/(S)	99	80%	4,9	k. A.	100%
Fleshman et al. [81]	J/S	102	82%	6,2	k. A.	90%
Pescatori et al. [284]	J/S	58	60%	4,0	k. A.	100%
Beart et al. [10]	J/S	157	75%	7,2	k. A.	100%
Nicholls et al. [253]	J/S/W	123	82%	4,0	k. A.	25%
Vasilevsky et al. [373]	S	105	96%	6,6	k. A.	89%
Everett [68]	W	48	96%	3,8	k. A.	100%
Eigene Patienten[a]	J/(S)	62	84%	6,1	82%	100%

[a] Von 78 Patienten mit IAP konnten bisher 62 nachuntersucht werden. 2 Patienten sind verstorben (einmal Karzinom, einmal Autounfall), 4mal Pouch exstirpiert, 4mal wurde erneut ein Stoma angelegt, die übrigen warten auf die Stomarückverlagerung nach IAP oder sind noch weniger als 3 Monate postoperativ

11.5 Endoskopische und röntgenologische Kontrolle

Eine endoskopische Kontrolle haben wir bei unseren Patienten anfangs ausschließlich bei spezifischen subjektiven Beschwerden durchgeführt. Aufgrund der hier gewonnenen Erfahrungen wurden bei einer weiteren Reihe von Patienten routinemäßig Biopsien entnommen.

Bei den Adenomatosispatienten wurden ähnlich wie bei Kolitispatienten chronische Veränderungen gefunden, jedoch keine typischen histologischen Kriterien einer akuten Pouchitis. Näheres zur Histologie der Pouchitis s. S. 157ff. Eine Besonderheit bei Adenomatosispatienten ist das Wiederauftreten von Rezidivpolypen im Bereich der Anastomose. Echte adenomatöse Rezidivpolypen beobachteten wir bisher bei 4 Patienten mit Adenomatosis. Die Behandlung erfolgte durch die bioptische Entfernung. Allein dieser Befund ist nach unserer Meinung Grund genug, eine regelmäßige Kontrolle durchzuführen.

Bei Patienten mit Adenomatos coli sollte einmal pro Jahr eine endoskopische Kontrolle des oberen Gastrointestinaltrakts erfolgen, da maligne Manifestationen in diesem Bereich in erhöhtem Maße vorkommen.

Bei allen Pouchpatienten empfehlen wir auch eine jährliche sonographische Kontrolle der Oberbauchorgane und der Nieren, v. a. um Konkrementbildungen der Nieren und Gallengänge auszuschließen, sowie eine Kontrolle des Leberpar-

enchyms, gerade bei Colitis-ulcerosa-Patienten, da Manifestationen der Erkrankung an den Gallenwegen unabhängig von der Proktokolektomie eigendynamisch
verlaufen.

11.6 Auswirkungen auf Schwangerschaft und Geburt sowie Sexualfunktion

Übereinstimmend herrscht heute die Meinung, daß Schwangerschaft und Geburt
bei Patientinnen nach IAP prinzipiell ähnlich wie bei der Ileostomaträgerin normal verlaufen und zu Ende geführt werden. Eine Untersuchung von Metcalf et al.
[227] ergibt bei 38 Schwangerschaften von 31 Frauen ein nicht erhöhtes Risiko des

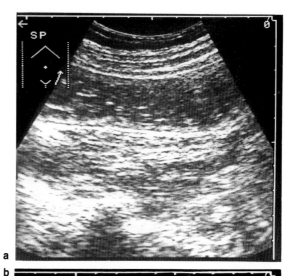

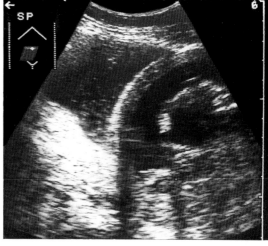

Abb. 11.6a, b. a Sonographische Darstellung der erheblich erweiterten   flüssigkeitsgefüllten
Dünndarmschlingen bei dekompensiertem Subileus im Rahmen
einer Schwangerschaft. **b** An-
schnitt des Uterus mit dem 4.
Schwangerschaftsmonat. Durch
erneute operative Adhäsiolyse
konnte weitgehende Beschwer-
defreiheit erreicht werden. Die
Schwangerschaft ist im 8. Monat
intakt

Schwangerschaftsverlaufs. Vorübergehend wird eine Erhöhung der Stuhlfrequenz, gelegentlich begleitet von geringen Inkontinenzerscheinungen, beobachtet; diese sind jedoch postpartum reversibel.

Zwei unserer eigenen Patientinnen sind ebenfalls derzeit schwanger geworden. Bei einer Patientin kam es im 4. Schwangerschaftsmonat zur Dekompensation eines zuvor gut kompensierten chronischen Subileus bei multiplen Adhäsionen (Abb. 11.6). Nach erneuter operativer Lösung war der weitere Schwangerschaftsverlauf normal. Bei der 2. Patientin mußte die Schwangerschaft im 3. Monat wegen blutender Endometriumpolypen abgebrochen werden.

Über eine Beeinträchtigung des Sexuallebens klagen etwa 10–18% der Frauen nach IAP [221, 229]. Von den Männern mit IAP geben nach McHugh et al. [220] 12% Ejakulationsstörungen und 5% Impotenz an, nach Meister [224] je 2,6%, d.h. deutlich weniger Beeinträchtigungen als nach Rektumexstirpation [186]. Nach Öresland et al. [264] klagen über 25% aller Patienten über eine Beeinträchtigung des Sexuallebens. Die Blasenfunktion ist praktisch nicht gestört.

11.7 Betreuender Arzt

Prinzipiell erhebt sich die Frage, ob das Follow-up nach IAP vom Chirurgen oder vom Internisten durchgeführt werden sollte. Mit Sicherheit ist es notwendig, daß der betreuende Arzt eine detaillierte Kenntnis der anatomischen Situation und der hervorgerufenen physiologischen Veränderungen besitzt. Er muß die typischen Funktionszustände und ihre Beeinflussung kennen sowie über die nicht seltenen möglichen Komplikationen ausreichend informiert sein und die notwendigen diagnostischen Schritte beherrschen. Bei anormalen und atypischen Funktionszuständen, gastroenteritischen bzw. pouchitischen Veränderungen sowie bei Problemen extraintestinaler Manifestation der Grunderkrankung sind meist konservative Maßnahmen notwendig. Komplikationen wie Ileus oder septische Probleme erfordern chirurgischen Einsatz. Vor der interventionellen Therapie muß wiederum eine klare differentialdiagnostische Abklärung der Indikation erfolgen.

Bei der Betreuung ist eine sehr enge Zusammenarbeit zwischen Chirurg und gastroenterologisch ausgerichtetem Internisten zu fordern. Bei noch relativ geringen Patientenzahlen erscheint die Überwachung durch gastroenterologisch ausgerichtete Chirurgen zumindest in der Anfangszeit sinnvoll. Dies dient auch der Konzentrierung von Wissen und Erfahrung und hilft, die noch notwendige Forschungsarbeit zu bewältigen. Gerade größere Distanzen zwischen Heimatort und betreuender Klinik machen jedoch das reibungslose Zusammenspiel verschiedener Disziplinen besonders notwendig.

12 Langzeitprognose

12.1 Beobachtungszeitraum

Erstmals ausführlich wurde über die IAP 1978 von Sir Alan G. Parks berichtet
[273]. In den 80er Jahren wurde diese Operation dann immer häufiger durchgeführt. Der mögliche Beobachtungszeitraum beträgt also für wenige Patienten
etwas über 10 Jahre, während er für die meisten der Betroffenen viel kürzer ist.
Echte Langzeitergebnisse können damit nicht vorliegen. Für eine prognostische
Einschätzung bleibt der Vergleich der einzelnen konkurrierenden Verfahren.
Dies soll im folgenden annäherungsweise untersucht werden.

12.2 Erwarteter Spontanverlauf der Erkankungen

Patienten mit Colitis ulcerosa: Nur 20 % aller Colitis-ulcerosa-Patienten bedürfen
in ihrem Leben einer operativen Behandlung. Immerhin erleiden 80 % aller
Betroffenen ein oder mehrere Rezidive. Dabei scheint die Letalität v. a. in den
ersten 2 Jahren erhöht zu sein, im weiteren entspricht die Letalitätsrate jedoch der
der übrigen Bevölkerung [331]. Bei etwa einem Drittel der Patienten ist die
Todesursache in der Erkrankung selbst zu suchen, ein weiteres Drittel betrifft
kolitisassoziierte Probleme und das letzte Drittel hat andere Ursachen. Ältere
Studien zeigen eine sehr hohe Letalitätsrate (in den 50er Jahren bis zu 50 %).
Durch die Verbesserung der konservativen Therapie, insbesondere durch Einführung der Kortikosteroide, sowie durch frühzeitige Notfalloperationen und bessere
perioperative Betreuung hat sich die Situation beträchtlich verbessert.
  Moderne Untersuchungen, die die Gesamtpopulation hinsichtlich der Erkrankung Colitis ulcerosa betrachten, zeigen in den meisten Fällen einen leichteren
Verlauf. Jene Patienten, die eine ileoanale Anastomose benötigen, sind eher den
schweren Verläufen zuzurechnen und entsprechen somit in der Prognose eher den
Kollektiven, für die eine erhöhte Letalitätsrate beschrieben wurde.
  Durch die Proktokolektomie wird zwar der gesamte entzündete Darm entfernt,
die neugeschaffene Situation ist aber wiederum komplikationsträchtig, so daß
nicht einfach definiert werden kann, welches Kollektiv am ehesten mit dem der
Patienten mit IAP vergleichbar wäre.

Patienten mit familiärer Adenomatosis coli: Bei diesen Patienten entsteht nach
genügend langer Manifestation des Befundes zu 100 % ein Karzinom (s. Kap. 5.3).

Bereits 30% aller Patienten, die im Alter von 20–30 Jahren operiert werden, haben eine manifeste bösartige Erkrankung. Die eingeschränkte Lebenserwartung ist v. a. durch krebsige Entartung bedingt und weniger durch eventuelle andere Komplikationen des Syndroms.

Nach Proktokolektomie werden nur noch Einzelfälle beschrieben, bei denen im Bereich eines Ileostomas [14] oder einer Laparotomiewunde ein kolorektales Karzinom auftritt. Extraintestinale Manifestationen wie Desmoidtumoren können aber von entscheidender Bedeutung sein.

12.3 Prognose nach Proktokolektomie und terminalem Ileostoma

Seit Einführung des Brooke-Ileostomas haben Patienten nach Proktokolektomie eine im wesentlichen gleiche Lebenserwartung wie die Normalbevölkerung. Die Behandlung von Komplikationen und eine Rezidivoperation sind bei ca. 10–20% der Betroffenen im Laufe ihres Lebens notwendig.

12.4 Prognose nach kontinenter Ileostomie

Während anfänglich die Letalitätsrate postoperativ zwischen 3 und 9% schwankte, entspricht sie jetzt der nach konventioneller Ileostomaanlage. Die Lebenserwartung wird der bei konventionellen Ileostomaträgern gleich eingestuft. Rezidivoperationen, v. a. im Bereich des Pouchauslaßventils, sind relativ häufig, ebenso typische rezidivierende Pouchitiden, die in der Regel jedoch gut behandelbar sind.

12.5 Prognose nach Ileorektostomie

Der Stellenwert einer Ileorektostomie wird bei Colitis ulcerosa eher kritisch eingestuft, da insbesondere bei nicht selektiertem Krankengut eine häufige Persistenz der Entzündungsaktivität beobachtet wird mit einer sekundären Proktektomierate um 16%. Außerdem besteht ein – wenn auch leicht erhöhtes – Karzinomrisiko um 4,4% [224, 386].

Auch bezüglich der Adenomatosis sind die Meinungen unterschiedlich. Die Erfahrungen des Londoner St. Marks-Hospital sprechen eher für einen unproblematischen Verlauf, während andere [223, 224, 386] auf die beachtliche Entartungsfrequenz im erhaltenen Rektum trotz konsequentem Follow-up hinweisen. Funktionell entspricht der Zustand im wesentlichen der IAP. Der operative Aufwand ist bedeutend geringer, postoperative Komplikationen seltener.

12.6 Prognose nach ileoanaler Pouchoperation

Die bisherigen Follow-up-Beobachtungen nach IAP lassen sich wie folgt zusammenfassen:

1. Funktionell ist der Zustand mit dem der Ileorektostomie vergleichbar. Eine akzeptable Stuhlfrequenz, kombiniert mit einer im wesentlichen ausgeglichenen Stoffwechselsituation, läßt einen stabil bleibenden unproblematischen Verlauf über die Jahre erwarten. Bezüglich der Radikalität gegenüber der Grunderkrankung ist die Situation mit dem Ileostomaträger (konventionell oder kontinent) vergleichbar. Allerdings bleibt die ileoanale Anastomose eine gewisse kritische Lokalisation. Die Ausdehnung von Resten der originären Rektumschleimhaut ist jedoch so begrenzt, daß die Wahrscheinlichkeit einer malignen Entartung als sehr gering einzustufen ist. Bei Adenomatosis coli wurden multiple Adenome im terminalen Ileum 25 Jahre nach ileoanaler Anastomose beobachtet [245].

2. Bezogen auf die Komplikationen ist die IAP der kontinenten Ileostomie vergleichbar, wobei bei der Langzeitbeobachtung besonders das typische Auftreten rezidivierender Entzündungen im Beutel für beide Konstellationen typisch ist. Die Auswirkungen langjähriger Stuhlstase im Dünndarmreservoir sind bisher immer noch nicht klar erkennbar. Die sog. Kolonisation der Mukosa könnte ein spezifisches Risiko bezüglich eines Wiederauftretens der Grunderkrankung oder einer veränderten Entartungstendenz bedingen. Bei den um mindestens eine Dekade länger beobachteten Patienten mit kontinenter Ileostomie haben sich hierzu jedoch bisher keine entsprechenden Hinweise ergeben.

Unter Berücksichtigung der extraintestinalen Manifestationen ist der Verlauf dem nach anderen ausgedehnten resezierenden Eingriffen völlig vergleichbar.

.

13 Schlußbemerkung

13.1 Bedeutung der ileoanalen Pouchoperation für die betroffenen Patienten

Nach IAP können die Betroffenen ein im wesentlichen normales Leben führen. Die überwiegende Mehrzahl der Patienten wird die im Vergleich zur Normalbevölkerung lebenslang erhöhte Stuhlgangfrequenz problemlos in den Tagesablauf einplanen. Gegenüber den Patienten mit subtotaler Resektion und ileorektaler Anastomose haben sie den Vorteil der radikalen Behandlung der Grunderkrankung, wie es für die Protokolektomie mit terminalem Ileostoma in konventioneller Weise oder auch kontinent typisch ist. Ein gewisses Restrisiko im Bereich der pouchanalen Anastomose kann derzeit nur durch regelmäßige Kontrolle im Auge behalten werden, ist jedoch einfach zu kontrollieren; dies wird von den allermeisten Patienten problemlos akzeptiert. Aufgrund der zufriedenstellenden funktionellen Situation ist es selbstverständlich, daß sich die Patienten gegenüber den Stomaträgern deutlich im Vorteil befinden. Dies betrifft sowohl die fehlende Notwendigkeit der Stomapflege als auch die psychosoziale Situation. Auch finanziell ist diese Alternative durch Wegfall sämtlicher Stomatherapeutika auf längere Sicht interessant.

Wie die bisherigen Beobachtungen zeigen, stabilisiert sich der Zustand der Patienten im Laufe von 1–2 Jahren und danach – wenn auch langsam – weiterhin zunehmend. Die Ausnützung der Nahrung, insbesondere die Rückresorption des Wassers, erfolgt immer besser. Es könnte somit postuliert werden, daß hierdurch auf Jahre gesehen ein physiologischer Vorteil gegenüber dem normalen Ileostomaträger erwächst. Das bleibende Gefühl des Stuhldranges könnte sich dabei auf die Regulation besser auswirken als das eher schematische Entleeren eines kontinenten Ileostomas mit dem Katheter.

13.2 Bewertung des derzeit angewendeten operativen Verfahrens

Es gibt bis heute kein allgemein akzeptiertes operatives Standardverfahren. Allgemein hat sich jedoch die Operationszeit erkennbar verkürzt, und die postoperativen Risiken sind eher rückläufig. Dies ist zum einen durch eine bessere Patientenselektion und zum anderen durch verbesserte operative Technik bedingt. Von besonderer Bedeutung sind die erhebliche Kürzung bzw. das Vermeiden eines Rektumcuffs, der kurze Pouchauslaß und die Anwendung von Nahtgeräten.

Das Verfahren ist heute so weit fortgeschritten, daß es als das optimale chirurgische Vorgehen bei Patienten mit Colitis ulcerosa und familiärer adenomatöser Polyposis coli sowie seltenen anderen Indikationen angesehen werden kann. Auf eine gute Patientenselektion sollte dabei dringlich geachtet werden.

Gerade bei Colitis ulcerosa ist zu empfehlen, daß die Entscheidung zur Operation in enger Absprache zwischen betreuendem Internisten und ausführendem Chirurgen gerade bei den Fällen mit therapierefraktärem Verlauf rechtzeitig getroffen wird, um bei dem betroffenen Patienten ein unnötiges Siechtum und eine erhöhte Komplikationsrate zu vermeiden. Gerade junge Patienten mit Colitis ulcerosa und familiärer Adenomatosis adaptieren ungeheuer schnell an die neue Situation.

13.3 An welchen Zentren sollte die Operation durchgeführt werden?

Weltweit wird von den meisten Arbeitsgruppen mit ausreichender Erfahrung in der IAP die Meinung vertreten, daß die Operation auf spezialisierte Zentren beschränkt bleiben sollte, um so einen möglichst hohen Standard der Versorgung mit möglichst geringer Komplikationsrate zu gewährleisten [68, 86, 355].

Es bleibt abzuwarten, ob sich die derzeitige Tendenz einer breiten Anwendung der Methode durch viele Kliniken als positiv erweist. Insbesondere sollten auch die Frage der Nachsorge und die Sammlung der entsprechenden Daten nicht aus dem Auge verloren werden, da erst langjährige Beobachtung eine sichere Einschätzung der Methode erlauben wird. Auch dies spricht für eine Konzentrierung der Patienten an entsprechenden Zentren.

13.4 Zukünftige Forschungsschwerpunkte

Auch in absehbarer Zeit wird die operative Technik selbst Gegenstand der klinischen Forschung bleiben. Zum anderen werden ausgedehnte physiologische Untersuchungen sich mit der speziellen Situation befassen. Einen besonderen Schwerpunkt wird selbstverständlich die Erklärung und Behandlung postoperativer Komplikationen oder Funktionsmängel, z.B. Pouchitis und gewisse Grade von Sphinkterinkontinenz, bilden. Nicht zuletzt wird sich auch unser prinzipielles Wissen über die Grunderkrankungen Colitis ulcerosa und familiäre Adenomatosis durch die intensive Beschäftigung mit diesen Patienten erweitern.

Literatur

1. Athanasiadis S, Girona J (1982) Totale Colektomie, Recto-Mucosektomie und ileo-anale Anastomose mit Ileum-Reservoir bei der Behandlung der Colitis ulcerosa. Langenbecks Arch Chir 357: 259–268
2. Aylett SO (1971) Ileorectal anastomosis: Review 1952–1986. Proc R Soc Med 64: 967
3. Babcock WW (1932) The operative treatment of carcinoma of the rectosigmoid with methods for the elimination of colostomy. Surg Gynecol Obstet 55: 627–632
4. Bacon HE (1945) Evolution of sphincter muscle preservation and reestablishment of continuity in the operative treatment of rectal and sigmoidal canal. Surg Gynecol Obstet 81: 113–127
5. Bank ER, White SJ, Coran AG (1986) The radiographic appearance of the endorectal pull-through. Pediatr Radiol 16: 216–221
6. Bannister JJ, Gibbons C, Read NW (1987) Preservation of fecal continence during rises in intraabdominal pressure: is there a role for the flap valve? Gut 28: 1242–1245
7. Barkel, DC, Pemberton JH, Pezim ME, Phillips SF, Kelly KA, Brown ML (1988) Szintigraphic assessment of the anorectal angle in health and after ileal pouch-anal anastomosis. Ann Surg 208: 42–49
8. Barnett WO (1986) The continent jejunal reservoir in Crohn's colitis. J Mississipi St Med Assoc 27: 119–121
9. Bayliss WM, Starling EH (1899) The movements and innervation of the small intestine. J Physiol 24: 99–143
10. Beart RW (1986) Proctocolectomy and ileo-anal anastomosis with a J-pouch. Aust NZJ Surg 56: 467–469
10a Beart RW, Dozois RR (1982) Endorectal ileoanal anastomosis. Surg Gynecol Obstet 155: 417–422
11. Beauchamp G, Beliveau D, Archambault A (1981) Death and complications after total colectomy for inflammatory bowel disease. Can J Surg 24: 463–466
12. Beck A (1930) Elektromyographische Untersuchungen am Sphincter ani. Pflügers Arch 224: 278–292
13. Becker JM, Hillard AE, Mann FA, Kestenberg A, Nelson JA (1985) Functional assessment after colectomy, mucosal proctectomy and endorectal ileoanal pull-through. World J Surg 9: 598–605
14. Bedetti CD, DeRisio VJ (1986) Primary adenocarcinoma arising at an ileostomy site. Dis Colon Rectum 29: 572–575
15. Bermann JJ, Ullah A (1989) Colonic metaplasia of ileostomies. Biological significance for ulcerative colitis patients following total proctocolectomy. Am J Surg Pathol 13: 955–960
16. Blackstone MO, Riddell RH, Roers BHG, Levin B (1981) Dysplasia-associated lesion or mass (DALM) detected by colonoscopy in long-standing ulcerative colitis: an indication for colectomy. Gastroenterology 80: 366–374
17. Bodmer WF, Bailey CJ, Bodmer J, et al. (1987) Localization of the gene for familial adenomatous polyposis on chromosome 5. Nature 328: 614–616
18. Bodzin JH, Kestenberg W, Kaufmann R, Dean K (1987) Mucosal proctectomy and ileoanal pull-through technique. Functional results in 23 consecutive patients. Am Surg 53: 363–367

19. Boley (1964) New modification of the surgical treatment of Hirschsprung's disease. Pediatr Surg 56: 1015–1017
20. Bolton PR (1901) Colitis treated by valvular colostomy and irrigation. Ann Surg 99: 753
21. Bories P, Possez P, Marrel E, Clot J, Michel H (1988) The onset of pouchitis after colectomy for ulcerative colitis. Gastroenterology 94: A 284
22. Brambs HJ, Hauenstein KH, Nöldge G (1987) Entzündliche Darmerkrankungen, Radiologische Diagnostik. Falk Foundation, Freiburg
23. Braun J, Lerch M, Harder M, Schumpelick V (1989) Die direkte Ileumpouch-anale Anastomose. Chirurg 60: 578–583
24. Brooke BN (1952) The management of an ileostomy including its complications. Lancet II: 102–104
25. Brough WA, Schofield PF (1989) An improved technique of J pouch construction and ileoanal anastomosis. Br J Surg 76: 350–351
26. Brown JY (1911) The Lane operation: the indications for and the limitations of the procedure with a discussion of the principles underlying it. Trans South Surg Gynecol Assoc 24: 137
27. Browning GGP, Varma JS, Smith AN, Small WP, Duncan W (1987) Late results of mucosal proctectomy and colo-anal sleeve anastomosis for chronic irradiation rectal injury. Br J Surg 74: 31–34
28. Bubrick MP, Jacobs DM, Levy M (1985) Experience with the endorectal pull-through and S pouch for ulcerative colitis and familial polyposis in adults. Surgery 98: 689–699
29. Buess G, Heintz A, Frank K, Strunck H, Kuntz C, Junginger T (1989) Neue endosonographische Untersuchungstechnik zur Verbesserung der Beurteilung kleiner Rectumtumoren. Chirurg 60: 851–855
30. Bülow S (1987) Incidence of associated diseases in familial polyposis coli. Sem Surg Oncol 3: 84–87
31. Bussey HJR (1987) Historical developments in familial polyposis coli. Sem Surg Oncol 3: 67–70
32. Bussey HJR, Morson BD (1978) Familial polyposis coli. In: Lipkin M, Good RA (eds) Gastrointestinal tract cancer. Plenum Press, New York London, pp 275–294
33. Canarelli JP, Descombes P, Legraverend JM, Collet LM, Bernhard F (1984) Syndrome de Gardner traitè par colectomie totale avec conservation du sphincter interne. Chir Pédiatr 25: 179–185
34. Canty T, Self T, Bonaldi L (1983) The lateral reservoir technique of ileal endorectal pull-through for ulcerative colitis and familial polyposis in children. J Pediatr Surg 18: 862–871
35. Chaussade S, Verduron A, Hautefeuille M, Risleight G, Guerre J, Couturier D, Valleur P, Hautefeuille P (1989) Proctocolectomy and ileoanal pouch anastomosis without conservation of a rectal muscular cuff. Br J Surg 76: 273–275
36. Christensen CF (1979) Ulcerative colitis and pericarditis. West J Med 130: 560–566
37. Cherqui D, Valleur P, Perniceni T, Hautefeuille P (1987) Inferiorreach of ileal reservoir and angiographic study. Dis Colon Rectum 30: 365–371
38. Choi DL, Ekberg O (1988) Functional analysis of anorectal junction defecography. RöFo 148: 50–53
39. Cohen Z, McLeod RS, Stern H, Grant D, Nordgren S (1985) The pelvic pouch and ileoanal anastomosis procedure. Am J Surg 150: 601–607
40. Collins RH, Feldman M, Fordtran JS (1987) Colon cancer, dysplasia, and surveillance in patients with ulcerative colitis. A critical review. N Engl J Med 316: 1654–1658
41. Cooper JC, Williams NS, King RFGJ, Barker MCJ (1986) Effects of a long-acting somatostatin analogue in patients with severe ileostomy diarrhoea. Br J Surg 73: 128–131
42. Coran AG (1985) New surgical approaches to ulcerative colitis in children and adults. World J Surg 9: 203–213
43. Coran AG, Jordan FT, Wesley JR (1985) The endorectal pull-through for the management of familial polyposis. Int Surg 70: 335–337
44. Cripps WH (1882) Two cases of disseminated polypus of the rectum. Trans Path Soc Lond 33: 165
45. Cronkhite LW, Canada WJ (1955) Generalized gastrointestinal polyposis. An unusual syndrome of polyposis, pigmentation, and onychodystrophia. N Engl J Med 252: 1011–1015

46. Cutait DE, Figliolini FJ (1961) A new method of endorectal anastomosis in abdominoperineal resection. Dis Colon Rectum 4: 335–342
47. Day DW, Morson BC (1953) The adenoma-carcinoma-sequence. In: Morson BC (ed) The pathology of colorectal cancer. (Major problems in pathology). Saunders, Philadelphia, pp 58–71
48. Decosse JJ, Todd JP (1988) Anorectal surgery. Churchill Livingstone, Edinburgh London Melbourne New York
49. DeDombal FT, Watts J, Watkinson, et al. (1966) Local complications of ulcerative colitis: stricture, pseudopolyposis, and carcinoma of the colon. Br Med J 1: 1442–1447
50. Denny-Brown D, Robertson EG (1935) An investigation of the nervous control of defaecation. Brain 58: 256
51. Devine J, Webb R (1951) Resection of the rectal mucosa, colectomy, and anal ileostomy with normal continence. Surg Gynecol Obstet 92: 437
52. De Vries PA (1984) The surgery of anorectal anomalies: its evolution, with evalutions of procedures. Curr Probl Surg 21: 1–75
53. Devrœde R (1980) Risk of cancer in inflammatory bowel disease. In: Wirawer SI, Schottenfeld D, Sherlock P (eds) Colorectal cancer. Precaution, epidemiology and screening. Raven Press, New York
54. Devroede G, Taylor WF (1976) On calculating cancer risk and survival of ulcerative colitis patients with the life table method. Gastroenterology 71: 505–509
55. Devroede GJ, Taylor WF, Sauer WG, Jackman RJ, Stickler GB (1971) Cancer risk and life expectancy of children with ulcerative colitis. N Engl J Med 285: 17–21
55a Dixon CF (1948) Anterior resection for malignant lesions of the rectum and lower part of the sigmoid. Ann Surg 128: 425–442
56. Dobbins WO (1977) Current status of precancer lesion in ulcerative colitis. Gastroenterology 73: 1431–1433
57. Dozois RR (1986) Restorative proctocolectomy and ileal reservoir. Mayo Clin Proc 61: 283–286
58. Dozois RR (1985) Ileal J-pouch-anal anastomosis. Br J Surg 72: 80–82
59. Dozois RR (1989) Effects of proctocolectomy for chronic ulcerative colitis on the natural history of primary sclerosing colitis. Int Symp on new trends in pelvic pouch procedures, Bologna 18.–20. 9. 1989
60. Drobni S (1967) One-stage proctocolectomy and anal ileostomy. Dis Col Rectum 10: 443–448
61. Duhamel B (1956) Une nouvelle opération pour le mégacôlon congénital l'ataissement rétro-rectal et trans-anal de côlon et son application possible au traitement de quelqes autres malformation. Presse Med 64: 2249–2250
62. Ekberg O, Nylander G, Fork FT (1985) Defecography. Radiology 155: 45–48
63. Ekesparre W von (1978) Follow-up results of the pull-through operation for ulcerative colitis in children. Prog Pediatr Surg 11: 7–20
64. Elliott PR, Williams CB, Lennard-Jones JE, Dawson AM, Bartram CI, Thomas BM, Swarbrick ET, Morson BC (1982) Colonoscopic diagnosis of minimal change colitis in patients with normal sigmoidoscopy and normal air-contrast barium enema. Lancet I: 650–651
64a Euck P (1989) Psychosoziale Faktoren. In: Müller-Lissner SA, Akkermans LMA (Hrsg) Chronische Obstipation und Stuhlinkontinenz. Springer, Berlin Heidelberg New York, S 163–173
65. Engel GC (1945) The creation of a gastric pouch following total gastrectomy. Surgery 17: 512–523
66. Enriquez-Navascues JM, Capote L, Devesa JM, Morales V, Carda V, Vicente E, Ferrero E (1989) Morphologic changes in ileoanal reservoirs 2 years after their construction. Rev Esp Enferm Apar Dig 75: 15–20
67. Ewe K (1984) Darmerkrankungen in der Schwangerschaft. Med Prax 7919
68. Everett WG (1989) Experience of restorative proctocolectomy with ileal reservoir. Br J Surg 76: 77–81
69. Failes DG (1983) Proctocolectomy without ileostomy: ileo-anal anastomosis with an ileal reservoir. Aust NZJ Surg 53: 551–556

70. Fasth S, Öresland T, Ahren C, Hultén L (1985) Mucosal proctectomy and ileostomy as an alternative to conventional proctectomy. Dis Colon Rectum 28: 31–34
71. Fasth S, Scaglica M, Nordgren S, Öresland T, Hultén L (1986) Restoration of intestinal continuity (pelvic pouch) after previous proctocolectomy with distal mucosal proctectomy. Int J Colorect Dis 1: 256–258
72. Fegiz G, Bezzi M, Valabrega S, Ramacciato G, Urbano V, Marchionni M, Tucci G, Angelini L (1986) L'ileo-retto-anastomosi meccanica molto bassa con reservoir ileale nel trattamento chirurgico della R. C. U. e della poliposi diffusa del grosso intestino. Minerva Chir 41: 453–458
73. Feinberg SM, McLeod RS, Cohen Z (1987) Complications of loop ileostomy. Am J Surg 153: 102–107
74. Felt-Bersma RJF, Klinkenberg-Knol EC, Meuwissen SGM (1988) Investigation of anorectal function. Br J Surg 75: 53–55
75. Felt-Bersma RJF, Strijers RLM, Jannsen JJWM, Visser SL, Meuwissen SGM (1989) The external anal sphincter. Relationship between anal manometry and anal electromyography and its clinical relevance. Dis Colon Rectum 32: 112–116
76. Ferguson JA, Heaton JR (1959) Closed haemorrhoidectomy. Dis Colon Rectum 2: 176–179
77. Ferrari FT, Fonkalsrud EW (1978) Endorectal ileal pullthrough operation with ileal reservoir after total colectomy. Am J Surg 136: 113–120
78. Feustel H, Henning G (1975) Kontinente Colostomie durch Magnetverschluß. Dtsch Med Wochenschr 100: 1063
79. Fiorentini MT, Locatelli L, Ceccopieri B, Bertolino F, Ostellino O, Barlotta A, Rolfo P, Ferraris R, de la Pierre M, Dellepiane M (1987) Physiology of ileoanal anastomosis with ileal reservoir for ulcerative colitis and adenomatosis coli. Dis Colon Rectum 30: 267–272
80. Fisher SE, Breckon K, Andrews HA, Keighley MR (1989) Psychiatric screening for patients with faecal incontinence for surgical treatment. Br J Surg 76: 352–355
81. Fleshman JW, Cohen Z, McLeod RS, Stern H, Blair J (1988) The ileal reservoir and ileoanal anastomosis procedure. Dis Colon Rectum 31: 10–16
82. Fonkalsrud EW (1984) Endorectal ileoanal anastomosis with isoperistaltic ileal reservoir after colectomy and mucosal protectomy. Ann Surg 199: 151–157
83. Fonkalsrud EW (1987) Update on clinical experience with different surgical techniques of the endorectal pull-through operation for colitis and polyposis. Surg Gynecol Obstet 165: 309–316
84. Fonkalsrud EW (1980) Total colectomy and endorectal ileal pull-through with internal ileal reservoir for ulcerative colitis. Surg Gynecol Obstet 150: 1–6
85. Fonkalsrud EW, Ament ME, Byrne WJ (1979) Clinical experience with total colectomy and endorectal mucosal resection for inflammatory bowel disease. Gastroenterology 77: 156–160
86. Fonkalsrud EW, Stelzner M (1989) Erfahrungen mit der endorektalen Ileum-Durchzugs-operation mit lateralem Ileumreservoir nach Colektomie bei Colitis ulcerosa und Polyposis coli. Chirurg 60: 573–577
87. Fonkalsrud EW (1982) Endorectal ileal pull-through with ileal reservoir for ulcerative colitis and polyposis. Am J Surg 144: 81
88. Francois Y, Dozois RR, Kelly KA, Beart RW, Wolff BG, Pemberton JH, Ilstrup DM (1989) Small intestinal obstruction complicating ileal pouchanal anastomosis. Ann Surg 209: 46–50
89. Fujiwara T, Kawarasaki H, Fonkalsrud EW (1984) Endorectal ileal pullthrough procedure after chemical debridement of the rectal mucosa. Surg Gynecol Obstet 158: 437–442
90. Gardner EJ, Richards RC (1953) Multiple cutaneous and subcutaneous lesions occurring simultaneously with hereditary polyposis and osteomatosis. Am J Hum Genet 5: 139
91. Gaston EA (1950) The physiology of fecal continence. Surg Gynecol Obstet 87: 280–290
92. Geboer K, Rutgeerts P, Ectors N, Vantrappen G (1987) Distal ulcerative colitis is mostly accompanied by inflammatory lesions of the coecum. Gastroenterology 92: 1401 A
93. Giedl J, Altendorf A (1982) Die familiäre Adenomatose. Ergebnisse des Erlanger Adeno-matoseregisters. Verh Dtsch Ges Pathol 66: 136–141
94. Gilat T, Fireman Z, Grossman A, Hacohen D, Kadish U, Ron E, Rozen P, Lilos P (1988) Colorectal cancer in patients with ulcerative colitis in Israel. Gastroenterology 94: 870–877

95. Glaser F, Kleikamp G, Schlag P, Möller P, Herfarth C (1989) Die Endosonographie in der präoperativen Beurteilung rectaler Tumoren. Chirurg 60: 856–861
96. Gloor F (1981) Die nicht klassifizierbaren ulzerösen Kolitiden. Schweiz Med Wochenschr 111: 779–783
97. Glotzer JD, Pihl BG (1969) Preservation of continence after mucosal graft in the rectum and its feasibility in man. Am J Surg 117: 403–409
98. Goldberg SM, Rothenberger DA (1986) Restorative proctocolectomy with ileal reservoir (Symposium). Int J Colorect Dis 1: 2–19
99. Goligher JC (1984) Eversion technique for distal mucosal protectomy in ulcerative colitis: a preliminary report. Br J Surg 71: 26–28
100. Goligher J (1984) Surgery of the anus, rectum and colon, 5th edn. Baillière Tindall, London
101. Goligher JC, Hughes ESR (1951) Sensibility of the rectum and colon. Lancet I: 543–548
102. Goulsten SJM, McGovern VJ (1969) The nature of benign strictures in ulcerative colitis. N Engl J Med 281: 290–294
103. Gowers WR (1877) The automatic of the sphincter ani. Proc R Soc Lond 24: 77–84
104. Graham RR (1940) A technique for total gastrectomy. Surgery 8: 257–264
105. Greenstein AJ, Aufses AH (1985) Differences in pathogenesis incidence and outcome of perforation in inflammatory bowel disease. Surg Gynecol Obstet 160: 63–69
106. Greenstein AJ, Barth JA, Sachar DB, Aufses AH (1986) Free colonic perforation without dilatation in ulcerative colitis. Am J Surg 152: 272–275
107. Greenstein AJ, Sachar DB, Smith H, Pucillo A, Papatestas AE, Kreel I, Geller SA, Janowitz HD, Aufses AH (1979) Cancer in universal and left-sided colitis: factors determining risk. Gastroenterology 77: 290–294
108. Grundfest SF, Fazio V, Weiss RA, Jagelmann D, Lavery J, Weakley FL, Turnbull RB (1981) The risk of cancer following colectomy and ileorectal anastomosis for extensive mucosal ulcerative colitis. Ann Surg 193: 9–14
109. Gustavson S, Weiland LH, Kelly KA (1987) Relationship of backwash-ileitis to ileal pouchitis after ileal pouch-anal anastomosis. Dis Colon Rectum 30: 25–28
110. Gustavo GR (1989) Conditioning of pelvic pouch before temporary ileostomy closure. Int Symp on new trends in pelvic pouch procedures, Bologna 18.–20. 9. 1989
111. Guy-Grand D, Grisalli C, Vassalli P (1974) The gut associated lymphoid-system: nature and prosperties of the large dividing cells. Eur J Immunol 4: 435
112. Gyde SN, Prior P, Allan RN, Stevens A, Jewell DP, Truelove SC, Löfberg R, Broström O, Hellers G (1988) Colorectal cancer in ulcerative colitis: a cohort study of primary referrals from three centers. Gut 29: 206–217
113. Gyde SN, Prior P, Thompson H, Waterhouse JAH, Allan RN (1984) Survival of patients with colorectal cancer complicating ulcerative colitis. Gut 25: 228–231
114. Haggitt RC, Reid BJ (1986) Hereditary gastrointestinal polyposis syndromes. Am J Surg Pathol 10: 871–887
115. Halter F (1981) Differentialdiagnose der Colitis ulcerosa. Schweiz Med Wochenschr 111: 773–778
116. Handford H (1890) Disseminated polypi of the large intestine becoming malignant. Trans Path Soc Lond 41: 133
117. Harms BA, Hamilton JW, Yamamoto DT, Starling JR (1987) Quadruple-loop (W) ileal pouch reconstruction after proctocolectomy: analysis and functional results. Surgery 102: 561–566
118. Hays RP (1953) Anatomic and physiologic reconstruction following total gastrectomy by the use of a jejunal food pouch. Surg Forum 4: 291
119. Heald RJ, Allen DR (1986) Stapled ileo-anal anastomosis: a technique to avoid mucosal proctectomy in the ileal pouch operation. Br J Surg 73: 571–572
120. Heidt H, Ottenjann R (1989) Distale Colitis ulcerosa mit proximalem segmentalem Befall. Dtsch Med Wochenschr 114: 1506
121. Heimann TM, Greenstein AJ, Bolnick K, Yoclson S, Aufses AH (1985) Colorectal cancer in familial polyposis coli and ulcerative colitis. Dis Colon Rectum 28: 658–661
122. Heimann TM, Kurtz RJ, Aufses AH (1985) Ultrasonic fragmentation. Arch Surg 120: 1200–1203

123. Hellers G (1989) New steroids. Int Symp on new trends in pelvic pouch procedures, Bologna 18.–20. 9. 1989

124. Hendriksen C, Kreiner S, Binder V (1985) Long term prognosis in ulcerative colitis – based on results from regional patient groups from the county of Copenhagen. Gut 26: 158–163

125. Heppell J (1989) The transitional zone: improved sensation vs. cancer risk and recurrent disease. Int Symp on new trends in pelvic pouch procedures, Bologna 18.–20. 9. 1989

126. Heppell J, Weiland LH, Perrault J, Pemberton JH, Telander RL, Beart RW (1983) Fate of the rectal mucosa after rectal mucosectomy and ileoanal anastomosis. Dis Colon Rectum 26: 768–771

126a Herbay A von, Gebbers J-O, Otto HF (im Druck) Immunopathology of ulcerative colitis: a review. Hepato-Gastroenterol 37

126b Herbay A von, Sinn P, Otto HF (1988) Die undefinierte chronische Colitis mit ihrer pathoanatomischen Abgrenzung zum Morbus Crohn und zur Colitis ulcerosa. Z Gastroenterol (VerhBd) 24: 22–25

127. Hepell J, Belliveau P, Taillefer R, Dubè S, Derbekyan V (1987) Quantitative assessment of pelvic ileal reservoir emptying with a semisolid radionuclide enema. Dis Colon Rectum 30: 81–85

128. Heppell J, Taylor BM, Beart RW, Dozois RR, Kelly KA (1983) Predicting outcome after endorectal ileoanal anastomosis. Can J Surg 26: 132–134

129. Herfarth C (1987) Das intrapelvine Reservoir mit direkter analer Anastomose. Langenbecks Arch Chir (Kongreßbericht) 372: 391–397

130. Herfarth C, Stern J (1988) Kontinenzerhaltung nach Proktokolektomie. Dtsch Med Wochenschr 113: 519–523

131. Herfarth C, Stern J (1986) Die kontinenzerhaltende Proktocolektomie. Chirurg 57: 263–270

132. Herfarth C, Stern J (1988) Rectumersatz durch Dünndarm – Das intrapelvine Reservoir. Chirurg 59: 133–142

133. Herfarth C, Stern J (1988) Kontinenzerhaltende Operation am Rektum. In: Bünte H, Junginger T (Hrsg) Jahrbuch der Chirurgie 1988. Biermann, Zülpich

134. Herfarth C, Stern J (1987) Die verschiedenen intrapelvinen Dünndarmbeutel. Darstellung der eigenen Erfahrungen. Internat. Symposion: Neue heterotope Rekonstruktionstechniken. Bonn 16.–17. 10. 1987

135. Herfarth C, Otto HF (1987) Carcinom-präventive Operationsindikationen bei entzündlichen Darmerkrankungen. Chirurg 58: 221–227

136. Herfarth C, Schlag P (Hrsg) (1979) Gastric cancer. Springer, Berlin Heidelberg New York

137. Herfarth C, Stern J, Buhl K (1988) Der Dünndarmbeutel als therapeutisches Prinzip zum Magen- und Mastdarmersatz. Z Gastroenterol 26: 397–403

138. Hickman CC (1944) Colectomy for polyposis of colon. Clinics 3: 1066–1071

139. Hill JR, Kelley ML, Schlegel JF, Code CF (1960) Pressure profile of the rectum and anus of healthy persons. Dis Colon Rectum 3: 203–209

140. Hillard AE, Mann FA, Becker JM, Nelson JA (1985) The ileoanal J-pouch: radiographic evaluation. Radiology 155: 591–594

141. Hoffmann V (1945) Eine Methode des „plastischen Magenersatzes". Zentralbl Chir 40: 1477–1478

142. Hohenfellner R, Thüroff JW, Alken P, Riedmiller H (1988) Mainz-Pouch zur Blasenerweiterungsplastik, Blasenersatzplastik, kontinenter Harnableitung und Vaginalersatzplastik. In: Kock NG (Hrsg) Der Pouch in der Chirurgie und Urologie. TM, Bad Oeynhausen

143. Holdsworth PJ, Johnston D (1988) Anal sensation after restorative proctocolectomy for ulcerative colitis. Br J Surg 75: 993–996

143a Holschneider AM (1977) Elektromanometrie des Enddarmes. Urban & Schwarzenberg, München Wien Baltimore

144. Hoxworth PJ, Slaughter DP (1948) Polyposis (adenomatosis of the colon). Surgery 24: 188–211

145. Hultén L (1985) The continent ileostomy (Kock's pouch) versus the restorative proctocolectomy (pelvic pouch). World J Surg 9: 952–959

146. Hultén L (1988) Die kontinente Ileostomie – Kock'scher Pouch. Chirurg 59: 143–149

147. Hultén L, Fasth S (1981) Loop ileostomy for protection of the newly constructed ileostomy reservoir. Br J Surg 68: 11
148. Hultén L, Svaninger G (1984) Facts about the Kock continent ileostomy. Dis Colon Rectum 27: 553–557
149. Hunt CS (1952) Construction of a food pouch segment of jejunum as a substitute for stomach in total gastrectomy. Arch Surg 64: 609–619
150. Imhof M, Schmidt E, Bruch H-P, Herold A (1983) Ileoanale Anastomose: Myotomie statt Ileumpouch? Langenbecks Arch Chir [Suppl Chir Forum], S 57
151. Imhof M, Bielecki K (1989) Längsmyotomie als Alternative zu herkömmlichen Pouchverfahren nach Proktocolektomie. Chirurg 60: 584–588
152. Jagelman DG, DeCosse JJ, Bussey HJR, Leeds Castle Polyposis Group (1988) Upper gastrointestinal cancer in familial adenomatous polyposis. Lancet I: 1149–1151
153. Jagenburg R, Kock NG, Philipson B (1975) Vitamin B 12 absorption in patients with continent ileostomy. Scand J Gastroenterol 10: 141–144
154. Jagelman DG (1987) Extracolonic manifestations of familial polyposis coli. Sem Surg Oncol 3: 88–91
155. Jalan KN, Prescott RJ, Sircus WB, et al. (1969) An experience of ulcerative colitis. I. Toxic dilatation in 55 cases. Gastroenterology 57: 68–82
156. Jass JR, Sobin LH (eds) (1989) Histological typing of intestinal tumors. WHO International classification of tumors, 2nd ed. WHO, Genf, pp 39–40
157. Jewell D (1989) Ulcerative colitis: indications for surgery and selection of operations. Gastroenterologistis view point. Int Symp on new trends in pelvic pouch procedures, Bologna, 18.–20. 9. 1989
158. Jeghers H, McKusick VA, Katz KH (1949) Generalized intestinal polyposis and melanin spots of oral mucosa, lips, and digits. N Engl J Med 241: 993
158a Jensen L, Rothenberger DA, Wong WD, Goldberg SM (1989) Long-term functional analysis of the ileoanal reservoir. Dis Colon Rectum 32: 275–281
159. Johnson WP, Milne BJ, Price AB, Hughes ESR (1983) Carcinoma of the colon and rectum in inflammatory disease of the intestine. Surg Gynecol Obstet 156: 193–197
160. Johnston D, Holdsworth PJ, Nasmyth DG, Neal DE, Primrose JN, Womack N, Axon ATR (1987) Preservation of the entire anal canal in conservative proctocolectomy for ulcerative colitis: a pilot study comparing end-to-end ileo-anal anastomosis without mucosal resection with mucosal proctectomy and endoanal anastomosis. Br J Surg 74: 940–944
161. Johnston D, Williams NS, Nealand DE, Axon AT (1981) The value of preserving the anal sphincter in operations for ulcerative colitis and polyposis: a review of 22 mucosal proctectomies. Br J Surg 68: 873–874
162. Karlan M, McPherson RC, Watman RN (1959) An experimental evaluation of fecal continence – sphincter and reservoir in the dog. Surg Gynecol Obstet 108: 469–475
163. Kaufmann HP (1989) Die arterielle Versorgung des Colon ascendens. Chirurg 60: 517–520
164. Keighley MR (1987) Abdominal mucosectomy reduces the incidence of soiling and sphincter damage after restorative proctocolectomy and J-pouch. Dis Colon Rectum 30: 386–390
165. Keighley MRB, Winslet MC, Flinn R (1989) Multivariate analysis of factors influencing the results of restorative proctocolectomy. Z Gastroenterol (Verh Bd) 24: 252–255
166. Keighley MRB, Winslet MC, Yoshioka K, Lightwood R (1987) Discrimination is not impaired by excision of the anal transition zone after restorative proctocolectomy. Br J Surg 74: 1118–1121
167. Keighley MRB, Yoshioka K, Kmiot W (1988) Prospective randomized trial to compare the stapled double lumen pouch and the sutured quadruple pouch for restorative proctocolectomy. Br J Surg 75: 1008–1011
168. Keighley MRB, Yoshioka K, Kmiot W, Heyen F (1988) Physiological parameters influencing function in restorative proctocolectomy and ileo-pouch-anal anastomosis. Br J Surg 75: 997–1002
169. Keighley MRB, Henry MM, Bartolo DCC, Mortensen NJMcC (1989) Anorectal physiology measurement: report of a working party. Br J Surg 76: 356–367
170. Keith S (1895) The treatment of membranous colitis. Lancet I: 639

171. Kelly K (1989) Motility. Int Symp on new trends in pelvic pouch procedures, Bologna 18.–20. 9. 1989

172. Kelly KA, Van Heerden JA, Beart RW, Pemberton JH (1985) The continent ileostomy valve: early clinical results. In: Dozois RR (ed) Alternatives to conventional ileostomy. Year Book Medical Publishers, Chicago

173. Kerremans R (1968) Electrical activity and motility of the internal sphincter: an in vivo electrophysiological study in man. Acta Gastroenterol Belg 31: 465

174. Kewenter J, Hultén L, Ahrèn C (1982) The occurrence of severe epithelial dysplasia and its bearing on treatment of longstanding ulcerative colitis. Ann Surg 195: 209–213

175. Kewenter J, Hultén L, Ahlman H (1978) Cancer risk in extensive colitis. Ann Surg 188: 824–828

176. Khubchandani IT, Sandfort MR, Rosen L, Sheets JA, Stasik JJ, Riether RD (1989) Current status of ileorectal anastomosis for inflammatory bowel disease. Dis Colon Rectum 32: 400–403

177. Kirkegaard P, Bülow S, Jarnum S, Stadil F (1986) Radical operation for ulcerative colitis with retention of the function of the anal sphincter. Ugeskr Laeger 148: 124–127

178. Knobler H, Ligumsky M, Okon E, Ayalon A, Nesher R, Rachmilewitz D (1986) Pouch ileitis – recurrence of the inflammatory bowel disease in the ileal reservoir. Am J Gastroenterol 81: 199–201

179. Kock NG, Myrvold HE, Nilson LO, Philipson BM (1985) Achtzehn Jahre Erfahrung mit der kontinenten Ileostomie. Chirurg 56: 299–304

180. Kock NG (1969) Intra-abdominal "reservoir" in patients with permanent ileostomy. Preliminary observations on a procedure resulting in fecal continence in 5 ileostomy patients. Arch Surg 99: 223–231

181. Kock NG (1985) Historical perspective. In: Dozois RR (ed) Alternatives to conventional ileostomy. Year Book Medical Publishers, Chicago

182. Kojima Y, Sanada Y, Fonkalsrud EW (1982) Comparison of endorectal ileal pullthrough following colectomy with and without ileal reservoir. J Pediatr Surg 17: 653–659

183. Korelitz BI, Present DH, Alpert LI, Marshak RH, Janowitz HD (1972) Recurrent regional ileitis after ileostomy and colectomy for granulomatous colitis. N Engl J Med 287: 110–115

184. Korelitz BI, Coles RS (1967). Uveitis (iritis) associated with ulcerative colitis and granulomatous colitis. Gastroenterology 52: 78–83

185. Kuijpers HC, Schulpen T (1985) Fistulography for fistula-in-ano. Dis Colon Rectum 28: 103–104

186. La Monica G, Audisio RA, Tamburini M, Filiberti A, Ventafridda V (1985) Incidence of sexual dysfunction in male patients treated surgically for rectal malignancy. Dis Colon Rectum 28: 937–940

187. Lane RHS, Parks AG (1977) Function of the anal sphincters following colo-anal anastomosis. Br J Surg 64: 596–599

188. Lane A (1921) Côlectomie totale: indication, téchnique, accidents, résultats. Presse Med 29: 613

189. Lawrence W (1962) Reservoir construction after total gastrectomy. Ann Surg 155: 191–198

190. Lazorthes F, Fages P, Chiotasso P, Lemozy J, Bloom E (1986) Resection of the rectum with construction of a colonic reservoir and colo-anal anastomosis for carcinoma of the rectum. Br J Surg 73: 136–138

191. Leicester RJ, Ritchie JK, Wadsworth J, Thomson JPS, Hawley PR (1984) Sexual function and perineal wound healing after intersphincteric excision of the rectum for inflammatory bowel disease. Dis Colon Rectum 27: 244–248

192. La Torre F, Nicastro A, Sorcini A, Carpino F, Montori A (1989) Inflammation in defunctioned colon: post-diversion colitis. Int Symp on new trends in pelvic pouch procedures, Bologna 18.–20. 9. 1989

193. Lerch MM, Braun J, Harder M, Hofstädter F, Schumpelick V, Matern S (1989) Postoperative adaptation of the small intestine after total colectomy and J-pouch-anal anastomosis. Dis Colon Rectum 32: 600–608

194. Lestàr B, Penninckx F, Kerremans RP (1989) The composition of anal basal pressure. Int J Colorect Dis 4: 118–122

195. Lestàr B, Penninckx FM, Kerremans RP (1989) Defecometry. A new method for determining the parameters of rectal evacuation. Dis Colon Rectum 32: 197–201
196. Liljequist L, Lindquist K (1985) A reconstructive operation on malfunctioning S-shaped pelvic reservoirs. Dis Colon Rectum 28: 506–511
197. Lindquist K, Nilsell K, Liljeqvist L (1987) Cuff abscesses and ileoanal anastomotic separations in pelvic pouch surgery. Dis Colon Rectum 30: 355–359
198. Lee JC (1968) Hypercoagulability associated with chronic ulcerative colitis. Changes in blood coagulation factors. Gastroenterology 54: 76–80
199. Lippert H, Pabst R (1985) Arterial variations in man. Classification and frequency. Bergmann, München
200. Lloyd KM, Dennis M (1963) Cowden's disease: a possible new syndrome complex with multiple system involvement. Ann Intern Med 58: 136–142
201. Lloyd-Davies OV (1950) Discussion on conservative resection in carcinoma of the rectum. Proc R Soc Med 43: 706
202. Lockhart-Mummery JP, Dukes EE (1939) Familial adenomatosis of colon and rectum. Relationship to carcinoma. Lancet II: 586–589
203. Lubowski DZ, Nicholls RJ (1988) Faecal incontinence associated with reduced pelvic sensation. Br J Surg 75: 1086–1088
204. Luukkonen P (1988) Manometric follow-up of anal sphincter function after an ileoanal pouch procedure. Int J Colorect Dis 3: 43–46
205. Lygidakis NJ (1981) Total gastrectomy for gastric carcinoma: a retrospective study of different procedures and assessment of a new technique of gastric reconstruction. Br J Surg 68: 649–655
206. MacGuire DP (1940) Aseptic total colectomy. NY State J Med 40: 1515
207. Mahieu P, Pringot J, Bodart P (1984) Defecography. I. Description of a new procedure and results in normal patients. Gastrointest Radiol 9: 247–251
208. Mahieu P, Pringot J, Bodart P (1984) Defecography. II. Contribution of the diagnosis of defecation disorders. Gastrointest Radiol 9: 253–261
209. Maunsell HW (1892) A new method of excising the two upper portions of the rectum and the lower segment of the sigmoid flexure of the colon. Lancet II: 473–476
210. Maratka Z, Nedbal J, Kocianova J, Havelka J, Kudrmann J, Hendl J (1985) Incidence of colorectal cancer in proctocolitis: a retrospective study of 959 cases over 40 years. Gut 26: 43–49
211. Marcoul KL (1970) Ocular changes in granulomatous ileocolitis. Arch Ophthalmol 84: 95–101
212. Martin LW, Lecoultre C, Schubert WK (1977) Total colectomy and mucosal proctectomy with preservation of continence in ulcerative colitis. Ann Surg 186: 477–480
213. Martin LW (1985) Anal continence following Soave procedure. Ann Surg 203: 525–530
214. Martin LW, Fischer JE (1982) Preservation of anorectal continence following total colectomy. Ann Surg 196: 700–704
215. Martin LW, Oldham KT (1983) Staging of the endorectal pull-through operation for ulcerative colitis. J Pediatr Surg 18: 453–456
216. Mayer L, Janowitz H (1980) Extraintestinal manifestation of inflammatory bowel disease. In: Kirsner JB, Shorter RG (eds) Inflammatory bowel disease, 2nd edn. Lea & Febiger, Philadelphia, p 292
217. Mayo CW, Wakefield EG (1936) Disseminated polyposis of colon. New surgical treatment in selected cases. JAMA 107: 342–348
218. McCafferty TD, Nasr K, Lawrence AM, Kirsner JB (1970) Severe growth retardation in children with inflammatory bowel disease. Pediatrics 45: 386–392
219. McCafferty MH, Fazio VW (1985) Ileoanale Anastomose bei Colitis ulcerosa. Chirurg 56: 293–298
220. McHugh SM, Diamant NE, McLeod RS, Cohen Z (1987) S-pouches vs. J-pouches. A comparison of functional outcomes. Dis Colon Rectum 30: 671–677
221. McIntyre PB (1985) Therapeutic benefits from a poorly absorbes prednisolone enema in distal colitis. Gut 26: 822–825
222. McHugh SM, Diamant NE (1987) Anal canal pressure profile: a reappraisal as determined by rapid pullthrough technique. Gut 28: 1234–1241

223. Meister R (1988) Der ileoanale Pouch. In: Kock NG (Hrsg) Der Pouch in der Chirurgie und Urologie. TM, Bad Oeynhausen
224. Meister R, Gall FP (1987) Ileorectostomie versus ileo-anale Anastomose mit Reservoir bei Colitis ulcerosa und Adenomatosis coli. Langenbecks Arch Chir 372
225. Mendeloff AJ, Calkins BM (1980) The epidemiology of idiopathic inflammatory bowel disease. In: Kirsner JB, Shorter RG (eds) Inflammatory bowel disease, 2nd edn. Lea & Febiger, Philadelphia
226. Merkle P (1983) Colitis ulcerosa. Chirurgische Indikation und Verfahrenwahl. MMW 125: 255–258
227. Metcalf AM (1989) Pregnancy. Int Symp on new trends in pelvic pouch procedures Bologna 18.–20. 9. 1989
228. Metcalf AM, Dozois RR, Beart RW, Kelly KA, Wolff BG (1986) Temporary ileostomy for ileal pouch-anal anastomosis. Dis Colon Rectum 29: 300–303
229. Metcalf AM, Dozois RR, Kelly KA (1986) Sexual function in woman after proctocolectomy. Ann Surg 204: 624–627
230. Metcalf AM, Dozois RR, Kelly KA, Wolff BG (1986) Ileal pouch-anal anastomosis without temporary, diverting ileostomy. Dis Colon Rectum 29: 33–35
231. Meyervold HE, Thoresen JE (1989) The Kock pouch for ileoanal anastomosis. Int Symp on new trends in pelvic pouch procedures, Bologna 18.–20. 9. 1989
232. Mikulicz J von, Langenbeck B von (1889) Zur operativen Behandlung des Prolapses recti et coli invaginati. Arch Klin Chir 38: 74–97
233. Miles WE (1933) Recto-sigmoidectomy as a method of treatment for procidentia recti. Proc R Soc Med S 1445–1452
234. Miller R, Bartolo DCC, Cervero F, Mortensen NJMcC (1987) Anorectal temperature sensation: a comparison of normal and incontinent patients. Br J Surg 74: 511–515
235. Miller R, Bartolo DCC, James D, Mortensen NJMcC (1989) Air-filled microballoon manometry for use in anorectal physiology. Br J Surg 75: 72–75
236. Miller R, Bartolo DCC, Roe AM, Mortensen NJMcC (1988) Assessment of microtransducers in anorectal manometry. Br J Surg 75: 40–43
237. Miller R, Lewis GT, Bartolo DCC, Cervero F, Mortensen NJMcC (1988) Sensory discrimination and dynamic activity in the anorectum: evidence using a new ambulatory technique. Br J Surg 75: 1003–1007
238. Miles WE (1908) A method of performing abdominoperineal excision for carcinoma of the rectum and of the terminal portion of the pelvic colon. Lancet II: 1812
239. Milligan ETC, Morgan C, Jones N, Officer R (1937) Surgical anatomy of the anal canal and operative treatment of haemorrhoids. Lancet II: 1119–1124
240. Mir-Madilessi SH, Farmer RG, Easley KA, Beck GJ (1986) Colorectal and extracolonic malignancies in ulcerative colitis. Cancer 58: 1569–1574
241. Mishalany H, Suzuki H, Yokoyama J (1989) Report on the first international symposium on anorectal manometry. J Pediatr Surg 24: 356–359
242. Misiewcz JJ, et al. (1965) Controlled trial of sulphasalazine in maintenance therapy of ulcerative colitis. Lancet I: 185
243. Morson BC (1969) Muscle abnormality in ulcerative colitis. N Engl J Med 281: 325–326
244. Moskowitz R, Shepherd NA, Nicholls RJ (1986) An assessment of inflammation in the reservoir after restorative proctocolectomy with ileoanal ileal reservoir. Int J Colorect Dis 1: 167–174
245. Myrhoj T, Bülow S, Mogensen AM (1989) Multiple adenomas in terminal ileum 25 years after restorative proctocolectomy for familial adenomatous polyposis. Dis Colon Rectum 32: 618–620
246. Nakahara S, Itoh H, Iida M, Iwashita A, Ohsato K (1985) Ileal adenomas in familial polyposis coli. Dis Colon Rectum 28: 875–877
247. Nasmyth DG, Godwin PGR, Dixon MF, Williams NS, Johnston D (1989) Ileal ecology after pouch-anal anastomosis or ileostomy. Gastroenterology 96: 817–824
248. Neal DE, Parker AJ, Williams NS, Johnston D (1982) The longterm effects of proctectomy on bladder function in patients with inflammatory bowel disease. Br J Surg 69: 349–352

249. Nelson H, Dozois RR, Kelly KA, Malkasian GD, Wolff BG, Ilstrup DM (1989) The effect of pregnancy and delivery on the ileal pouch-anal anastomosis functions. Dis Colon Rectum 32: 384–388

250. Newcombe RG, Mayberry JF, Rhodes J (1982) An international study of mortality from inflammatory bowel disease. Digestion 24: 73–78

251. Nicholls RJ (1987) Restorative proctocolectomy with various types of reservoir. World J Surg 11: 751–762

252. Nicholls RJ, Pezim ME (1985) Restorative proctocolectomy with ileal reservoir for ulcerative colitis and familial adenomatous polyposis. A comparison of three reservoir designs. Br J Surg 72: 470

253. Nicholls RJ, Holt SDH, Lubowski DZ (1989) Restorative proctocolectomy with ileal reservoir. Dis Colon Rectum 32: 323–326

254. Nissen R (1933) Demonstration aus der operativen Chirurgie, Nr. 39. In: Sitzungsberichte aus chirurgischen Gesellschaften. Berliner Gesellschaft für Chirurgie, 1932. Zentralbl Chir 60: 888

255. Nivatvongs S (1985) Anatomy of anorectal continence. In: Dozois RR (ed) Alternatives to conventional ileostomy. Year Book Medical Publishers, Chicago

256. O'Connell PR, Pemberton JH, Brown ML, Kelly KA (1987) Determinants of stool frequency after ileal pouch-anal anastomosis. Am J Surg 153: 157–164

257. O'Connell PR, Pemberton JH, Kelly KA (1987) Motor function of the ileal J-pouch and its relation to clinical outcome after ileal pouch-anal anastomosis. World J Surg 11: 735–741

258. O'Connell PR, Pemberton JH, Weiland LH, Beart RW, Dozois RR, Wolff BG, Telander RL (1987) Does rectal mucosa regenerate after ileoanal anastomosis? Dis Colon Rectum 30: 1–5

259. O'Connell PR, Rankin DR, Weiland LH, Kelly KA (1986) Enteric bacteriology, absorption, morphology and emptying after ileal pouch-anal anastomosis. Br J Surg 73: 909–914

260. Oakley JR, Jagelman DG, Victor WF, Lavery IC, Weakley FL, Easley K, Farmer RG (1985) Complications and quality of life after ileorectal anastomosis for ulcerative colitis. Am J Surg 141: 23–30

261. Offerhaus GIA, Levin LSD, Giardello FM, et al. (1987) Occult radiopaque jaw lesions in familial polyposis coli and hereditary nonfamilial colorectal cancer. Gastroenterology 93: 490

262. Oldfield MC (1954) The association of familial polyposis of the colon with multiple sebaceous cysts. Br J Surg 41: 534

263. Öresland T, Fasth S, Hultén L, Nordgren S, Swenson L, Akervall S (1988) Does balloon dilatation and anal sphincter training improve ileoanal-pouch function? Int J Colorect Dis 3: 153–157

264. Öresland T, Fasth S, Nordgren S, Hultén L (1989) The clinical and functional outcome after restorative proctocolectomy. Int J Colorect Dis 4: 50–56

265. Otto HF (1982) Toxisches Megacolon. Grundlagen. In: Siewert JR, Blum AL, Farthmann EH, Lankisch PG (Hrsg) Notfalltherapie. Springer, Berlin Heidelberg New York, S 390–399

266. Otto HF (1989) Dysplasien bei chronisch-entzündlichen Darmerkrankungen. Zur "Standardized Classification" der Inflammatory Bowel Disease-Dysplasia Morphology Study Group. Pathologe 10: 240–243

267. Otto HF, Gebbers J-O (1982) Pathomorphologie der Colitis ulcerosa. In: Müller-Wieland K (Hrsg) Handbuch der inneren Medizin. Bd III/4: Dickdarm. Springer, Berlin Heidelberg New York, S 298–312

268. Otto HF, Müller-Wieland K, Gebbers J-O (1982) Das Kolitis-Karzinom. In: Müller-Wieland K (Hrsg) Handbuch der inneren Medizin, Bd III/4: Dickdarm. Springer, Berlin Heidelberg New York, S 593–617

269. Parc R, Tiret E, Frileux P, Moszkowski E, Loygue J (1986) Resection and colo-anal anastomosis with colonic reservoir for rectal carcinoma. Br J Surg 73: 139–141

270. Parks AG, zit. in: Holschneider AM (1977) Elektromanometrie des Enddarmes. Urban & Schwarzenberg, München Wien Baltimore

271. Parks AG (1956) Surgical treatment of haemorrhoids. Br J Surg 43: 337–351

272. Parks AG (1982) Die Rekonstruktion des Anus naturalis mittels Reservoir. Chirurg 53: 611–615
273. Parks AG, Nicholls RJ (1978) Proctocolectomy without ileostomy for ulcerative colitis. Br Med J 2: 85–88
274. Parks AG, Percy JP (1982) Resection and sutured colo-anal anastomosis for rectal carcinoma. Br J Surg 69: 301–304
275. Pausch J, Brambs HJ, Holstege A (1986) Röntgenologische und endoskopische Diagnostik bei Colitis ulcerosa und Morbus Crohn. Radiologe 26: 66–72
276. Pearl RK, Nelson RL (1985) Ileoanal anastomosis 24 years after total proctocolectomy for ulcerative colitis. Dis Colon Rectum 28: 180–182
277. Pearl RK, Nelson RL, Prasad ML, Abcarian H, Schuller N (1985) Ileoanal anastomosis 24 years after total proctocolectomy for ulcerative colitis. Dis Colon Rectum 28: 180–182
278. Peck DA (1980) Rectal mucosal replacement. Ann Surg 191: 294–303
279. Peck DA, Hallenbeck GA (1964) Fecal continence in the dog after replacement of rectal mucosa with ileal mucosa. Surg Gynecol Obstet 119: 1312
280. Pedersen IK, Christiansen J (1989) A study of the physiological variation in anal manometry. Br J Surg 76: 69–71
281. Pemberton JH, Kelly KA (1986) Achieving enteric continence principles and applications. Mayo Clin Proc 61: 586–599
282. Penninckx FM, Lestàr B, Kerremans RP (1989) A new balloon-retaining test for evaluation of anorectal function in incontinent patients. Dis Colon Rectum 32: 202–205
283. Peskin GW, Davis AVO (1960) Acute fulminating ulcerative colitis with colonic distention. Surg Gynecol Obstet 110: 269
284. Pescatori M, Mattana C, Castagneto M (1988) Clinical and functional results after restorative proctocolectomy. Br J Surg 75: 321–324
285. Pescatori M, Parks AG (1984) Transmucosal myotomy of the small bowel after ileoanal anastomosis. Dis Colon Rectum 27: 316–318
286. Pezim ME, Nicholls RJ (1985) Quality of life after restorative proctocolectomy with pelvic ileal reservoir. Br J Surg 72: 31–33
287. Pezim ME, Taylor BA, Davis CJ, Beart RW (1987) Perforation of terminal ileal appendage of J-pelvic ileal reservoir. Dis Colon Rectum 30: 161–163
288. Poth EJ (1966) Gastric pouches their evaluation. Am J Surg 112: 721–729
289. Powers JC, Fitzgerald JF, McAlvanah MJ (1976) The anatomic basis for the surgical detachment of the greater omentum from the transverse colon. Surg Gynecol Obstet 143: 105–106
290. Prete F, DeBlasi P, Besozzi A, Di Ciaula G, Restini E, Ruggieri E, Liguori P (1989) The caecal-anal anastomosis after "nearly total" proctocolectomy. The rationale of an alternative technique for U.R.C. Int Symp on new trends in pelvic pouch procedures, Bologna, 18.–20.9.1989
291. Price AB, Morson BC (1975) Inflammatory bowel disease. The surgical pathology of Crohn's disease and ulcerative colitis. Hum Pathol 6: 7–29
292. Prior P, Gyde SN, MacCartney JC, Thompson H, Waterhouse JAH, Allan RN (1982) Cancer morbidity in ulcerative colitis. Gut 23: 490–497
293. Purrmann J, Miller B (1987) Therapeutische Betreuung und genetische Beratung bei Schwangeren mit chronisch-entzündlichen Darmerkrankungen. Internist 28: 770–776
294. Raguse T, Braun J (1986) Zum Kontinenzerhalt im operativen Therapiekonzept der Colitis ulcerosa und Adenomatosis coli et recti. Med Welt 37: 1353
295. Rankin FW (1931) Total colectomy; its indication and technique. Ann Surg 94: 677–704
296. Ransohoff DR (1988) Colon cancer in ulcerative colitis. Gastroenterology 94: 1089–1090
297. Ravitch MM (1948) Anal ileostomy with sphincter preservation in patients requiring total colectomy for benign conditions. Surgery 24: 170–187
298. Ravitch MM, Handelsman JC (1951) One stage resection of entire colon and rectum for ulcerative colitis and adenomatosis. Bull Johns Hopkins Hosp 88: 59
299. Ravitch MM, Sabiston DC (1947) Anal ileostomy with preservation of the sphincter. A proposed operation in patients requiring total colectomy for benign lesions. Surg Gynecol Obstet 84: 1095–1099

300. Ravitch MM, Mandelbaum J (1955) The evolution of the surgical approach to the therapy of idiopathic chronic ulcerative colitis. S. Clin. North America 35: 1401–1409
301. Ravitch MM (1956) Total colectomy and abdominoperineal resection (pancolectomy) in one stage. Ann Surg 144: 758–763
302. Ravo B, Ger R (1984) Intracolonic bypass by an intraluminal tube. Dis Colon Rectum 27: 360–365
303. Rehbein F (1959) Operation der Anal- und Rectumatresie mit Recto-Urethralfistel. Chirurg 30: 417–418
304. Rehbein F (1964) Anteriore Resektion. Zit. in Holschneider AM (1977) Elektromanometrie des Enddarmes. Urban & Schwarzenberg, München Wien Baltimore
305. Reinholt FP, Verbess B, Lindquist K, Liljeqvist L (1989) Quantitative assessment and morphometry in the study of the ileal reservoir after restorative proctocolectomy. APMIS 97: 97–104
305a Richards RC, Rogers SW, Gardner EJ (1981) Spontaneous mesenteric fibromatosis in Gardner's syndrome. Cancer 47: 597–601
306. Riddell RH, Goldman H, Ransohoff DF, Appelman HD, Fenoglio CM, Hagitt RC, Ahen C, Correa P, Hamilton SR, Morson BC, Sommers SC, Yardley JH (1983) Dysplasia in inflammatory bowel disease: standardized classification with provisional clinical applications. Hum Pathol 14: 931–968
307. Ritchie JK, Hawley PR, Lennard-Jones JE (1981) Prognosis of carcinoma in ulcerative colitis. Gut 22: 752–755
308. Ritchie JK, Powell-Tuck J, Lennard-Jones JE (1978) Clinical outcome of the first ten years of ulcerative colitis and proctitis. Lancet I: 1140–1143
308a Ritchie JK, Shove DC, Williams CB (1977) Cancer in colitis: assessment of the individual risk by clinical and histological criteria. Gastroenterology 73: 1280–1289
309. Robson I, Mayo I (1893) Case of colitis treated by inguinal colotomy and local treatment of the ulcerated surfaces with subsequent closure of the artificial anus. Trans Clin Soc London 26: 213
310. Rodino R (1952) Contribution à la téchnique de l'anastomose ésophagojéjunale après gastrectomie totale. J Chir 68: 716–729
311. Roe AM, Bartolo DCC, Mortensen NJMcC (1986) Diagnosis and surgical management of intractable constipation. Br J Surg 73: 854–861
312. Rogers J, Hayward MP, Henry MM, Misiewicz JJ (1988) Temperature gradient between the rectum and the anal canal: evidence against the role of temperature sensation as a sensory modality in the anal canal of normal subjects. Br J Surg 75: 1083–1085
313. Roth JLA (1980) Diagnosis and differential diagnosis of chronic ulcerative colitis and Crohn's disease. In: Kirsner JB, Shorter RG (eds) Inflammatory bowel disease, 2nd edn. Lea & Febiger, Philadelphia, pp 166–202
314. Rothenberger DA, Buls JG, Nivatvongs S, Goldberg SM (1985) The Parks S-ileal-pouch and anal anastomosis after colectomy and mucosal proctectomy. Am J Surg 149: 390–394
315. Saeger HD, Barth HO, Linder MM, Trede M (1985) Erfahrungen mit der ileoanalen Anastomose und Ileum-Pouch-Bildung nach Colektomie und Proktomucosektomie. Langenbecks Arch Chir (Kongreßbericht) 366: 477–480
316. Sales DJ, Kirsner JB (1983) The prognosis of inflammatory bowel disease. Arch Intern Med 143: 294–299
317. Schlatter C (1897) Über Ernährung und Verdauung nach vollständiger Entfernung des Magens – Oesophagoenterostomie – beim Menschen. Bruns Beitr Klin Chir 19: 757–776
318. Schmidt E (1987) Kontinenzerhaltung bei Adenomatosis coli und Colitis ulcerosa. Langenbecks Arch Chir 372: 425–428
319. Schmidt A, Hecker C (1988) Sekundäre Rekonstruktion der Levatormuskulatur nach Beckenbodentrauma mit nachfolgender Inkontinenz im Kindesalter. Chir Praxis 39: 719–725
320. Schoetz DJ, Coller A, Veidenheimer C (1986) Ileoanal reservoir for ulcerative colitis and familial polyposis. Arch Surg 121: 404–409
321. Schoetz DJ, Coller JA, Veidenheimer MC (1988) Can the pouch be saved? Dis Colon Rectum 31: 671–675

322. Schraut WH, Rosemurgy AS, Wang CH, Block GE (1982) Determinants of optimal results after ileoanal anastomosis: anal proximity and motility patterns of the ileal reservoir. World J Surg 7: 400–408

323. Schreiter F, Böttger W (1988) Suprapubische Harnableitung heute – Ileumkonduit, S-Blase. In: Kock NG (Hrsg) Der Pouch in der Chirurgie und Urologie. TM, Bad Oeynhausen

324. Schumann J (1988) Physiologische Grundlagen kontinenzerhaltender Eingriffe an Rectum und Anus. In: Kock NG (Hrsg) Der Pouch in der Chirurgie und Urologie. TM, Bad Oeynhausen

325. Scott NA, Dozois RR, Beart RW, Pemberton JH, Wolff BG, Ilstrup DM (1988) Postoperative intra-abdominal and pelvic sepsis complicating ileal pouch-anal anastomosis. Int J Colorect Dis 3: 149–152

326. Scott NA, Pemberton JH, Barkel DC, Wolf GG (1989) Anal and ileal pouch manometric measurements before ileostomy closure are related to functional outcome after ileal pouch-anal anastomosis. Br J Surg 76: 613–616

327. Shafik A (1975) A new concept of the anatomy of the anal sphincter mechanism and the physiology of defaecation: II. Anatomy of the levator ani muscle with special reference to puborectalis. Invest Urol 13: 175–182

328. Shafik A (1986) A new concept of the anatomy of the anal sphincter mechanism and the physiology of defecation. Am J Surg 151: 278–284

329. Shepherd NA, Jass JR, Duval I (1987) Restorative proctocolectomy with ileal reservoir: pathological and histochemical study of mucosal biopsy specimens. J Clin Pathol 40: 601–607

330. Siewert JR, Peiper HJ (1973) Die Oesophago-Jejunoplicatio. Chirurg 44: 115–119

331. Singhton JW (1980) Clinical features, course and laboratory findings in ulcerative colitis. In: Kirsner JB, Shorter RG (eds) Inflammatory bowel disease, 2nd edn. Lea & Febiger, Philadelphia, p 292

332. Slors JFM, den Hartog-Jager FCA, Trum JW, Taat CW, Brummelkamp WH (1989) Long-term follow-up after colectomy and ileorectal anastomosis in familial adenomatous polyposis coli is there still a place for the procedure. Hepato-Gastroenterol 36: 109–112

333. Smith LE (1986) A review of twenty-one rectal mucosectomy and ileal pouch pull through procedure. Am Surg 52: 182–187

334. Friend WG, Medwell SJ (1984) The superior mesenteric artery. Dis Colon Rectum 27: 741–744

335. Soave F (1963) Eine neue Methode zur chirurgischen Behandlung des Morbus Hirschsprung (Die nahtlose Kolon-Anostomie nach extramuköser Mobilisierung und Herabziehung des Rektosigmoid). Zentralbl Chir 31: 1241–1249

336. Soave F (1963) La colon-ano-stomia senza sutura dopo mobilisazzione ed abbassamento extramucoso del retto-sigma. Una nuova tecnica chirurgica per la terapia della malattia di Hirschsprung. Osped Ital Chir 8: 285–294

337. Spigelman AD, Williams CB, Talbot IC, Domizio Phillips RKS (1989) Upper gastrointestinal cancer in patients with familial adenomatous polyposis. Lancet II: 783–785

338. Steinberg ME (1949) A double jejunal lumen gastrojejunal anastomosis. Surg Gynecol Obstet 88: 453–464

339. Stelzner F (1967) Die rektoanale Kontinenz. Z Kinderchir 5: 227–240

340. Stelzner M, Fonkalsrud EW, Lichtenstein G (1988) Significance of reservoir length in the endorectal ileal pullthrough with ileal reservoir. Arch Surg 123: 1265–1268

341. Stelzner F, Fritsch H, Fleischhauer K (1989) Die chirurgische Anatomie der Genitalnerven des Mannes und ihre Schonung bei der Excision des Rectums. Chirurg 60: 228–234

342. Stelzner M, Hutterer FG, Fornacon D (1988) Eine Methode zur Funktionsmessung des Kontinenzorgans. Chirurg 59: 155–158

343. Stern J (1987) Pathophysiologie und technische Voraussetzungen für die Kontinenzerhaltung. Langenbecks Arch Chir (Kongreßbericht) 372: 385–389

344. Stern J, Herfarth C (1989) Kontinenzerhaltende Operationen bei Colitis ulcerosa und Adenomatosis coli – Erfahrungsstand und Ergebnisse einer Umfrage. Z Gastroenterol 1: 1–7

345. Stern J, Herfarth C (1989) Inkontinenz bei ileoanaler Anastomose. In: Müller-Lissner SA, Akkermans LMA (Hrsg) Chronische Obstipation und Stuhlinkontinenz. Springer, Berlin Heidelberg New York, S 349–364

346. Stern J, Bindewald H, Herfarth C (1988) Bedeutung der Notfalloperation für die definitive Therapie der Colitis ulcerosa. Langenbeck Arch Chir Suppl II (Kongreßbericht), S. 105

346a Stern J, Möller P, Herfarth Ch (1988) Severe pouchitis after ileoanal pouch procedure. 10th World Congress of the Collegium Internationale Chirurgial Digestivae, Kopenhagen 30.8.–2.9.88

347. Stone MM, Lewin K, Fonkalsrud EW (1986) Late obstruction of the lateral ileal reservoir after colectomy and endorectal ileal pullthrough procedures. Surg Gynecol Obstet 162: 411–417

348. Stringel GG (1985) Pull-through with isolated jejunal loop for ulcerative colitis. J Pediatr Surg 20: 661–663

349. Stryker SJ, Daube JR, Kelly KA, Telander RL, Phillips SF, Beart RW, Dozois RR (1985) Anal sphincter electromyography after colectomy, mucosal rectectomy, and ileoanal anastomosis. Arch Surg 120: 713

350. Stryker SJ, Telander RL, Perrault J (1985) Anoneorectal evaluation after colectomy and endorectal ileoanal anastomosis in children and young adults. J Pediatr Surg 20: 656–660

351. Swenson O, Neuhauser EBD, Pickett LK (1949) New concepts of the etiology, diagnosis and treatment of congenital megacolon (Hirschsprung's disease). Pediatrics 4: 201–209

352. Taylor BM, Beart RW, Dozois RR, Kelly KA, Phillips SF (1983) Straight ileoanal anastomosis: ileal pouch-anal anastomosis after colectomy and mucosal proctectomy. Arch Surg 118: 696–701

353. Taylor BM, Beart RW, Dozois RR, Kelly KA, Wolff BG, Ilstrup DM (1984) The endorectal ileal pouch-anal anastomosis. Dis Colon Rectum 27: 347–350

354. Taylor BA, Wolff BG, Dozois RR, Kelly KA, Pemberton JH, Beart RW (1988) Ileal pouch-anal anastomosis for chronic ulcerative colitis and familial polyposis coli complicated by adenocarcinoma. Dis Colon Rectum 31: 358–362

355. Taylor BA, Dozois RR (1987) The J ileal pouch-anal anastomosis. World J Surg 11: 727–734

356. Taylor BM, Phillips SF, Spencer RJ (1985) Assessment of continence: definition, clinical evaluation, and manometric measurements. In: Dozois RR (ed) Alternatives to conventional ileostomy. Year Book Medical Publishers, Chicago, pp 290–302

357. Teague RH, Read AE (1975) Polyposis in ulcerative colitis. Gut 16: 792

358. Telander RL (1981) Colectomy with rectal mucosectomy and ileoanal anastomosis in young patients. Arch Surg 116: 623–629

359. Telander RL, Perrault J, Hoffmann AD (1981) Early development of the neorectum by balloon dilatations after ileoanal anastomosis. J Pediatr Surg 16: 911–916

360. Thomas DM, Filipe MI, Smedley FH (1989) Dysplasia and carcinoma in the rectal stump of total colitis who have undergone colectomy and ileo-rectal anastomosis. Histopathology 14: 289–298

361. Thow GB (1985) Single-stage colectomy and mucosal proctectomy with stapled antiperistaltic ileoanal reservoir. In: Dozois RR (ed) Alternatives to conventional ileostomy. Year Book Medical Publishers, Chicago, pp 420–432

362. Trede M, Barth H, Lorenz D (1987) Technik der „Kontinenten Proktocolektomie": Totale Colektomie, Proktomucosektomie, ileo-anale Anastomose mit vorgeschaltetem Ileumreservoir. Langenbecks Arch Chir 371: 161–174

363. Truelove SC, Richards WCD (1956) Biopsy studies in ulcerative colitis. Br Med J 3: 1315–1318

364. Turcot J, Despres JP, StPierre F (1959) Malignant tumors of the central nervous system associated with familial polyposis of the colon. Dis Colon Rectum 2: 465

365. Turnbull RB, Weakly FI (1967) Atlas of intestinal stomas. Mosby, St Louis

366. Turnbull RB, Cuthbertson A (1961) Abdominorectal pull-through resection for cancer and for Hirschsprung's disease. Cleve Clin Chir Q 28: 109–115

367. Tytgat GNJ, Lygidakis NJ (1989) Ulcerative colitis: recent developments. Hepato-Gastroenterol 36: 179–181

368. Tytgat GNJ, van Deventer SJH (1988) Pouchitis. Int J Colorect Dis 3: 226–228

369. Utsunomiya J, Yamamura T (1989) Radikale Chirurgie bei schwerer Colitis ulcerosa. Chirurg 60: 565–572
370. Utsunomiya H, Iwama T, Imago N (1980) Total colectomy, mucosal proctectomy and ileoanal anastomosis. Dis Colon Rectum 23: 459–466
371. Utsunomiya J, Nakamura T (1975) The occult osteomatous changes in the mandible of patients with familial polyposis coli. Br J Surg 62: 45–51
372. Valiente MA, Bacon HE (1955) Construction of pouch using "pantaloon" technique for pull through of ileum following total colectomy. Am J Surg 90: 742–750
373. Vasilevsky CA, Rothenberger DA, Goldberg SM (1987) The S-ileal-pouch-anal anastomosis. World J Surg 11: 742–750
374. Vernava AM, Goldberg SM (1988) Is the Kock pouch still a viable option? Int J Colorect Dis 3: 135–138
375. Vignolo Q (1912) Nouveau procédé opératoire pour rétablir la continuité intestinale dans les résections recto-sigmoidiennes étendues. Arch Gen Chir 6: 621–643
376. Vreeken J (1978) Inflammatory bowel disease: cutaneous manifestations. Compr Ther 4: 20–26
377. Way LW (1977) Surgical management of sclerosing cholangitis. Gastroenterology 73: 357–362
378. Wangensteen OH (1943) Primary resection (closed anastomosis) of the colon and rectosigmoid: including description of abdomino-anal methods for restoration of continuity accompanying excision of carcinoma of the rectal ampulla. Surgery 14: 403–432
379. Weir R (1901) An improved method of treating highseated cancers of the rectum. JAMA 37: 801–803
380. Weir RF (1902) A new use for the useless appendix in the surgical treatment of obstipate colitis. Med Records 62: 201
381. Welling DR, Beart RW (1987) Surgical alternatives in the treatment of polyposis coli. Semin Surg Oncol 3: 99–104
382. Whelan G (1980) Cancer risk in ulcerative colitis. Why are results in the literature so varied? Clin Gastroenterol 9: 469–476
383. Whitehead N (1882) The surgical treatment of haemorrhoids. Br Med J 1: 148
384. Wilks S, Moxon W (1875) Lectures on pathological anatomy. Churchill, London
385. Williams NS (1989) Stapling technique for pouch-anal anastomosis without the need for purse-string sutures. Br J Surg 76: 348–349
386. Williams NS, Johnston D (1985) The current status of mucosal proctectomy and ileo-anal anastomosis in the surgical treatment of ulcerative colitis and adenomatous polyposis. Br J Surg 72: 159–168
387. Williams NS, Nasmyth DG, Jones D, Smith AH (1986) De-functioning stomas: a prospective controlled trial comparing loop ileostomy with loop transverse colostomy. Br J Surg 73: 566–570
388. Winkler R (1983) Stomatherapie. Thieme, Stuttgart New York
388a Wolff B (1989) Indeterminate colitis and ileoanal anastomosis. Int Symp on new trends in pelvic pouch procedures, Bologna 18.–20.9.1989
389. Wolfstein H, Bat L, Neumann G (1982) Regeneration of rectal mucosa and recurrent polyposis coli after total colectomy and ileoanal anastomosis. Arch Surg 117: 1241–1242
390. Womack NR, Morrison JFB, Williams NS (1988) Prospective study of the effects of postanal repair in neurogenic faecal incontinence. Br J Surg 75: 48–52
391. Womack NR, Williams NS, Holmfield JHM, Morrison JFB, Simpkins KC (1985) New method for the dynamic assessment of anorectal function in constipation. Br J Surg 72: 994–998
392. Wong WD, Rothenberger DA, Goldberg SM (1985) Ileoanal pouch procedures. Curr Probl Surg 22: 9–78
393. Zanca P (1956) Multiple hereditary exostoses with polyposis of the colon. USAF Med J 116: 116

Sachverzeichnis